"十二五"普通高等教育本科国家级规划教材

国家卫生和计划生育委员会"十三五"规划教材

全国高等中医药教育教材

供针灸推拿学等专业用

刺法灸法学

第2版

主　编　方剑乔　吴焕淦

副主编　马铁明　甘君学　冯淑兰　陈泽林

编　委（按姓氏笔画为序）

马铁明（辽宁中医药大学）　　　　　杨旭光（河南中医药大学）

马睿杰（浙江中医药大学）　　　　　杨志新（承德医学院）

方剑乔（浙江中医药大学）　　　　　杨佃会（山东中医药大学）

甘君学（南京中医药大学）　　　　　吴焕淦（上海中医药大学）

冯玲媚（贵阳中医学院）　　　　　　迟振海（江西中医药大学）

冯淑兰（广州中医药大学）　　　　　陈泽林（天津中医药大学）

刘海静（云南中医学院）　　　　　　郁　洁（湖南中医药大学）

杜艳军（湖北中医药大学）　　　　　高　颖（长春中医药大学）

李　璟（上海中医药大学附属岳阳　　雷正权（陕西中医药大学）

　　　　中西医结合医院）　　　　　蔡荣林（安徽中医药大学）

李晓宁（黑龙江中医药大学）　　　　薛　聆（山西中医学院）

人民卫生出版社

图书在版编目（CIP）数据

刺法灸法学/方剑乔,吴焕淦主编. —2 版.—北京：
人民卫生出版社,2016
　　ISBN 978-7-117-22485-7

　　Ⅰ.①刺…　Ⅱ.①方…②吴…　Ⅲ.①刺法-高等学
校-教材②灸法-高等学校-教材　Ⅳ.①R245

中国版本图书馆 CIP 数据核字(2016)第 083933 号

人卫智网	www.ipmph.com	医学教育、学术、考试、健康， 购书智慧智能综合服务平台
人卫官网	www.pmph.com	人卫官方资讯发布平台

刺法灸法学
第 2 版

主　　编：方剑乔　吴焕淦
出版发行：人民卫生出版社（中继线 010-59780011）
地　　址：北京市朝阳区潘家园南里 19 号
邮　　编：100021
E – mail：pmph @ pmph.com
购书热线：010-59787592　010-59787584　010-65264830
印　　刷：三河市延风印装有限公司
经　　销：新华书店
开　　本：787×1092　1/16　　印张：15
字　　数：346 千字
版　　次：2012 年 6 月第 1 版　　2016 年 6 月第 2 版
　　　　　2020 年 12 月第 2 版第 7 次印刷（总第 12 次印刷）
标准书号：ISBN 978-7-117-22485-7/R · 22486
定　　价：35.00元
打击盗版举报电话:010-59787491　E-mail:WQ @ pmph.com
（凡属印装质量问题请与本社市场营销中心联系退换）

《刺法灸法学》网络增值服务编委会

修 订 说 明

为了更好地贯彻落实《国家中长期教育改革和发展规划纲要(2010-2020)》《医药卫生中长期人才发展规划(2011-2020)》《中医药发展战略规划纲要(2016-2030 年)》和《国务院办公厅关于深化高等学校创新创业教育改革的实施意见》精神,做好新一轮全国高等中医药教育教材建设工作,全国高等医药教材建设研究会、人民卫生出版社在教育部、国家卫生和计划生育委员会、国家中医药管理局的领导下,在上一轮教材建设的基础上,组织和规划了全国高等中医药教育本科国家卫生和计划生育委员会"十三五"规划教材的编写和修订工作。

本轮教材修订之时,正值我国高等中医药教育制度迎来 60 周年之际,为做好新一轮教材的出版工作,全国高等医药教材建设研究会、人民卫生出版社在教育部高等中医学本科教学指导委员会和第二届全国高等中医药教育教材建设指导委员会的大力支持下,先后成立了第三届全国高等中医药教育教材建设指导委员会、首届全国高等中医药教育数字教材建设指导委员会和相应的教材评审委员会,以指导和组织教材的遴选、评审和修订工作、确保教材编写质量。

根据"十三五"期间高等中医药教育教学改革和高等中医药人才培养目标,在上述工作的基础上,全国高等医药教材建设研究会和人民卫生出版社规划、确定了首批中医学(含骨伤方向)、针灸推拿学、中药学、护理学 4 个专业(方向)89 种国家卫生和计划生育委员会"十三五"规划教材。教材主编、副主编和编委的遴选按照公开、公平、公正的原则,在全国 50 所高等院校 2400 余位专家和学者申报的基础上,2200 位申报者经教材建设指导委员会、教材评审委员会审定和全国高等医药教材建设研究会批准,聘任为主审、主编、副主编、编委。

本套教材主要特色包括以下九个方面:

1. **定位准确,面向实际** 教材的深度和广度符合各专业教学大纲的要求和特定学制、特定对象、特定层次的培养目标,紧扣教学活动和知识结构,以解决目前各院校教材使用中的突出问题为出发点和落脚点,对人才培养体系、课程体系、教材体系进行充分调研和论证,使之更加符合教改实际、适应中医药人才培养要求和市场需求。

2. **夯实基础,整体优化** 以培养高素质、复合型、创新型中医药人才为宗旨,以体现中医药基本理论、基本知识、基本思维、基本技能为指导,对课程体系进行充分调研和认真分析,以科学严谨的治学态度,对教材体系进行科学设计、整体优化,教材编写综合考虑学科的分化、交叉,既要充分体现不同学科自身特点,又应当注意各学科之间有机衔接;确保理论体系完善,知识点结合完备,内容精练、完整,概念准确,切合教学实际。

3. **注重衔接,详略得当** 严格界定本科教材与职业教育教材、研究生教材、毕业后教育教材的知识范畴,认真总结、详细讨论现阶段中医药本科各课程的知识和理论框架,使其在教材中得以凸显,既要相互联系,又要在编写思路、框架设计、内容取舍等方面有一定的区分度。

4. 注重传承,突出特色 本套教材是培养复合型、创新型中医药人才的重要工具,是中医药文明传承的重要载体,传统的中医药文化是国家软实力的重要体现。因此,教材既要反映原汁原味的中医药知识,培养学生的中医思维,又要使学生中西医学融会贯通,既要传承经典,又要创新发挥,体现本版教材"重传承、厚基础、强人文、宽应用"的特点。

5. 纸质数字,融合发展 教材编写充分体现与时代融合、与现代科技融合、与现代医学融合的特色和理念,适度增加新进展、新技术、新方法,充分培养学生的探索精神、创新精神;同时,将移动互联、网络增值、慕课、翻转课堂等新的教学理念和教学技术、学习方式融入教材建设之中,开发多媒体教材、数字教材等新媒体形式教材。

6. 创新形式,提高效用 教材仍将传承上版模块化编写的设计思路,同时图文并茂、版式精美;内容方面注重提高效用,将大量应用问题导入、案例教学、探究教学等教材编写理念,以提高学生的学习兴趣和学习效果。

7. 突出实用,注重技能 增设技能教材、实验实训内容及相关栏目,适当增加实践教学学时数,增强学生综合运用所学知识的能力和动手能力,体现医学生早临床、多临床、反复临床的特点,使教师好教、学生好学、临床好用。

8. 立足精品,树立标准 始终坚持中国特色的教材建设的机制和模式;编委会精心编写,出版社精心审校,全程全员坚持质量控制体系,把打造精品教材作为崇高的历史使命,严把各个环节质量关,力保教材的精品属性,通过教材建设推动和深化高等中医药教育教学改革,力争打造国内外高等中医药教育标准化教材。

9. 三点兼顾,有机结合 以基本知识点作为主体内容,适度增加新进展、新技术、新方法,并与劳动部门颁发的职业资格证书或技能鉴定标准和国家医师资格考试有效衔接,使知识点、创新点、执业点三点结合;紧密联系临床和科研实际情况,避免理论与实践脱节、教学与临床脱节。

本轮教材的修订编写,教育部、国家卫生和计划生育委员会、国家中医药管理局有关领导和教育部全国高等学校本科中医学教学指导委员会、中药学教学指导委员会等相关专家给予了大力支持和指导,得到了全国 50 所院校和部分医院、科研机构领导、专家和教师的积极支持和参与,在此,对有关单位和个人表示衷心的感谢!希望各院校在教学使用中以及在探索课程体系、课程标准和教材建设与改革的进程中,及时提出宝贵意见或建议,以便不断修订和完善,为下一轮教材的修订工作奠定坚实的基础。

全国高等医药教材建设研究会
人民卫生出版社有限公司
2016 年 3 月

全国高等中医药教育本科
国家卫生和计划生育委员会"十三五"规划教材
教材目录

26	生理学(第3版)	主编 郭 健 杜 联
27	病理学(第2版)	主编 马跃荣 苏 宁
28	组织学与胚胎学(第3版)	主编 刘黎青
29	免疫学基础与病原生物学(第2版)	主编 罗 晶 郝 钰
30	药理学(第3版)	主编 廖端芳 周玖瑶
31	医学伦理学(第2版)	主编 刘东梅
32	医学心理学(第2版)	主编 孔军辉
33	诊断学基础(第2版)	主编 成战鹰 王肖龙
34	影像学(第2版)	主编 王芳军
35	西医内科学(第2版)	主编 钟 森 倪 伟
36	西医外科学(第2版)	主编 王 广
37	医学文献检索(第2版)	主编 高巧林 章新友
38	解剖生理学(第2版)	主编 邵水金 朱大诚
39	中医学基础(第2版)	主编 何建成
40	无机化学(第2版)	主编 刘幸平 吴巧凤
41	分析化学(第2版)	主编 张 梅
42	仪器分析(第2版)	主编 尹 华 王新宏
43	有机化学(第2版)	主编 赵 骏 康 威
44	*药用植物学(第2版)	主编 熊耀康 严铸云
45	中药药理学(第2版)	主编 陆 茵 马越鸣
46	中药化学(第2版)	主编 石任兵 邱 峰
47	中药药剂学(第2版)	主编 李范珠 李永吉
48	中药炮制学(第2版)	主编 吴 皓 李 飞
49	中药鉴定学(第2版)	主编 王喜军
50	医药国际贸易实务	主编 徐爱军
51	药事管理与法规(第2版)	主编 谢 明 田 侃
52	中成药学(第2版)	主编 杜守颖 崔 瑛
53	中药商品学(第3版)	主编 张贵君
54	临床中药学(第2版)	主编 王 建 张 冰
55	中西药物配伍与合理应用	主编 王 伟 朱全刚
56	中药资源学	主编 裴 瑾
57	保健食品研发与应用	主编 张 艺 贡济宇
58	*针灸医籍选读(第2版)	主编 高希言
59	经络腧穴学(第2版)	主编 许能贵 胡 玲
60	神经病学(第2版)	主编 孙忠人 杨文明

61	实验针灸学(第2版)	主编 余曙光 徐 斌
62	推拿手法学(第3版)	主编 王之虹
63	*刺法灸法学(第2版)	主编 方剑乔 吴焕淦
64	推拿功法学(第2版)	主编 吕 明 顾一煌
65	针灸治疗学(第2版)	主编 杜元灏 董 勤
66	*推拿治疗学(第3版)	主编 宋柏林 于天源
67	小儿推拿学(第2版)	主编 廖品东
68	正常人体学(第2版)	主编 孙红梅 包怡敏
69	医用化学与生物化学(第2版)	主编 柯尊记
70	疾病学基础(第2版)	主编 王 易
71	护理学导论(第2版)	主编 杨巧菊
72	护理学基础(第2版)	主编 马小琴
73	健康评估(第2版)	主编 张雅丽
74	护理人文修养与沟通技术(第2版)	主编 张翠娣
75	护理心理学(第2版)	主编 李丽萍
76	中医护理学基础	主编 孙秋华 陈莉军
77	中医临床护理学	主编 胡 慧
78	内科护理学(第2版)	主编 沈翠珍 高 静
79	外科护理学(第2版)	主编 彭晓玲
80	妇产科护理学(第2版)	主编 单伟颖
81	儿科护理学(第2版)	主编 段红梅
82	*急救护理学(第2版)	主编 许 虹
83	传染病护理学(第2版)	主编 陈 璇
84	精神科护理学(第2版)	主编 余雨枫
85	护理管理学(第2版)	主编 胡艳宁
86	社区护理学(第2版)	主编 张先庚
87	康复护理学(第2版)	主编 陈锦秀
88	老年护理学	主编 徐桂华
89	护理综合技能	主编 陈 燕

注:①本套教材均配网络增值服务;②教材名称左上角标有"*"者为"十二五"普通高等教育本科国家级规划教材。

第三届全国高等中医药教育教材
建设指导委员会名单

前　言

　　刺法灸法学是研究各种以防治疾病为目的的刺灸技术的操作方法、临床应用及作用原理的一门学科，是针灸学专业的必修专业课程。历代针灸医家在长期的医疗实践中，积累了丰富的临床经验和理论知识，针灸要取得疗效，正确地选取穴位是基础，熟练而准确的刺法灸法操作是关键。刺法灸法学是针灸基础理论与临床治疗之间的桥梁，针灸治疗疾病的过程就是刺法与灸法的具体实施过程。刺灸方法应用正确与否直接关系到疗效的优劣，故如何正确并熟练地掌握刺灸方法就成为学好针灸的关键。

　　本书在充分吸收以往规划教材以及其他各版教材优点的基础上，按照普通高等教育全日制本科刺法灸法学大纲和执业医师考试大纲的要求，结合教学实践的实际情况和特点，集中全国一线从事刺法灸法学教学的专家和教师进行编写工作。本教材的创新点体现在：将毫针技术部分的行针手法与补泻手法按照临床实际的操作，进行了重新梳理，强调古今针法的融合，体现了继承与发展的统一；将灸法独立成章，补充了古代医籍论灸法的内容。从现阶段医疗保健工作的实际需要出发，增加了刮痧法、浮针、银质针等现阶段广泛应用的新刺灸方法；在特定部位刺法中增加了舌针内容，体现了刺法灸法的完整性；在现代针法研究部分，补充了近年来刺法灸法研究领域的最新科研成果，使教材体现了与时俱进的特点；在下篇针灸技能实训中，从教学实际情况出发，对实践操作技能训练的内容，确定了切实可行的教学实训项目，使教师在教学实践中具有很强的操作性。另外，本教材精心拍摄了大量规范的刺灸法操作和相关针具、仪器的插图，图文并茂，增加了教材的直观性。本教材适用于针灸推拿学专业本科学生使用，也可供其他各级各类专业学生学习参考。

　　本教材上篇中，第一章概论由方剑乔、马睿杰编写，第二章毫针刺法由甘君学、杨志新、刘海静、蔡荣林编写，第三章灸法由吴焕淦、李璟、迟振海编写，第四章拔罐法与刮痧法由陈泽林、杨旭光编写，第五章特种针具刺法由冯淑兰、冯玲媚、杜艳军编写，第六章特定部位刺法由马铁明、薛聆、雷正权、李晓宁编写，第七章其他刺灸方法由冯淑兰、郁洁、杨佃会编写，第八章刺灸法的现代研究概况由方剑乔、高颖编写；下篇针灸技能实训指导由马铁明、薛聆、雷正权、李晓宁编写。

　　本教材在编写体例上，在每章开篇安排了导学，包括学习目的和学习要点；在每章结束部分安排了学习小结和复习思考题。同时根据章节内容需要，有机插入了知识链接的内容。教材力求做到既系统全面，又重点突出。学习者可合理安排时间，明确要求。

　　在编写过程中，我们力求贴近教学、临床一线工作的实际需要，但由于现代临床中刺灸方法的发展更新很快，难免有不尽全面之处，敬请各位教师和学生在使用本教材过程中提出宝贵意见，以便修改提高。

编者

2016 年 3 月

目　录

上　篇

下篇　针灸技能实训指导

第一章

概　论

学习目的

　　掌握刺法灸法学的概念和内容特点，熟悉刺法灸法学的内容范围，了解刺法灸法学在针灸学术中的地位和刺法灸法学的历史发展。

学习要点

　　刺法灸法学内容范围；刺法灸法学的历史发展；九针的分类和临床应用。

　　刺法灸法学是连接针灸基础与针灸临床的一门桥梁课程，与经络腧穴学和针灸治疗学密不可分，共同构成针灸学科的主体内容。它集合了古今刺灸法的基本理论、基本技能和临床应用等方面的内容。刺灸法是针灸临床必须掌握的基本技能和治疗方法，是阐明经络理论、获取腧穴功用的技术基础，是影响针灸效应和提高治疗效果的重要手段。针灸要取得疗效，正确地选取穴位是基础，正确而熟练地进行合理的刺法灸法操作，获得合适的针灸感应是关键。

第一节　刺法灸法学的概念与特点

一、概念

　　刺法灸法学是研究以防治疾病为目的的各种刺灸技术的操作方法、临床应用及其作用原理的一门学科，是针灸学的重要组成部分。其内容主要包括刺法、灸法，以及在此基础上发展起来的特种针具刺法、特定部位刺法和腧穴特种刺激技术等。

　　刺法，古称"砭刺"，后又称"针法"，是指使用不同的针具或非针具，通过一定的手法刺激机体的一定部位，以防治疾病的方法。

　　灸法，古称"灸焫"，又称"艾灸"，是指采用艾绒等药物为主烧灼、熏熨体表的方法，还包括一些非火源的外治方法。

　　刺法和灸法均是通过刺激人体的一定部位（主要是腧穴），以起到疏通经络、调和阴阳、行气活血的作用，从而达到扶正祛邪、防治疾病的目的。

二、特点

刺法灸法学具有技能训练和临床应用两方面特点。

（一）刺灸法的技能训练特点

刺灸法包括了各种不同刺激方法、作用强度、操作部位的腧穴刺激技术。作为临床应用的每一种针灸技术，都有各自不同的操作方法和施术过程。其应用正确与否，直接影响针灸治疗的有效性和安全性。刺灸法的学习和应用是一个长期的循序渐进的实践过程，熟练掌握各种刺灸技术的步骤方法和技术过程，是针灸治疗的重要环节。学习者必须在刺灸法学习过程和技能训练中，逐步达到熟练掌握，灵活应用。刺灸法的技能训练是刺法灸法学的最主要特点。

（二）刺灸法的临床应用特点

尽管各种针灸技术都是通过经络腧穴刺激作用来达到治疗效果，发挥其调整机体功能状态作用的治疗方法，但在作用部位、刺激强度、感应性质和疗效原理等方面又有其不同的特点。如针刺以机械刺激为主，适于临床大多数病症；艾灸以温热刺激和药性作用为主，主要用于寒证、虚证；三棱针放血刺激强，作用于浅表血络，适于青壮年、实热证；而皮肤针叩刺，刺激较弱，作用于十二皮部，尤宜于老人、小儿、体弱者。因此，认真掌握刺灸诸法的治疗作用、适用范围和选穴配方原则，从而在临床随宜而施，是刺灸法在临床治疗上的又一重要特点。

针灸治疗疾病的过程就是刺法与灸法的具体实施过程，刺灸方法应用正确与否直接关系到疗效的优劣。所以，针灸要取得疗效，在正确选取穴位的基础上，经过技能训练熟练而准确地操作刺法灸法是关键，同时掌握好各种刺法灸法的临床应用特点，就可以因人、因病、因证制宜地发挥刺法灸法的最佳治疗效果。

三、内容范围

刺法灸法学介绍的内容是各种刺法灸法的操作技术及其临床应用等，主要包括以下五大类刺灸法：

（一）毫针刺法

毫针刺法是运用毫针进行的操作技术方法，又称"针法"。

毫针是临床最常用的针具。其技术方法可分为毫针基本操作技术、针刺得气方法及针刺补泻手法三大部分内容。毫针基本操作技术主要是在选择针具、针刺前准备的基础上对毫针进行的操作方法。主要包括持针法、进针法、针刺的角度、方向和深度、行针基本手法（提插法和捻转法）、留针与出针。针刺得气方法主要包括候气法、催气法、守气法、行气法等方法。针刺补泻手法主要包括单式补泻手法、复式补泻手法（如烧山火、透天凉等）以及平补平泻。

（二）灸法

灸法是用艾绒或其他非艾灸材烧灼、熏熨腧穴和病变部位的技术方法。

1. 艾灸法　以艾绒为灸材施灸的方法。包括艾炷灸、艾条灸、温针灸、温灸器灸等内容。艾炷灸是将艾绒制成圆锥形艾团施灸的方法，有直接灸和间接灸两种。艾条灸是将艾绒用纸包裹成长条形的艾条（艾卷）进行施灸的方法，分为悬起和实按灸两种。

此外，还可采用毫针留针时在针尾裹艾点燃的温针灸法，和用多种温灸器施灸的温灸器灸法。由于这些方法安全简便，目前在临床上应用尤其普遍。

2. 其他灸法　非艾灸法是指不是以艾绒作为刺激源的灸法,亦为灸法的重要组成部分。一类是采用易燃药物进行施灸的热灸法,包括灯火灸、药线灸、桑枝灸等;一类则是以温度在摄氏零度以下的刺激物作用于穴区达到灸治目的的冰冻灸法,包括冰灸、冷冻灸、液氮灸,但较少用。

此外,还有一种常用的非火热灸法,是用药物敷贴使皮肤发泡的治疗方法,称为天灸,又称发泡疗法,现属"腧穴药物敷贴法"范畴。

（三）拔罐法与刮痧法

拔罐法是利用燃烧、抽吸、蒸汽等方法造成罐内负压,使罐吸附于体表腧穴或患处的一定部位,以产生良性刺激,达到防治疾病的一种治疗方法。刮痧法是用特制的器具,依据中医经络腧穴理论,在体表进行相应的手法刮拭,以达到防治疾病的方法。

这两种方法易学易懂,操作简单,使用安全,临床应用广泛。

（四）特种针具刺法

除毫针刺法外,目前针灸临床还使用其他针具如三棱针、皮肤针、皮内针、火针、芒针和鍉针等进行刺激,又可称之为特种针具刺法。如三棱针可用以放血、挑刺;皮肤针可用以叩刺皮肤;皮内针为埋针的针具,有延长刺激效应的作用;鍉针可用以按压腧穴,有调养脉气的作用;火针是用火烧红针尖,刺入腧穴,对痹证、痿证和一些皮肤病（如疣、痣）有特殊作用;芒针深刺经脉腧穴,有透穴强刺激的作用性质。由于这些针具、针法各不相同,在主治范围和作用原理上也有相应区别,可以弥补毫针单一针具的不足,在临床上应当辨证施术。

此外,临床上还使用锋勾针法、粗针法、浮针法以及银质针法等现代针具针法。如使用锋勾针点刺、勾割、松解人体穴位或某些部位;粗针刺络泻血或透刺腧穴;浮针作用在局限性病痛周围的皮下疏松结缔组织;银质针用于治疗各种软组织慢性损害引起的严重或顽固性疼痛。

（五）特定部位刺法

通过现代针灸实践发现,在人体的某些特定部位（如耳郭、头皮、腕踝、腹部等）分布有与全身各部相对应的穴位系统,在临床上可选取相应的穴位或反应点（如耳穴、头皮针治疗线、腕踝针进针点、眼穴、舌穴等）进行针刺治疗,获取治疗效果。由于各特定部位的作用机制不同,形成了不同的特定部位刺激方法和临床应用。

（六）其他刺灸方法

在传统针灸疗法的基础上,应用自然和人工的各种物理因素（如机械、电、光、热、磁等）及化学因素（如中、西药物等）作用于腧穴,通过经络对机体的调整作用从而达到预防和治疗疾病的基本方法。是传统刺法与现代科学技术结合的产物。是刺法灸法学的发展方向之一。目前,临床上,较常用的有电针法、腧穴敷贴法、腧穴埋线法、腧穴注射法等。

第二节　刺法灸法的起源与发展

一、针具的起源与发展

（一）针具的起源

远古,我们的祖先为了生活需要,利用一些简单的、不加磨制的石块作为生活和日常的用具,这就是旧石器时代。后来,勤劳的祖先在不断的劳动中又逐渐能够加工制造出各种不同形状的石斧、石刀和石针等工具,演进到新石器时代。

针具的起源可追溯到新石器时代。古代最原始的切割和医疗工具称为砭石,又称针石、镵石等。《说文解字》说:"砭,以石刺病也。"砭石是用细滑光洁的小石块磨制而成的石器,有刀形、针形、锥形等。据考古发现,新出土的砭石,大多是新石器时代到春秋战国时代(公元前 770—前 221 年)的遗存,有的可用以浅刺出血、切割排脓、叩击皮肤。《素问·异法方宜论》:"东方之域……其病多痈疡,其治宜砭石。"《素问·病能论》:"夫痈气之息者,宜以针开除去之;夫气盛血聚者,宜石而泻之,此所谓同病异治也。"可见砭石在《黄帝内经》时代主要用于痈疡等外科病症。内蒙古自治区多伦旗头道洼于 1963 年出土了磨制石针,河南新郑县 1972 年出土的遗存中也发现有 1 枚砭石,一端呈卵圆形,另一端呈三棱锥形,其形与《灵枢·官针》之员针、锋针相似,体现了砭石至九针的演变过程。

(二)针具的发展

1. 古代针具　针具的变革与生产力的发展有着密切关系。古代的针具除砭石之外,还可能有骨针、陶针等。据考,大约在山顶洞人文化时期,已能用石刀等工具制造较精细的骨针。在距今六七千年前的新石器时代遗址中,发现有不少各种形状的骨针,有的一端有尖,另一端无孔,有的两端都磨尖,这样的骨针,它可能作为刺血排脓的医疗工具。到了仰韶文化时期,黄河流域发展了彩陶文化,在城子崖龙山文化遗址中,还发现了两根灰黑色陶针;广西少数民族地区也曾发现有古代陶针。

随着金属冶炼技术的进步,古人不断制造出青铜针、铁针、金银针等针刺工具,出土文物中也发现了不少这类针具。如 1978 年在内蒙古达拉特旗发现一枚战国时期的铜质砭针,长 4.6cm,一端为针尖,腰呈三棱形,一端为半圆状刃。金属针细小,操作方便、灵活,对人体的伤害较小,故在针灸临床上被广泛使用,逐渐取代了石针、骨针等较为原始的治疗工具,它的出现与使用,是刺疗工具发展史上的一次飞跃。在几千年的针灸发展史上,自从有了金属针,就成为了主流的针具,直至近代不锈钢针的出现。

2. 九针

(1)九针的起源与发展:关于九针的起源,《素问·异法方宜论》清楚地言明其起源于南方:"南方者天地所长……故九针者亦从南方来。"《灵枢·九针十二原》记载了 9 种金属针,其形状与用途各异,这是现存关于金属针具名称、形状与用途的最早记载。春秋时代以后我国又出现了铁器,铁针也相应得以广泛应用于医疗。到了战国时期发展了炼钢技术,于是针具的制造才达到了比较精细的阶段,《黄帝内经》中的"九针"就是到铁器时代才发展完成的。《黄帝内经》中记载的"九针"萌芽于这个时期,但由于受生产力限制,出现了"九针"之后,还沿用原有的石针。

在现代临床还发现了新九针,是在《黄帝内经》古九针的基础上大胆革新,潜心研制出的 9 种针具。新九针的发明虽源于古九针,但外形及适用范围等都与古九针有较大不同。新九针的研制,强调在针灸治疗过程中因病制宜,发挥每种针具的特殊作用,其中火针、梅花针、磁圆针等的应用取得了良好的临床疗效。

(2)九针的形状与用途:所谓"九针",是指形状各异、用途各异的 9 种针具,包括长、短、大、小的针具,按摩用的圆棒,和割治用的小刀。《灵枢·官针》说:"九针之宜,各有所为,长短大小,各有所施也"。说明 9 种不同形状的针具各有其不同的用途,随着生产工具和技术的进步,针具的制造渐趋精巧,制作手法也更为细致。现将九针的名称、形状、用途介绍如下(图1-1,表1-1):

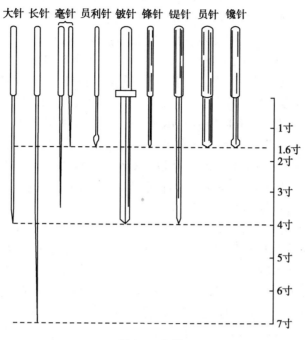

图1-1　九针

表1-1　古代九针形制和用途

名称	尺寸	形状	操作	用途
镵针	1.6寸	头大末锐,去末寸半,卒锐之,形如箭头	浅刺皮肤	主热在头者
员针	1.6寸	身如圆柱,针尖卵形	按摩分肉,不得伤肌肉	病在分肉
锓针	3.5寸	针身较大,针头如黍粟状,圆而微尖	按压经脉外部(按脉勿陷)而令邪出	主体虚当补者
锋针	1.6寸	针身圆柱形,针头锐利,三面有锋棱	刺出血(即现三棱针)	主痈热,痼疾
铍针	长4寸、宽2.5分	形如剑,锋利	切开排脓	主治痈脓
圆利针	1.6寸	圆而且锐,针头微大,针身反小	锐利粗针,用于速刺	主治痛痹
毫针	3.6寸	纤细如毫毛,针尖如蚊虻喙	应用最广,用治寒热痛痹	主治痛痹、常见病症
长针	7寸	针身最长,针锋锐利	用于肌肉肥厚处	主取深邪远痹
大针	4寸	针尖如挺,其锋微圆	用于针刺放水	治水肿、关节积水

九针之名,各不同形:一曰镵针,长一寸六分;二曰员针,长一寸六分;三曰锃针,长三寸半;四曰锋针,长一寸六分;五曰铍针,长四寸,广二分半;六曰圆利针,长一寸六分;七曰毫针,长三寸六分;八曰长针,长七寸;九曰大针,长四寸。镵针者,头大末锐,去泻阳气。员针者,形如卵形,揩摩分间,不得伤肌肉,以泻分气。锃针者,锋如黍粟之锐,主按脉勿陷,以致其气。锋针者,刃三隅,以发痼疾。铍针者,末如剑锋,以取大脓。圆利针者,大如氂,且员且锐,中身微大,以取暴气。毫针者,尖如蚊虻喙,静以徐往,微以久留。正气因之,真邪俱往,出之而养,以取痛痹。长针者,锋利身薄,可以取远痹。大针者,尖如挺,其锋微员,以泻机关之水也。九针毕矣(《灵枢·九针十二原》)。

"病在皮肤无常处者,取以镵针于病所,肤白勿取。病在分肉间,取以员针于病所。病在经络痼痹者,取以锋针。病在脉,气少,当补之者,取以锃针于井荥分俞。病为大脓者,取以铍针。病痹气暴发者,取以圆利针。病痹气痛而不去者,取以毫针。病在中者,取以长针。病水肿不能通关节者,取以大针。病在五脏固居者,取以锋针,泻于井荥分俞,取以四时"(《灵枢·官针》)。

3. 现代针具 近现代,金属针具在材质和形状上得到了很大的革新和发展。民国时期,毫针的材质不外乎铜、铁、金、银之类,形状也较为粗大。1953 年,在承澹盦先生的倡导下,我国开始研制出不锈钢质的针灸针。不锈钢针灸针的针身更细,光洁度更高,刺入时减轻了病人的痛苦,并且一次多针病人也能耐受,提高了临床疗效。20 世纪末至本世纪初,人们对医疗安全、无菌操作方面的意识日益提高,针灸操作的规范与标准化受到重视,我国又推出了一次性无菌针灸针。一次性无菌针灸针是经过特殊方法灭菌的毫针,使用时不需再行灭菌消毒,即拆即用,用后即弃。一次性针灸针的推广和使用受到了广大患者的欢迎,也促进了传统针灸的国际传播。

随着生产工具制造技术的提高和改进,针刺工具根据不同用途又发展了许多种类的针具。其中由九针而演变而来的有三棱针、皮肤针、火针等针具,丰富了古今针具的内涵。此外,现代医家以中医理论为指导,先后开发了锋勾针、粗针、浮针、银质针等特种针具,并行成特殊的针刺疗法。

二、刺法的起源与发展

针刺手法是决定疗效的重要因素。随着针具的变革和疾病的演变,针刺的方法也不断得到丰富。马王堆帛书、张家山汉简所载的刺法仍停留在刺血、排脓阶段,西汉初仓公的刺法也很简单。《黄帝内经》所载针刺补泻法中均提到"静以久留"的特点,而九针中只有毫针才具有"静以徐往,微以久留"的特点(《灵枢·九针十二原》)。可见,针刺补泻法的形成应在金属毫针出现并广泛运用于针灸临床之后,大约相当于《黄帝内经》成书年代。《黄帝内经》总结了上古以来的针刺方法,其论述颇为精粹,为后世刺法的发展奠定了基础。此后,针法在金元时期达到昌盛发展。

1. 《黄帝内经》《难经》奠定了针刺手法的基础

(1)《黄帝内经》刺法:《黄帝内经》以大量篇幅论述了针刺手法和操作技术。首先,重视针刺与治神的关系。《素问·宝命全形论》:"凡刺之真,必先治神。"《灵枢·官能》说:"用针之要,勿忘其神。"指出在针刺过程中,要根据病人形神、脉色变化来治神、守神、调神、养神。其次,对针刺操作过程中的基本方法,《灵枢》诸篇归结为进针、提插(伸、推)、捻转、针刺深浅、留针和出针等内容。书中以候气、守气、调气、辨气诸法,论述得气的过程及临床意义,提出针刺以"气至为故(度)"的原则,并强调"气至而有效"。

《灵枢·官针》记载的各种刺法,主要讨论九针用来治疗不同的病症,其中有以九针应九变的"九刺"。另根据病变的深浅、大小等不同,提出刺浅、刺深和发针多少,以及运用不同的针刺角度,以适应十二经的各种病症的"十二刺"(其中有的内容是关于选穴方面的),"五刺"是针对五脏有关病变而提出的;"三刺"是指毫针刺入皮肤后,分浅、中、深等三种不同深度的分层刺法。

此外,《灵枢·经脉》首先提出了"盛则泻之,虚则补之"的针刺治疗原则,并用"迎随"两字概括,认为"泻者迎之,补者随之"(《灵枢·终始》),并要根据患者的病证虚实寒热而施。在诸篇中还提出了徐疾、呼吸、开阖补泻的技术要领,和"刺之微,在速迟"的操作诀窍,"不盛不虚以经取之"(《灵枢·经脉》)等方法,为后世针刺补泻手法等技术应用,确立了指导原则,奠定了理论基础。

(2)《难经》刺法:《难经》是一部阐述《黄帝内经》中有关经络、脏腑、疾病、腧穴、针法等问题的著作,全书以质疑问难形式共分八十一难,其中六十九难至八十一难主要讨论针法及其补泻法的运用。《难经》进一步丰富了《黄帝内经》的理论,对后世刺法学术的发展有重要影响。

对针刺操作,《难经》进一步强调双手配合行针。《难经·七十八难》:"知为针者信其左(手),不知为针者信其右(手)。当刺之时,先以左手厌(压)按所针荥俞之处,弹而努之,爪而下之,其气之来如动脉之状,(右手)顺针而刺之。"《难经·八十难》指出:"左手见气来至乃内(进)针,针入见气尽乃出针。"说明用左手按压腧穴,有配合刺手(右手)进针的作用,而且在候气、催气、得气等过程中也有重要意义。此外,《难经》认为应根据经脉气血流注顺逆和营卫分布深浅、四时经气深浅的不同而施,同时对营卫补泻、提插补泻、子母补泻等方法的应用尤有重要阐述。

2. 针刺手法在金元明时期的昌盛发展

(1) 窦汉卿著《针经指南》:较早应用"手法"二字来统括针刺操作手法技巧的,是金元时期的窦汉卿。在《黄帝内经》中,寒热刺法寓于补泻刺法之中,窦汉卿始将寒热刺法从补泻刺法中独立出来,并对后世"烧山火"、"透天凉"针法影响较大。他还提倡手指补泻,以及下针十四字手法等。主张"补泻之法非呼吸而在手指"(《标幽赋》),用提插、进退、呼吸诸法配合,并佐以多种单式手法。"循扪弹努,留吸母而坚长;爪下伸提,疾呼子而嘘短。动退空歇,迎夺右而泻凉;推内进搓,随济左而补暖"(《标幽赋》),由浅而深搓进针是为补,由深而浅提退针则为泻,是后世"一进三退"、"三进一退"法操作的渊薮。

(2) 泉石心著《金针赋》:明初泉石心所著的《金针赋》见载于徐凤所著的《针灸大全》。在窦汉卿"下针十四字手法"的基础上,泉石心对针刺操作过程的手法,也用十四字加以总结继承,即为爪、切、摇、退、动、进、循、摄、搓、弹、盘、扪、按、提。其内容更为简要明了,本书将在相关章节介绍。此外,《金针赋》倡"治病八法"和"飞经走气"四法。治病八法,包括烧山火、透天凉、阳中隐阴、阴中隐阳、子午捣臼、进气和龙虎交战、留气、抽添手法。烧山火为复式补法,透天凉为复式泻法的典型操作手法;而阳中隐阴先补后泻,阴中隐阳先泻后补,是补泻兼施的手法。子午捣臼以提插、捻转补泻为主,三进二退,治疗水肿鼓胀;龙虎交战,左捻九而右捻六,是住痛移疼的手法技术。至于飞经走气四法,则以行气为目的。

（3）杨继洲著《针灸大成》：该书总结了明代以前的针刺手法精华,除《黄帝内经》、《难经》之外,还介绍了《金针赋》、《神应经》和李梴、高武、杨继洲诸家的针刺手法,是大成之作。书中有"十二字手法"和"下手八法",是继《针经指南》和《金针赋》之后对单式手法的归纳总结。杨继洲补泻手法分层而施,结合了徐疾、捻转、呼吸、进退等操作方法;其进火补和进水泻方法较为简便,有促使针下温热或寒凉感应的作用。此外,杨继洲认为"刺有大小",有"平补、平泻"和"大补、大泻"的区别,平补或平泻是手法较轻,刺激量小的补泻手法,大补或大泻则是手法较重而刺激量大的补泻手法,对针刺轻重和补泻手法的关系进行了比较,有实际指导意义。

3. 现代针法的发展　20世纪50年代以后,依托于生物全息理论、大脑皮质功能定位、人体骨骼解剖位置关系,以及古代中医经典理论等而形成了耳针、头针、腕踝针、眼针、腹针、舌针等特定部位针刺方法,以及银质针、浮针等不同针具刺法,使针法得到不断的丰富和发展。

此外,结合各种特殊针具的开发和现代电、磁、热等物理、化学手段,形成或创造了许多针法和刺激技术,为刺法灸法学增添了新的内容。如针刺与电刺激相结合发展为电针疗法,与药液相结合发展成腧穴注射疗法,将红外线、紫外线、激光等作用于穴位形成了穴位照射疗法。此外,针刺与外科手术相结合,发展为挑治疗法等。

三、灸法的起源与发展

（一）灸法的起源

灸法的产生早于方药,就针灸而言,灸法可能更早于针法的形成。一般认为用火直接烧灼熏熨的灸疗是物理疗法中最古老的方法。

灸法,又称灸焫(ruò)。《说文解字》云："灸,灼也,从火音久。"灸即用火烧灼之义,因此灸法的起源应与火的发现应用有关。火的历史在我国可以追溯到50万年前的"北京人"或80万年前的"蓝田人"时代,乃至更远。火的发现和使用,对人类的生活和繁衍有着非常重大的意义,同时也为灸法的发明创造了必要条件。由此可见,灸法是随着火的应用而萌芽,并在其应用实践中不断发展的。古人在煨火取暖时,某些病症由于受到火的熏烤或烧灼而有所缓解,从而得到了熏烤或烧灼可以治病的启示,这就是灸法的起源。

据文献考证,灸法最早记载于《左传》,公元前581年(鲁成公十年)医缓给晋景公诊病,医缓云："疾不可为也,在肓之上、膏之下,攻之不可,达之不及,药不治焉。"据晋代杜预注解,"攻"即灸法,"达"指针砭,说明当时灸疗已被使用。

（二）灸法的发展

1. 先秦两汉时期　此时灸法已开始在民间广泛使用。《庄子·盗跖篇》："(孔)丘所谓无病而自灸也。"《孟子·离娄》："今之欲王者,犹七年之病,求三年之艾。"表明战国时期使用艾灸法治疗疾病已较为盛行。1973年在湖南马王堆汉墓出土的帛书中,《足臂十一脉灸经》、《阴阳十一脉灸经》记述了"十一脉"的循经分布、病候表现和灸法治疗,其所提到的各种经脉病症以及心痛、瘰、癫狂、咳血、耳聋、产马(马刀,即瘰疬)、噎等急难病症均可采取艾灸其所属经脉之法进行治疗。与其同时出土的《五十二病方》、《脉法》,则详细记载了施灸的部位。如"久(灸)足中指"、"久(灸)左胻"等。

《黄帝内经》首先将艾作为灸疗的主要材料,并作为灸疗的代名词。灸法在该书中常与针刺、砭石、药物并列,各有所施,据证而治。《素问·汤液醪醴论》:"必齐毒药攻其中,镵石针艾治其外。"已有汤液药物为内治法,砭石、针灸为外治法的雏形。此外,在《素问》通评虚实论、血气形志、示从容论、疏五过论、解精微论,《灵枢》官能、论痛、通天、经脉、经水、癫狂等篇中,均有针、灸并列的记述。《灵枢·官能》所提出的:"针所不为,灸之所宜。"更说明了灸法的主治范围和作用性质与针法不同。《素问·异法方宜论》云:"藏寒生满病,其治宜灸。"也说明寒证是灸法的主治范围。《灵枢·背俞》中有火补、火泻等治法,都对后世灸法的发展有重要的指导意义。

东汉张仲景的《伤寒杂病论》除了载有汤药治病外,还有多处提及针灸治疗,其中关于灸法的记载,虽篇幅不多,部分论述也较为笼统,但文中体现的三阴宜灸,施灸前后须诊脉,提倡灸药并施以及重视灸法禁忌等学术思想对后世灸法的发展和运用仍有着重要的意义。

2. 魏晋 自三国以来,灸法有了进一步的发展。如魏·曹翕《曹氏灸方》七卷为最早的灸法专著,但早已亡佚。晋·陈延之《小品方》记载有禁灸18处和误灸后果,艾炷大小与疗效关系和灸治取穴法。晋·皇甫谧所著《针灸甲乙经》在腧穴下开始注明艾灸壮数,对发灸疮法、禁忌等方面作了明确的规定,使后世在灸法中有据可循。晋·葛洪《肘后备急方》载有猝死、尸厥、卒客忤死、霍乱、中风等28种急症的救治灸方达102首,同时记述了多种灸法(如艾炷、隔盐、隔蒜、川椒、黄蜡、艾管熏灸等)。使灸法得到了进一步的发展。

 知识链接

《肘后备急方》是我国第一部临床急救手册,全书共8卷、70篇。东晋葛洪著。原名《肘后救卒方》,简称《肘后方》。系作者将其原著《玉函方》(共100卷),摘录其中可供急救医疗、实用有效的单验方及简要灸法汇编而成。经梁代陶弘景增补录方101首,改名《补阙肘后百一方》。此后又经金代杨用道摘取《证类本草》中的单方作为附方,名《附广肘后方》,即现存《肘后备急方》,简称《肘后方》。

该书主要记述各种急性病症或某些慢性病急性发作的治疗方药及针灸、外治等方法,并略记个别病的病因、症状等。书中对天花、恙虫病、脚气病以及恙螨等的描述都属于首创,尤其是倡用狂犬脑组织治疗狂犬病,被认为是中国免疫思想的萌芽。该书今有明、清版本10余种。

3. 唐宋时期 唐·孙思邈主张针灸和药物并用,提出:"针灸不药,药不针灸,尤非良医"(《千金要方》卷三十),书中的中风七穴灸法、足三里保健灸法等都对后世仍有较大影响。王焘《外台秘要》弃针而用灸,主张艾炷灸壮数要根据病变性质和施灸部位而定,其中的崔知悌灸骨蒸法治痨病等方法为后世常用。唐代已有专门施灸的医生,称为"灸师"。孙思邈《千金要方》:"吴蜀多行灸法",说明当时灸法流行的盛况。

两宋有《黄帝明堂灸经》、《备急灸法》、《西方子明堂灸经》、《灸膏肓俞穴法》等灸法专著,宋代窦材《扁鹊心书》在治疗方法上十分推崇灸法,认为"保命之法,灼艾第一",主张施灸宜选穴少而精,灸之壮数宜多。宋代著名针灸家王执中撰《针灸资生经》一书,亦以灸法为主,并记载了灸劳法、灸痔法、灸肠风、灸发背、膏肓俞灸法、小儿胎疝灸等灸治之法。书中还收录不少本人或其亲属的灸疗治验,如"予尝患溏利,一夕灸三七壮,则次日不如厕,连数夕灸,则数日不如厕"(《针灸资生经·第三》)。另外,王执中对灸感流注也作了较深入的观察:"他日心疼甚,急灸中管(脘)数壮,觉小腹两边有冷气自下而上,至灸处即散"(《针灸资生经·第四》)。此外,宋代的《太平圣惠方》、《普济本事方》及《圣济总录》等重要医方书中,亦多收载有灸法的内容。

4. 金元时期 金元时期,由于针法研究的崛起,灸疗的发展受到一定影响。但以金元四大家为首的不少医家,在灸疗法的巩固和完善方面,仍作出了应有的贡献。刘河间不囿于仲景热证忌灸之说,明确指出"骨热……灸百会、大椎"等,并总结了引热外出、引热下行及泻督脉等诸种灸法。另如元代名医危亦林,在其所著《世医得效方》载述刺灸法治疗的 56 个病症中,灸法约占十分之八,且多涉及各科急性热病,时令病及惊、厥、损伤等症。在施灸方法方面,则不采用晋唐时期动辄百壮的做法,常因病症、因部位而用竹筋大、麦粒大、绿豆大、雀粪大,或灵活地"大小以意斟量",以定艾炷之大小。且多数用七壮、二七壮、三五壮等。罗天益《卫生宝鉴》中主张用灸法温补中焦,取气海、中脘、足三里三穴作为"灸补脾胃之主方"施灸,成为后世治疗消化系统疾病的有效灸方。

5. 明清时期 明清时期,是我国针灸学从成熟而又逐步走向衰落的时期,虽然,这一时期偏重针法的应用,但灸疗也有一定的进展。明代伟大针灸学家杨继洲,也重视灸法的研究和实践,强调针灸并重。《针灸大成》第九卷,论述灸法凡四十一节,内容涉及广泛,有灸疗、取膏肓穴法、相天时、发灸法及艾灸补泻等,以及灸治各种急慢性疾病二十余种。在施灸方法的革新上,值得一提的是艾卷灸法的创用。此法最早记载于明初朱权之《寿域神方·卷三》,其云:"用纸实卷艾,以纸隔之点穴,于隔纸上用力实按之,等腹内觉热,汗出即瘥"。其后,逐渐发展,又在艾绒里掺进药末,产生了"雷火针","太乙神针"。艾卷灸操作方便,痛苦又较小,且可随意调节热力,故很快得以推广。除此之外,明代还有灯火灸的记载,系指用灯草蘸油点燃直接烧灼穴区肌肤的一种灸法;也有利用铜镜集聚日光作为施灸热源的"阳燧灸"等。

清代,是对我国灸疗法的总结时期。其中较有代表性的是咸丰时医家吴亦鼎所撰的《神灸经纶》一书,它全面总结了清以前有关灸法的理论和实践,并参合了不少作者本人的临床经验,是一本集大成式的灸法专著。另如廖鸿润的《针灸集成》也收载了大量灸疗的历代文献,予以分类编排,如制艾法一节,就选录了《医学入门》、《医方类聚》、《局方》等多种前人著作的论述。对"发灸疮法"、"疗灸疮法"、"调养法"等都作了详细的介绍。

此外,明清以后的隔物灸有了更为显著的发展,又推出了大量的隔衬药物,使艾灸治疗疾病的范围更加扩大。如有用隔葱灸治疗疝气;隔巴豆饼灸治疗心腹诸疾、泄泻、便秘;隔甘遂灸治疗二便不通;隔蟾灸治疗瘰疬;隔苍术灸治疗耳暴聋等记载。其次是创制新的灸疗方法。同时,还创出了其他的一些灸法,如"桃枝灸"、"桑枝灸"、"药锭灸"等,使灸法的种类得到不断丰富。

清代末年,由于清政府在太医院等官方机构中废止针灸,导致了整个针灸学的衰落。灸法则因其简单方便价廉而又有较好效果,在民间仍流传不息。

6. 现代灸法的发展 自 20 世纪 50 年代起,灸法又开始引起医学界的注意,而且被用于治疗脾大、骨结核等多种疾病。20 世纪 60～70 年代,有关灸法的临床报道急剧增加,据统计这一时期单纯用灸或以灸为主治疗的病种就达 100 余种之多,而灸法真正取得重要突破性进展则是在近 20 余年。灸法防治病种不断增多,至 2000 年底有关文献载述的用灸防治疾病的各类病证超过 200 种,遍布于人体各个系统。近年来,应用灸法保健防病引起了人们的充分重视,其中灸法延缓衰老的作用得到深入研究。

近几十年来,灸治方法有了进一步的发展。除应用传统的艾灸方法外,还继承发掘了古代行之有效的灸治方法,如发掘和改进核桃壳灸(载于《理瀹骈文》)治疗眼底疾病、苇管灸治疗面神经麻痹等,均取得确切疗效。其次,结合现代科技创制新的灸治方法,如光灸、电热灸、冷冻灸等,并研制开发了药灸器、中频灸疗仪、固定式艾条熏灸器、近红外灸疗仪、远红外灸疗仪等多种灸疗仪应用于临床。而基于腧穴热敏化学说的热敏灸疗法将灸感、灸量等理论得到了进一步丰富和发展。

同时,随着灸法临床应用范围的不断扩大,国内外学者也借助现代方法和技术手段研究灸法的作用机制,并取得可喜的进展。目前,国内外学者在艾灸的药性作用、物理作用、局部作用,艾灸对免疫系统、血液循环系统、呼吸系统以及代谢调节等方面进行了广泛的研究。现代灸法研究已在相当程度上证实了传统灸法的科学性,为正确运用和不断发展传统灸法提供了大量具有重要参考价值的实验依据。

综上所述,灸法起源于远古,盛行于秦汉,鼎盛于唐宋明时期,衰落于清代,振兴于当代。经历了几千年的发展,通过历代医家的不断探索,积累了丰富的临床与实践经验。在预防医学日益受到重视的今天,灸法这一传统的医术,机遇与挑战并存。思考如何既保持传统艾灸疗法特色,又能与现代科技接轨以克服艾灸疗法的不足之处而适应形势发展的需要,将有助于我们更好地继承古老的灸法,并在继承基础上不断深化创新。

学习小结

1. 学习内容

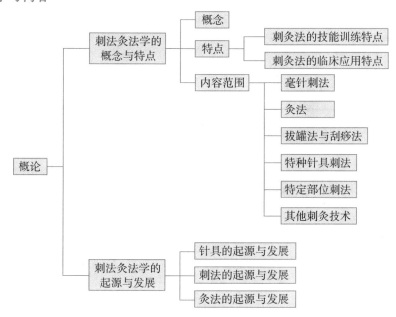

2. 学习方法

学习概论,应从刺法灸法学的概念、内容入手;理解其应用特点并掌握相关技术分类。刺法灸法学的历史发展学习中注意古代九针的分类和临床应用,并分析对比各个时期针具、刺法、灸法的发展特点和技术创新。

（方剑乔　马睿杰）

【复习思考题】

1. 刺法灸法学的概念和特点是什么?
2. 试论述九针的形状与用途。
3. 试论述金元时期刺灸法的发展。

第二章

毫针刺法

📖 学习目的

　　通过本章的学习使学生能够掌握毫针的结构与规格,针刺前的准备,毫针基本操作技术,针刺得气与方法,针灸补泻与手法,针刺异常情况的预防与处理,熟悉分部腧穴针刺操作和古代医籍对刺法的论述。

　　学习要点

　　毫针的结构与规格;针刺前的准备;毫针基本操作技术;得气、补泻和针刺异常情况的预防与处理。

　　毫针又称"微针",为古代九针之一。毫针是古今临床应用最广的一种针具。毫针刺法包括毫针的持针法、进针法、行针法、留针法、出针法等针刺方法。每一种方法,都有严格的操作规程和明确的目的要求。其中针刺的术式、手法、量度、得气等关键性技术尤为重要,故毫针刺法是诸多针法中的主体,是针灸医生必须掌握的基本方法和操作技能。《灵枢·九针十二原》曰:"欲以微针通其经脉,调其血气,营其逆顺出入之会";《标幽赋》则有"观夫九针之法,毫针最微,七星上应,众穴主持"之说。

第一节　毫针的结构与规格

一、毫针的构成

（一）材料

　　毫针是用金属制作而成的,目前以不锈钢为制针材料者最常用。不锈钢毫针,具有较高的强度和较好的韧性,针体挺直滑利,能耐高热、防锈,不易被化学物品腐蚀,故目前被临床广泛采用。也有用其他金属制作的毫针,如金针、银针,其传热、导电性能虽优于不锈钢针,但针体较粗,强度、韧性不如不锈钢针,加之价格昂贵,除特殊需要外,一般临床很少应用。

（二）结构

　　毫针由针尖、针身、针根、针柄、针尾五个部分构成(图 2-1)。

　　针尖是针身的尖端锋锐部分,亦称针芒,是刺入肌肤的关键部位;针身是针尖至针柄间的主体部分,又称针体,是毫针刺入腧穴内相应深度的主要部分;针根是针身与针

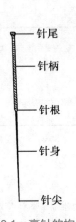

针尾

针柄

针根

针身

针尖

图2-1 毫针的构成

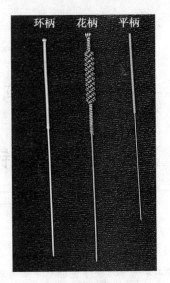

图2-2 针柄的形状

柄连接的部位,是观察针身刺入穴位深度和提插幅度的外部标志;针柄是针的末端部分,多用金属丝缠绕呈螺旋状,为针根至针尾的部分,是医者持针、运针的部位,也是温针灸法装置艾团之处;针尾是针柄的最末端部分,亦称针顶,是观察针刺捻转角度的标志。

根据毫针针柄与针尾的构成和形状不同可分为:环柄针(又称圈柄针),即针柄用镀银或经氧化处理的金属丝缠绕成环形者;花柄针(又称盘龙针),即针柄中间用两根金属丝交叉缠绕呈盘龙形者;平柄针(又称平头针),即针柄用金属丝缠绕,其尾部平针柄者;管柄针,即针柄用金属薄片制成管状者。上述4种针形中,平柄针和管柄针主要在进针器和进针管的辅助下使用(图2-2)。

二、毫针的规格

毫针的不同规格,是以针身的长度和直径区分,因而有长度规格和粗细规格,根据GB2024-94《针灸针》(中华人民共和国国家标准)规定,针灸针的规格以针身直径×针身长度表示,如0.30mm×25mm。GB2024-94《针灸针》标准中的长度规格只有6个,其与旧规格的对照见表2-1;标准中的针身粗细规格有0.16mm、0.18mm、0.20mm、0.25mm、0.30mm、0.35mm、0.40mm、0.45mm共8个规格,与旧规格差异较大,不能一一对应。

表2-1 毫针的长度规格表

旧规格	寸	0.5	1.0	1.5	2.0	3.0	4.0
新规格	mm	13	25	40	50	75	100

临床一般以粗细为0.25~0.35mm和长短为1~3寸(25~75mm)的毫针为多用,但目前临床呈现细化的用针趋势,0.30mm及以下粗细的毫针使用越来越广泛,针具制造商也有生产如0.25mm规格的毫针和0.18mm规格的细毫针。短毫针主要用于耳穴和腧穴的浅刺,长毫针多用于肌肉丰厚部位的腧穴深刺和某些腧穴横向透刺

之用。

 知识链接

传统针具规格以型号表示,临床上以 30～33 号(0.32～0.26mm)和长短 1～3 寸(25～75mm)的毫针为多用。

号数	26	27	28	29	30	31	32	33	34	35
直径(mm)	0.45	0.42	0.38	0.34	0.32	0.30	0.28	0.26	0.24	0.22

三、毫针的选择

毫针针具的选择,包括不同材料所制针具的选择和不同规格针具的选择。针具的选择,目前临床绝大多数选用不锈钢所制针具。根据 GB 2024-87《针灸针》(中华人民共和国国家标准)规定,应以 GB 1220-75《不锈耐酸钢技术条件》中规定,Cr18 Ni9 或 0Cr18 Ni9 之不锈钢制成者为优。在使用前,还需注意检查针具的质量,以免在针刺施术过程中给病人造成不必要的痛苦,或出现不必要的事故。

在选择针具规格时,应根据病人的性别、年龄、形体的肥瘦、体质的强弱、病情的虚实、病变部位的表里深浅和腧穴所在的部位,选择长短、粗细适宜的针具。《灵枢·官针》曰:"九针之宜,各有所为,长短大小,各有所施"。如男性体壮、形肥、病变部位较深者,可选粗且略长的毫针。反之,若女性体弱、形瘦,且病变部位较浅者,就应选用较短、较细的毫针。至于根据腧穴的所在具体部位进行选针时,一般是皮薄肉少之处和针刺较浅的腧穴,选针宜短而针身宜细;皮厚肉多而针刺宜深的腧穴,宜选用针身稍长、稍粗的毫针。临床上选针常以将针刺入腧穴应至之深度,而针身还应露在皮肤上约 0.5 寸为宜。如应刺入 0.5 寸,可选用 1 寸的毫针;应刺入 1 寸时,可选用 1.5～2 寸的毫针。总之,选择针具应适宜,否则,难以取得针感和达到治疗效果。

四、毫针的检查

毫针的质量直接影响进针和行针等一系列手法操作的实施。为减轻针刺的疼痛,提高针刺治疗效果,避免出现异常情况,一般针刺前应对毫针进行检查。对于反复使用的毫针,更应严格检查,如发现有损坏就应弃用;如发现有轻微问题,应及时修正。毫针检查的步骤为从针尖到针柄。

针尖:要端正不偏,无钩曲,光洁度高,尖中带圆,圆而不钝,形如"松针",锐利适度,使进针阻力小而不易钝涩。

针身:要光滑挺直,圆正匀称,坚韧而富有弹性。

针根:要牢固,无剥蚀、伤痕。

针柄:金属丝缠绕要均匀、牢固而不松脱或断丝,针柄的长短、粗细要适中,便于持针、运针。

五、毫针的保养

除了一次性应用的毫针外,对反复使用的针具应妥善保存。其目的在于防止针尖

笔记

受损、针身弯曲或生锈、污染等。藏针的器具有针盒、针管和针夹等。一般将洗净晾干后的针具，根据毫针的长短，分别置于上述器具内，针盒、针夹应铺垫和覆盖纱布，针管应在两端塞入干棉球。然后高压消毒备用。

第二节　毫针操作训练与准备

毫针的操作练习，基本是对指力和手法的锻炼。指力是指医者持针之手操作的力度。良好的指力是掌握针刺手法的基础，熟练的手法是针刺治病的必要技能。指力和手法必须常练，达到熟练程度后，则在施术时，进针快、透皮不痛，退针容易；行针时，手法运用自如。反之，指力与手法不熟练，则在施术时难以控制针体，进针困难，痛感明显；行针时动作不协调，影响针刺治疗效果。因此，初学者必须努力练好指力和手法的基本功。

当然，毫针操作还必须做到守神，这就需要做到意气的训练。通过练意、练气，把意气内养与指力训练结合起来，使神聚于指，控制针感，驾驭经气。

一、毫针操作训练

毫针针刺的操作练习，一般分五步进行。

（一）纸垫练针法

用松软的纸张，折叠成长约8cm、宽约5cm、厚2~3cm的纸块，用线如"井"字形扎紧，做成纸垫。练针时，左手平执纸垫，右手拇、食、中三指持针柄，如持笔状地持1~1.5寸（25~40mm）毫针，使针尖垂直地抵在纸垫上，然后右手拇指与食、中指交替捻动针柄，并渐加一定的压力，待针穿透纸垫后另换一处，反复练习。纸垫练习主要是锻炼指力和捻转的基本手法（图2-3）。此外，可用相似的练针方法在普通包装纸制成的纸板上练针，由于质地更硬，更适合指力的练习。

（二）棉团练针法

取棉絮一团，用棉线缠绕，外紧内松，做成直径为6~7cm的圆球，外包白布一层缝制即可练针。因棉团松软，可以练习提插、捻转、进针、出针等各种毫针操作手法的模拟动作。做提插练针时，以执笔式持针，将针刺入棉球，在原处做上提下插的动作，要求深浅适宜，幅度均匀，针身垂直。在此基础上，可将提插与捻转动作配合练习，要求提插幅度上下一致，捻转角度来回一致，操作频率快慢一致，达到动作协调、得心应手、运用自如、手法熟练的程度（图2-4）。

（三）守神练针法

在自制支架木框上，平铺毛边纸1~2张，每边用3~5个图钉固定，亦可用绣花撑

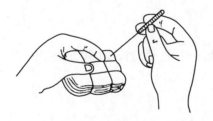

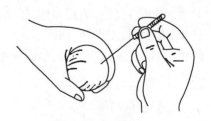

图2-3　纸垫练针法　　　　　　　　　图2-4　棉团练针法

夹住1~2张毛边纸。练习者要端坐于支架前,两脚与肩同宽,挺胸、沉肩、垂肘、悬腕,右手持针,在毛边纸上每隔3mm针一下,扎满一行后换下行继续扎。因毛边纸纤维粗糙不均,每针之间均有细微差别,所以练习者必须要全神贯注于针与纸之间,才能体会出这种差别。随着指力的增强和手法的熟练,可以逐渐增加纸的张数。要求针眼横竖成行,针刺时全神贯注,心定神凝,体察针感。

（四）自身练针法

通过纸垫、棉团的物体练针,掌握了一定的指力和手法后,可以在自己身上(如四肢部穴位)进行试针练习,以亲身体会指力的强弱、针刺的感觉、行针的手法等。要求自身练针时,能逐渐做到进针无痛或微痛,针身挺直不弯,顺利刺入,提插、捻转运用自如,指力均匀,手法熟练。同时,仔细体会指力与进针、手法与得气之间的关系,以及持针手指和押手手指的感觉和受刺部位的感觉。

（五）相互练针法

在自身练习比较熟练的基础上,模拟临床实际,两人交叉进行试针练习。要求从实际出发,按照规范操作方法,相互交替对练,练习内容与"自身练针法"相同。通过相互试针练习,使进入临床实际操作时做到心中有数,不断提高毫针刺法的基本技能。

二、针刺前准备

（一）病人体位

选择合适的体位对于腧穴的正确定位、针刺的施术操作、持久的留针或结合其他疗法的应用以及防止晕针、滞针、弯针甚至折针等具有重要的意义。病人体位的选择,以有利于腧穴的正确定位、便于针灸的施术操作、便于取得针感和较长时间的留针而不致疲劳为原则。临床上针刺时的体位一般为卧位和坐位,常用体位主要有以下几种:

1. 仰卧位　适宜于取头、面、胸、腹部腧穴和上下肢部分腧穴(图2-5)。

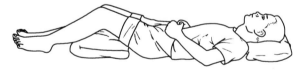

图2-5　仰卧位

2. 侧卧位　适宜取身体侧面少阳经腧穴和上、下肢部分腧穴(图2-6)。

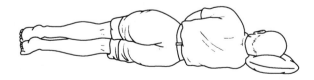

图2-6　侧卧位

3. 俯卧位　适宜于头、项、脊背、腰骶部腧穴和下肢背侧及上肢部分腧穴(图2-7)。

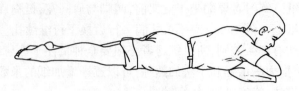

图 2-7　俯卧位

4. 仰靠坐位　适宜于取前头、颜面和颈前等部位的腧穴(图 2-8)。
5. 侧伏坐位　适宜于取头部的一侧、面颊及耳前后部位的腧穴(图 2-9)。

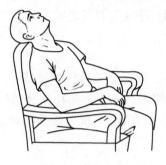

图 2-8　仰靠坐位

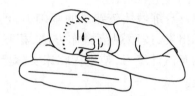

图 2-9　侧伏坐位

6. 俯伏坐位　适宜于取后头和项、背部的腧穴(图 2-10)。

除上述常用体位外,临床上对某些腧穴可根据具体要求采取不同的体位。但不管采用何种体位,应尽量做到暴露足够的施术部位,并能维持治疗所需的时间。在针刺处方选穴时,应注意所取腧穴的位置,一般情况下,尽可能选取用一种体位能完成针刺治疗的所有腧穴。如因治疗要求和某些腧穴定位的特点而必须采用两种不同体位时,应根据病人的体质、病情等具体情况灵活掌握。此外,医者也应注意根据施术要求选择合适的体位。

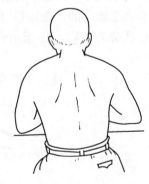

图 2-10　俯伏坐位

对初诊、精神紧张或年老、体弱、病重的患者,应尽可能采取卧位,以防病人感到疲劳或晕针等。在针刺施术和留针过程中,应嘱病人不可移动或改变体位,以免妨碍针刺操作或导致弯针、滞针的发生。

（二）腧穴揣定

腧穴的定位正确与否,直接关系到针刺的疗效。根据处方选穴的要求,确定所选腧穴的位置和相应取穴方法,逐一定取。为了求得定穴准确,可用手指指甲在所选腧穴处按压、揣摸,以探求病人的感觉反应。这种取定腧穴的方法,称为"揣穴"。《针灸大成》指出:"凡点穴,以手揣摸其处,按而正之,以大指爪切掐其穴,于中庶得,进退方有准。"一般情况下,当按压的局部酸胀感应比较明显处即是腧穴的所在处。

（三）消毒

针刺治病一定要有严格的无菌观念,切实做好消毒工作,避免发生不必要的事故。针刺前的消毒包括:针具器械、医者的双手、病人的施术部位、治疗室等。条件许可的情况下,应尽量选用一次性无菌针灸针,至少也提倡使用一人一套针具。

1. 针具器械消毒 针具、器械的消毒方法很多,下面介绍常用的消毒方法:

（1）高压蒸气灭菌法:将毫针等针具用布包好,放在密闭的高压蒸气锅内灭菌。一般在(1.0~1.4)kg/cm^{2}的压力,115~123℃的高温下,保持30分钟以上,可达到消毒灭菌的要求。

（2）药液浸泡消毒法:将针具放入75%乙醇内浸泡30~60分钟,取出用消毒巾或消毒棉球擦干后使用。也可置于器械消毒液内浸泡,如"84"消毒液,可按规定浓度和时间进行浸泡消毒。直接和毫针接触的针盘、针管、针盒、镊子等,可用戊二醛溶液（保尔康）浸泡10~20分钟。经过消毒的毫针,必须放在消毒过的针盘内,并用消毒布或消毒纱布遮盖好。

（3）煮沸消毒法:将毫针等器具用纱布包裹后,放在盛有清水的消毒煮锅内,进行煮沸。一般在水沸后再煮15~20分钟,即可达到消毒目的。对锋利的金属器械,煮沸消毒法易使锋刃变钝。如在水中加入重碳酸钠,制成2%的溶液,可以提高沸点至120℃,具有降低沸水对器械的腐蚀作用。

2. 医者手指消毒 在针刺施术前,医者应先用肥皂水将手洗刷干净,待干后再用75%乙醇棉球擦拭,或用免洗手消毒凝胶3ml涂于手部,搓擦1分钟,之后方可持针操作。持针施术时,医者应尽量避免手指直接接触针身,如某些刺激需要触及针身时,应以消毒干棉球作隔物,以确保针身无菌。

3. 针刺部位消毒 在患者需要针刺的部位皮肤上用75%乙醇棉球擦拭消毒,或用棉签蘸安尔碘涂擦消毒,擦拭时应从中心点向外绕圈消毒。当穴位皮肤消毒后,切忌接触污物,保持洁净,防止重新污染。

4. 治疗室内的消毒 针灸治疗室内的消毒,包括治疗台上的床垫、枕巾、毛毯、垫席等物品,要按时换洗晾晒,如采用一人一用的消毒垫布、垫纸、枕巾则更好。治疗室也应定期消毒净化,有良好的换气装置保持空气流通,环境卫生洁净。

第三节　毫针基本操作技术

毫针的基本操作技术,包括毫针的持针、进针、行针、留针和出针等针刺方法。良好的持针方法是正确进针、舒适进针的前提。采用正确的进针法是减少疼痛、便于刺入的基本要素。行针是进针后为了针下得气,产生针感,使针感循经传导的操作技术。合理的留针时间、适宜的出针方式是提高疗效、减少副作用的针刺操作技术组成部分。

一、持针法

（一）持针

持针,是医者将毫针保持其端直坚挺、便于操作的方法。临床通常用右手持针,一般将持针的手称为"刺手"。最常用的持针方法是三指持针法,主要以刺手的拇、食、中指夹持针柄,如持笔状（图2-11）。这样的持针方法比较稳定又简便,适用于常规长度毫针的操作。操作短小的毫针可采用两指持针法,即用拇指、食指末节指腹捏住针柄。操作较长毫针可采用四指持针法,即用拇、食、中指捏持针柄,以无名指抵住针身,

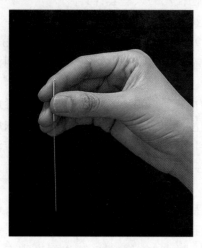

图2-11　持针姿势

以防针体弯曲。对于长针、芒针的操持,可采用双手配合持针,即两手持针法:用右手拇、食、中三指捏持针柄,左手拇、食两指通过消毒棉球固定针体末端,稍留出针尖1～2分,这样可防止长针弯曲,减少进针疼痛。

刺手的作用是掌握针具,施行手法操作,进针时,运指力于针尖,而使针刺入皮肤;行针时进行左右捻转,上下提插和弹震刮搓以及出针时手法操作等。

（二）押手

辅助针刺或按压针刺部位的手称为"押手"。押手的作用主要是固定腧穴的位置,夹持针身协助刺手进针,使针身有所依附,保持针身垂直,力达针尖,以利于进针,减少刺痛和协助调节、控制针感。在进行毫针的针刺操作时,一般应双手协同操作,紧密配合。《难经·七十八难》说:"知为针者信其左,不知为针者信其右"。《标幽赋》更进一步阐述其义:"左手重而多按,欲令气散;右手轻而徐入,不痛之因"。均说明押手应用在针刺过程中的重要性。针刺时押手的配合使用是保证取穴位置固定、进针操作顺利、减轻针刺疼痛与不适、提高针刺效果的重要环节,临床上应予以足够的重视。

押手一般采用指按法,常规用单指押手,即用左手拇指或食指定穴后,用指尖按压、爪切穴位。在皮肤松弛、肥厚处的穴位和长针深刺,可用双指押手法,即用左手拇指和食指按住穴位两侧,并向外用力将皮肤撑开,以固定穴位,便于进针。还有左手手掌按压穴位左下方的掌按法,但较少采用。押手的用力应与刺手协调配合,适度而施。一般而言,进针前押手以重按为主,进针后押手放松用力,总以方便进针、患者不痛为原则。

二、进针法

进针是将毫针刺入腧穴皮下的操作技术。进针的方法种类繁多,一般可依据进针时刺手、押手的运用情况将临床常用的进针法分为双手进针法、单手进针法、管针进针法。进针的速度也有根据术者的习惯与能力、腧穴的解剖特点、补泻的需要等而有快慢之别。本节所介绍的是基本的进针操作技术,但无论采用哪一种进针法,必须做到持针稳、取穴准、动作轻、进针快(个别需要除外),进针手法熟练,用力均匀,并应做好进针前对病人尤其是初诊病人的安慰工作。

（一）双手进针法

1. 指切进针法　又称爪切进针法,用押手拇指或食指端切按在腧穴位置的旁边,刺手持针,紧靠押手指甲面将针刺入腧穴(图2-12)。此法适用于短针的进针。针刺部位有肌腱、血管等,可先以指甲做分拨动作,避免刺中血管等。

2. 夹持进针法　或称骈指进针法,即用押手拇、食二指持捏消毒干棉球,夹住针身下端,将针尖固定在所刺腧穴的皮肤表面位置,刺手捻动针柄,将针刺入腧穴(图2-13)。此法适用于长针的进针。

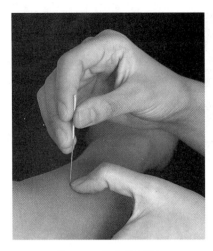

图2-12 指切进针法

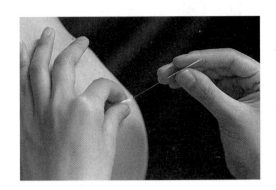

图2-13 夹持进针法

3. 舒张进针法 用押手拇、食二指将针刺部位的皮肤向两边撑开，使皮肤绷紧，刺手持针，使针从押手拇、食二指的中间刺入（图2-14）。此法主要用于皮肤松弛部位的腧穴。

4. 提捏进针法 用押手拇、食二指将针刺部位的皮肤提起，刺手持针，从捏起皮肤的上端将针刺入（图2-15）。此法主要用于皮肉浅薄部位的腧穴，如印堂穴。

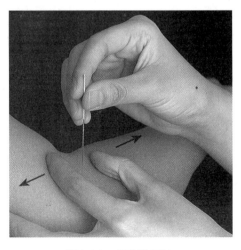

图2-14 舒张进针法

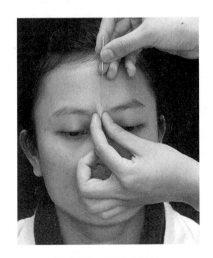

图2-15 提捏进针法

以上各种进针方法在临床上应根据腧穴所在部位的解剖特点，针刺深浅和手法的要求灵活选用，以便于进针和减少病人的疼痛。

（二）单手进针法

多用于较短的毫针。用右手拇、食指持针，中指端紧靠穴位，指腹抵住针体中部，当拇、食指向下用力时，中指也随之屈曲，将针刺入，直至所需的深度（图2-16）。此法三指并用，尤适宜于双穴同时进针。此外，还有用拇指、食指夹持针体，中指尖抵触穴位，拇、食所夹持的针沿中指尖端迅速刺入。针入穴位后，中指即离开应针之穴，此时拇、食、中指可随意配合，施行补泻。

21

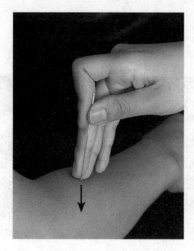

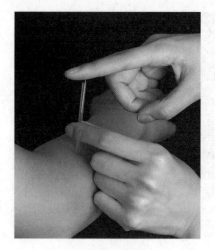

图2-16　单手进针法　　　　　　　　　　　图2-17　管针进针法

（三）管针进针法

将针先插入玻璃、塑料或金属制成的小针管内（针管比针短3分左右），置于穴位皮肤上，押手压紧针管，刺手食指快速弹击针尾，使针尖迅速刺入皮肤，然后退出针管，将针刺入穴内（图2-17），此法进针疼痛较轻，多用于儿童和惧针者。

三、针刺的角度、方向和深度

在针刺操作过程中，掌握正确的针刺角度、方向和深度，是获得和增强针感、提高疗效、防止针刺意外的关键。腧穴定位的正确，不仅限于体表的位置，还必须与正确的进针角度、方向、深度等有机结合起来，才能充分发挥其应有的效应。临床上同一腧穴，由于针刺的角度、方向、深度的不同，所产生针感的强弱、针感传导的方向和治疗效果常有明显的差异。正确掌握针刺角度、方向和深度，要根据施术腧穴所在的具体位置、病人体质、病情需要和针刺手法等实际情况灵活掌握。

（一）针刺角度

针刺的角度是指针刺时针身与皮肤表面所形成的夹角（图2-18）。它是根据腧穴所在的位置和医者针刺时所要达到的目的结合起来而确定的。一般分为以下3种角度：

1. 直刺　直刺是将针身与皮肤表面呈90°垂直刺入。此法适用于人体大部分腧穴。

2. 斜刺　斜刺是将针身与皮肤表面呈45°左右倾斜刺入。此法适用于肌肉浅薄处或内有重要脏器，或不宜直刺、深刺的腧穴。

3. 平刺　平刺亦称横刺、沿皮刺。将针身与皮肤表面呈15°左右或沿皮肤以更小的角度刺入。此法适用于皮薄肉少部位的腧穴，如头部的腧穴等。

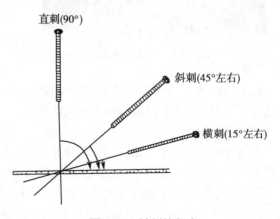

图2-18　针刺的角度

（二）针刺方向

针刺的方向是指针刺时针尖的指向,一般根据经脉循行方向、腧穴所在部位、病情治疗的需要而确定。

1. 依经脉循行定方向　可按照"迎随补泻"的要求,针刺时结合经脉循行方向,或顺经而刺,或逆经而刺,从而达到针刺补泻的目的。

2. 依腧穴定方向　针刺时,为保证针刺的安全,应依据针刺腧穴所在部位的解剖特点确定针刺的方向。如针刺哑门穴时,应针尖朝向下颌方向缓慢刺入,针刺背部的背俞穴时针尖宜指向脊柱。

3. 依病情治疗需要定方向　为使得气感向病变部位传导,即"气至病所",以提高治疗效果,针刺时可调整针尖方向、或将针尖朝向病变所在部位,并结合相关行气催气手法。如针刺印堂穴治疗鼻部疾病时,可将针尖朝向鼻根部。

（三）针刺深度

针刺的深度是指针身刺入人体内的深浅度数。一般而言,每个腧穴均有常规的针刺深度;临床上,具体针刺的深度还应结合患者的年龄、体质、病情、部位等方面情况综合决定,以针刺安全且取得良好的针感为原则。

1. 年龄　年老体弱,气血衰退,小儿娇嫩,稚阴稚阳,均不宜深刺;中青年身强体壮者,可适当深刺。

2. 体质　对形瘦体弱者,宜相应浅刺;形盛体强者,宜深刺。

3. 部位　头面、胸背及皮薄肉少处的腧穴宜浅刺;四肢、臀、腹及肌肉丰满处的腧穴宜深刺。

4. 病情　阳证、表证、新病宜浅刺;阴证、里证、久病宜深刺。

5. 时令　患者相同的综合因素,不同的季节可采用不同的针刺深浅。一般来说,"春夏宜刺浅,秋冬宜刺深"

6. 得气与补泻要求　针刺后按照腧穴进针至一定深度而不得气,可采用插针至深部以催气,或提针至浅部以引气。有时根据补泻要求而先浅后深,或先深后浅。

针刺的角度和深度关系极为密切,一般来说,深刺多用直刺,浅刺多用斜刺、平刺。对天突、风府、哑门等穴以及眼区、胸背和重要脏器部位的腧穴,尤其应注意掌握好针刺角度和深度。

四、行针基本手法

毫针进针后,为了使患者产生针刺感应,或进一步调整针感的强弱,或使针感向某一方向扩散、传导而采取的操作方法,称为"行针",亦称"运针"。行针的基本手法是毫针刺法的基本动作,临床常用的主要有提插法和捻转法两种。两种基本手法临床施术时既可单独应用,又可配合应用。

（一）提插法

提插是针刺过程中行针的最基本手法,即将针刺入腧穴一定深度后,施以上提下插的操作手法。这种使针由浅层向下刺入深层的操作谓之插,从深层向上引退至浅层的谓之提,如此反复地上下呈纵向运动的行针手法,即为提插法(图2-19)。

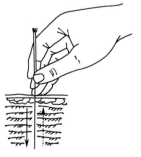

图2-19　提插法

提插幅度的大小、层次的变化、频率的快慢和操作时间的长短,应根据病人的体质、病情、腧穴部位和针刺目的等灵活掌握。使用提插法时的指力一定要均匀一致,幅度不宜过大,一般以 3~5 分为宜,频率不宜过快,每分钟 60 次左右;应注意保持针身垂直,不改变针刺角度、方向。一般提插的幅度大,频率快,刺激量就大;反之,提插的幅度小,频率慢,刺激量就小。

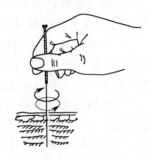

图 2-20　捻转法

(二) 捻转法

捻转是将针刺入腧穴一定深度后,施以向前向后捻转动作的操作手法。这种使针在腧穴内反复前后来回的平面旋转行针手法,称为捻转法(图 2-20)。捻转角度的大小、频率的快慢、时间的长短等,需根据患者的体质、病情、腧穴的部位、针刺目的等具体情况而定。使用捻转法时,指力要均匀,角度要适当,一般应掌握在 180°~360°,一般不单向捻针,以免肌纤维缠绕针身产生滞针。一般捻转角度大,频率快,其刺激量就大;捻转角度小,频率慢,其刺激量则小。

五、留针与出针

(一) 留针

将针刺入腧穴施术后,使针留置穴内一定时间称为留针。留针的目的是为了加强针刺的作用和便于继续行针施术。一般病证只要针下得气而施以适当的补泻手法后,即可出针或留针 10~30 分钟。但对一些特殊病症,如急性腹痛、寒性、顽固性疼痛或痉挛性疾病,可适当延长留针时间至 60 分钟,必要时可达数小时,以便在留针过程中做间歇性行针来增强、巩固疗效。若不得气时,也可静以久留,以候气至。

根据留针期间是否间歇行针,临床可分为静留针法和动留针法,根据病情和病人体质的不同而分别使用。

1. 静留针法　毫针刺入腧穴后,让其自然地留置一段时间,期间不施行任何针刺操作手法,亦即《素问·离合真邪论》所说的"静以久留"。静留针法,又可根据病情需要,分别采用短时间静留针和长时间静留针。短时间静留针,一般可静留针 15~30 分钟;长时间静留针,一般可静留针几小时,甚至几十小时。

2. 动留针法　毫针刺入腧穴后,在留针过程中间歇进行行针操作、施以各种手法的方法。短时间动留针,可在留针 15~30 分钟内间歇行针 1~3 次;长时间动留针,可在留针几小时或几十小时中,每隔几十分钟或几小时行针一次。

留针的最主要目的在于守气以维持一定强度的针感而获得更好的疗效,有时通过静留或动留以候气或通过调整针刺方向、深浅和采用一定手法以行气。当然,留针必须根据病症需要而施、根据症候性质而施、根据病人针感而施。保持适宜的留针环境,是获得留针应有效果和避免留针可能出现问题的前提条件。

(二) 出针

出针,又称起针,是毫针操作技术的最后步骤。在施行针刺手法或留针达到预定针刺目的和治疗要求后,即可出针。

出针的方法,一般是以押手拇食两指持消毒干棉球轻轻按压于针刺部位,刺手持针做轻微的小幅度捻转,并随势将针缓慢提至皮下,静留片刻,然后快速拔出。不可单手猛拔,一般而言,只有在针下轻松滑利时方可出针。如遇针下沉紧,推之不动,按之不移,不可马上取针,宜再适度留针或采取一定措施后再渐渐将针退出。出针一般应以"先上后下、先外后内"的顺序进行。出针时,依补泻的不同要求,分别采取"疾出"或"徐出"以及"疾按针孔"或"摇大针孔"的方法。但不管是快速出针,还是缓慢出针,都应柔和、轻巧、均匀地捻动针柄,将针拔出。

出针后,除特殊需要外,都要用消毒棉球轻压针孔片刻,以防出血或针孔疼痛。针刺头部腧穴出针时,应适当延长按压时间。当针退出后,要仔细查看针孔是否出血,询问针刺部位有无不适感,检查核对针数有否遗漏,还应注意病人有无晕针延迟反应现象等。

第四节 针刺得气与方法

一、针刺得气

(一)得气的概念

得气,又称"气至",是指毫针刺入腧穴一定深度后,施以提插或捻转等行针手法,使针刺部位获得的经气感应,现代也称为"针感"或针刺感应。针下是否得气,可以从医患两方面的体验分析判断,即病人对针刺的感觉、反应和医者刺手指下的感觉。当针刺腧穴得气时,病人的针刺部位有酸、胀、麻、重等自觉反应,有时还出现热、凉、痒、痛、抽搐、水波样感、蚁行感等,前述感觉或呈现沿着一定的方向和部位传导和扩散的现象;少数病人还会出现循经性肌肤晌动、震颤等反应,有时还可见到针刺腧穴部位的循经性皮疹带或红、白线状现象。当患者有自觉反应的同时,医者的刺手亦能体会到针下沉紧、涩滞或针体颤动等反应。若针刺后未得气,患者则无任何特殊感觉或反应,医者刺手亦感觉到针下空松、虚滑。正如《标幽赋》所说:"轻滑慢而未来,沉涩紧而已至……气之至也,如鱼吞钩饵之浮沉;气未至也,如闲处幽堂之深邃。"这可以说是对得气与否所作的最形象的描述。

(二)得气意义

得气,是施行针刺产生治疗作用和决定疗效好坏的关键,也是判定病人经气盛衰、疾病预后,以及正确定穴、施针手法、针治效应的依据。古今医家无不重视针刺得气。

1. 得气与否影响疗效 《灵枢·九针十二原》:"刺之要,气至而有效"。针刺的根本作用在于通过针刺腧穴,激发经气,调整阴阳,补虚泻实,达到治病的目的。针刺气至,说明经气通畅,气血调和,人体内在的调整功能得以发挥作用,使偏盛偏衰的脏腑经络功能恢复平衡协调,从而消除病痛。所以,针刺得气与否和针治效应有密切的关系,良好的得气是针刺取得预期疗效的关键。

2. 得气与否有助于判断病情轻重和预后转归 针下得气是人体正气在受刺腧穴的应有反应。针下气至的速迟,虽然表现于腧穴局部或所属经络范围,但是能够观测机体的正气盛衰和病邪轻重,从而对判断病候好转或加重的趋向以及针治效果的快慢等有一个基本了解。《标幽赋》说:"气速至而速效;气迟至而不治"。说明针后得气迅速,多为正气充沛、经气旺盛的表现。正气足,机体反应敏捷,取效相应也快,疾病易愈。若针后经气迟迟不至者,多因正气虚损、经气衰弱的表现。正气虚,机体反应迟缓,收效则相对缓慢,疾病缠绵难愈。若经反复施用各种行针候气、催气手法后,经气仍不至者,多属正气衰竭,预后每多不良。临床常可见到,初诊时针刺得气较迟或不得气者,经过针灸等方法治疗后,逐渐出现得气较速或有气至现象,说明机体正气渐复,疾病向愈。

3. 得气是实施补泻手法的前提基础　针下得气,是施行补泻手法的基础和前提。《针灸大成》说:"若针下气至,当察其邪正,分清虚实"。说明针下得气,尚有正气、邪气之分。如何分辨,则根据《灵枢·终始》所说"邪气来也紧而疾,谷气来也徐而和"。所谓"谷气"者,即为徐缓而至,柔和舒适的针刺感应;所谓"邪气"者,即为疾速而至,坚搏有力的针刺感应。这是辨别针感的纲领,也是区分使用补或泻的针刺手法的依据之一。而热补凉泻也常需要一定的基础针感才能产生较理想的针刺效应。如胀和酸感是产生温热感的基础,麻感是诱导产生凉感的基础。

二、针刺得气的方法

在临床上,有时进针后针下自然得气,有时则要采用一些行针手法才能获得;若需要较强的针刺感应,或保持较长时间的针刺感应,则需要采取一些特定的方法才能实现。

(一)候气法

《针灸大成》说:"用针之法,以候气为先。"当针下不得气时,需取留针候气的方法等待气至。亦可采用间歇运针,以待气至。留针候气,要有耐心,不可操之过急。《素问·离合真邪论》:"静以久留,以气至为故,如待所贵,不知日暮,其气已至,适而自护"。若久留不至,可结合应用提插、捻转以及其他手法。

(二)催气、守气法

所谓催气是通过各种手法,催促经气速至的方法。《神应经》:"用右手人指及食指持针,细细摇动、进退、搓捻,其针如手颤之状,是谓催气。"所谓守气就是针下得气之后使经气留守勿去的方法。通过守气使已经出现的得气感应保持一定的强度和时间,持续发挥针刺的调整作用。《灵枢·小针解》曰:"上守机者,知守气也。机之动不离其空中者,知气之虚实,用针之徐疾也。空中之机清静以微者,针以得气,密意守气勿失也。"

常用的催气、守气手法,除提插、捻转法之外,还有以下循、弹、刮、摇、弩、搓、飞、震颤等法。

1. 循法　循法是医者用手指顺着经脉的循行径路,在所针腧穴的上下部轻柔地循按的方法(图2-21)。针刺不得气或得气较弱时,可以用循法催气。《针灸大成》指出:"凡下针,若气不至,用指于所属部分经络之路,上下左右循之,使气血往来,上下均匀,针下自然气至沉紧。"说明此法能推动气血,激发经气,促使针后得气。

2. 弹法　弹法是指针刺后在留针过程中,以手指轻弹针尾或针柄,使针体微微振动的方法,以加强针感,助气运行(图2-22)。《针灸问对》指出:"如气不行,将针轻弹之,使气速行。"说明弹法有催气、行气的作用。

3. 刮法　刮法是在毫针刺入一定深度后,经气未至,以拇指或食指的指腹抵

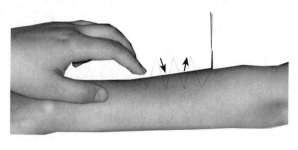

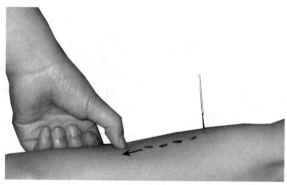

图 2-21 循法

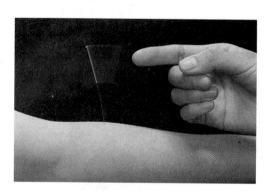

图 2-22 弹法

住针尾,用拇指、食指或中指指甲,由下而上或由上而下频频刮动针柄的方法(图 2-23)。本法在针刺不得气时用之可激发经气,如已得气者可以加强针刺感应的传导和扩散。刮法具有催气、守气作用。

4. 摇法 摇法是在毫针刺入一定深度后,手持针柄,将针轻轻摇动的方法(图 2-24)。明代汪机在《针灸问对》中有"摇以行气"的记载。其法有二:一是直立针身而摇,以加强得气的感应;二是卧倒针身而摇,使经气向一定方向传导。

5. 弩法 弩法是将右手食指或中指在针体上如扣弩机之状,使针身弯曲,从而使针尖向前或向后的手法。本法要在针刺得气基础上施行,得气后将针稍提,用拇指、食指夹持针柄,中指侧压针身使针身弯曲成弩弓之状(图 2-25)。如欲针感向上扩散,可将针体向后按;如欲针感向下扩散,可将针体向前按。弩法有守气、行气的作用。

6. 搓法 搓法是将针刺入后,向一个方向搓捻,如搓线之状,故名搓法。由食指末节横纹开始,用拇指如搓棉线样向前搓动至食指端,以针下沉紧有被肌肉缠着感为度(图 2-26)。搓,如搓线状将针柄朝一个方向捻转 2~4 周,以使肌纤维适度地缠绕针体,利用其牵拉作用,激发经气,加强针感,具有守气、行气作用。《针经指南》说:"搓者,凡令人觉热向外卧针,似搓线之貌,勿转太紧。治寒而里卧针,依前转法,以为搓也"。

笔记

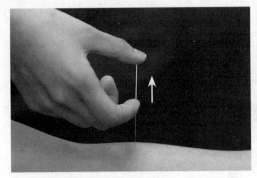

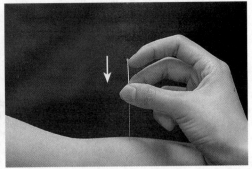

图 2-23　刮法

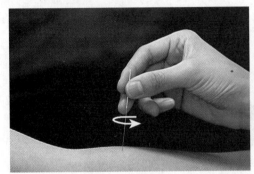

图 2-24　摇法

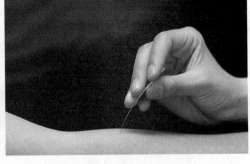

图 2-25　弩法

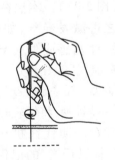

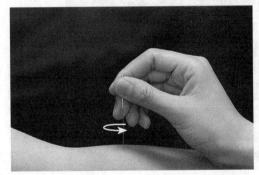

图 2-26　搓法

　　7. 飞法　针后不得气或得气较弱者,用右手拇、食指执持针柄,细细捻搓数次,然后手指张开,一捻一放,反复数次,状如飞鸟展翅(图 2-27),故称飞法。《医学入门》载:"以大指次指捻针,连搓三下,如手颤之状,谓之飞"。飞法的作用在于催气、行气,并使针刺感应增强。

　　8. 震颤法　震颤法是在针刺入一定深度后,右手持针柄,用小幅度、快频率的提插、捻转手法,使针身轻微震颤的方法(图 2-28)。本法可促使针下得气,增强针刺感应。

　　促使毫针得气的手法以提插、捻转为基本操作方法,并可根据临证情况,选用其他手法。如循法不直接作用于针体,可用于眼区等不适宜采用运动针体的腧穴;刮法、弹

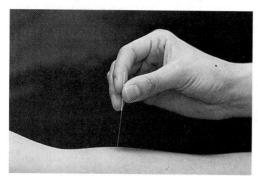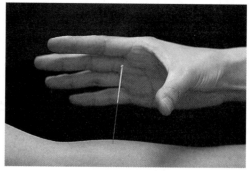

图 2-27　飞法

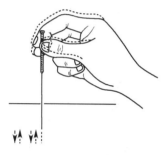

图 2-28　震颤法

法,可应用于一些不宜施行大角度捻转的腧穴;飞法可应用于某些肌肉丰厚部位的腧穴;摇法、震颤法可用于较为浅表部位的腧穴。通过行针手法的施用,主要促使针后气至或加强针刺感应。

（三）行气法

所谓行气是在进针得气后促使经气沿经络循行路线传导至远端病所的方法,也称气至病所或循经感传。行气法中常用的有循摄法、逼针法、推气法和按截法。循摄法,即顺着经脉循行方向上下往来轻柔循摄;逼针法,即将针尖于得气之处,按住不动,使经气上行时针尖略朝向上方,使经气下行时针尖略朝向下方;推气法,即用拇指、食指将针由得气处轻轻提起,使针尖朝向需行气的方向,拇指向前均匀而有力地推捻针柄;按截法,即用右手握住针柄,左手按压针穴的上方,施以捻转、提插等行针手法,使经气下行,或按住针穴下方,使经气上行。此外,行气法还包括"龙虎龟凤"飞经走气四法。

飞经走气法,首载于《金针赋》:"若夫过关过节催运气,以飞经走气,其法有四"。包括青龙摆尾、白虎摇头、苍龟探穴、赤凤迎源四法,均属"通经接气大段之法"。"若关节阻涩,气不过者",可起"过关过节催运气"的作用。适用于经络气血壅滞之证,或用于在关节附近针刺而不得气者,作为通经接气的行气手法,以促使针感通经过关而达病所。

1. 青龙摆尾　《金针赋》曰:"青龙摆尾,如扶船舵,不进不退,一左一右,慢慢拨动。"针法是:斜向浅刺,或先深后浅,针尖刺向病所,然后将针柄缓缓摆动,好像手扶船舵或左或右以正航向一样,可推动经气的运行(图 2-29)。本法在《针灸大成·三衢杨氏补泻》中又称"苍龙摆尾",主要用于浅层行气。

2. 白虎摇头　《金针赋》曰:"白虎摇头,似手摇铃,退方进圆,兼之左右,摇而振之。"方,指提插;圆,指捻转。针法是:将针捻入,并用中指拨动针体使针左右摇动,再予上提,同时进行摇振,有如甩手摇铃一般,可以推动经气(图 2-30)。主要用于深层行气。

3. 苍龟探穴　《金针赋》曰:"苍龟探穴,如入土之象,一退三进,钻剔四方。"针法是:将针刺入穴位后,先退至浅层,然后更换针尖方向,上下左右多向透刺;向每一方向针刺,都可分天、人、地三部徐徐而行,逐渐加深,待探得恰当针感后,则一次退至腧穴

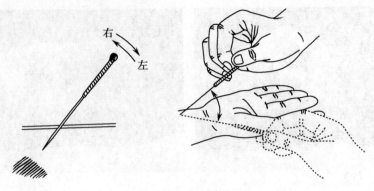

图 2-29　青龙摆尾

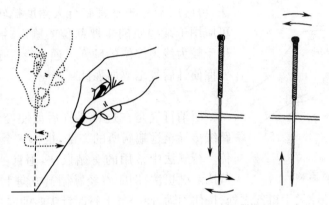

图 2-30　白虎摇头

浅层皮下,改换针向,依前法再施(图 2-31)。本法如龟入土探穴四方钻剔,有通行经气的作用。主要用于使经气向周围扩散的行气。

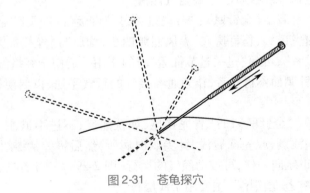

图 2-31　苍龟探穴

　　4. 赤凤迎源　《金针赋》曰:"赤凤迎源,展翅之仪,入针至地,提针至天,候针自摇,复进其元,上下左右,四周飞旋"。针法是:先将针刺入深层,得气后再上提至浅层,候针自摇(针下得气),再插入中层,然后用提插捻转,结合一捻一放,形如赤凤展翅飞旋(图 2-32),有通行经气的作用。主要用于需要刺激强度较大的行气。

笔记

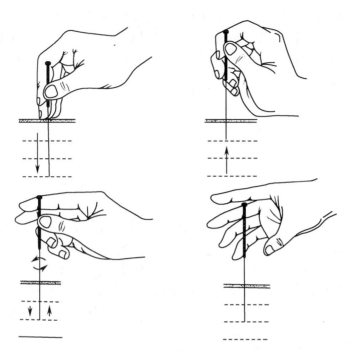

图 2-32　赤凤迎源

三、影响针刺得气的因素

一般情况下，毫针刺入腧穴后，运用一定的行针手法即能得气。如不得气或气至不够理想时，就要分析原因，针对有关影响得气的因素，采取相应方法，促使得气。影响针刺得气的因素很多，主要有以下几方面：

1. 患者功能状态　针刺得气与患者的精神状态、体质强弱和机体阴阳盛衰等情况密切相关。一般地说，新病、体形强壮、病证属实者，针后出现感应较快、较强；久病体衰、病证属虚者，针下出现感应较慢、较弱，甚或不得气。有些患者阳气偏盛、神气敏感，容易得气，并可出现循经感传。多数患者机体阴阳之气无明显偏颇，气血润泽通畅，脏腑功能较好，故针刺时感应既不迟钝，亦不过于敏感，得气适时而平和。如属阴气偏盛的患者，多需经过一定的行针过程方有感应，或出针后针感仍然明显存在等，因人而异。

2. 针刺手法　"中气穴，则针游于巷"（《灵枢·邪气脏腑病形》）。如取穴不准，操作不熟练，未能正确掌握好针刺的角度、方向、深度和强度，或施术时患者的体位和行针手法选用不当等，都是影响针刺不能得气或得气较慢、较弱的因素。若医者在施术时精神不集中、注意力分散，不能"治神"，也会影响针刺得气。

3. 环境因素　环境对于机体无时无刻不在发生影响。就气候而言，在晴天、气候较温暖时，针刺容易得气；而阴天、气候较寒冷时，针刺得气较慢或不易得气。如《素问·八正神明论》所说："天温日明，则人血淖液而卫气浮，故血易泻，气易行。天寒日阴，则人血凝泣而卫气沉……是以因天时而调血气也"。环境的因素很多，除气候的阴晴、冷热外，还有空气、光线、湿度、海拔高度、电磁、音响、气味、卫生等，都会对针刺得气产生直接或间接的影响。

在针刺不得气的情况下,除由于取穴不准,或因针刺角度、方向及深度有偏差,需加以纠正外,一般可以运用促使得气的方法,使其得气;对于正气虚弱的病人,应根据具体情况,在其他已经得气的腧穴上加强补的手法,或加以温灸、或加服药物以助得气。

第五节 针刺补泻与手法

一、针刺补泻

(一)针刺补泻的概念

针刺补泻,即针刺治疗中的补法与泻法。《灵枢·九针十二原》说:"虚实之要,九针最妙,补泻之时,以针为之。"《备急千金要方》指出:"凡用针之法,以补泻为先。"可见针刺补泻是针刺治病的一个重要环节,也是毫针刺法的核心内容之一。

针刺补泻是根据《灵枢·经脉》中"盛则泻之,虚则补之,热则疾之,寒则留之,陷下则灸之"这一针灸治病的基本理论原则而确立的两种不同的治疗方法。补法,泛指能鼓舞人体正气,使低下的功能恢复旺盛的方法;泻法,泛指能疏泄病邪,使亢进的功能恢复正常的方法。针刺补泻就是通过针刺腧穴,采用适当的手法激发经气以补益正气、疏泄病邪而调节人体脏腑经络功能,促使阴阳平衡而恢复健康的方法。

(二)针刺补泻依据

1. 辨别虚实

(1)证候虚实:临床施治前必须通过四诊合参对疾病证候作出正确的判断,辨明虚实,作为针刺补泻的依据。辨证是确立针刺或补或泻、或补泻兼施等首先应注意的问题。虚证虽有阴、阳、气、血不足之分,但皆为人体经络、脏腑、气血等功能虚惫,即正气不足所表现的证候。如临床常见的面色苍白或萎黄,精神萎靡,神疲乏力,心悸气短,形寒肢冷或五心烦热,自汗、盗汗,大便滑脱,小便失禁等均属此类。其病程多较长,体质多较衰弱。对此一般均宜采用补法,以激发经气,调整阴、阳、气、血不足,使之恢复正常的生理功能。实证则是由邪气过盛和人体功能反应过亢所反映出来的一类证候。由于实邪的性质和所在部位的不同,其表现各异,临床常见的发热、腹满、疼痛拒按、胸闷烦躁,甚则神昏谵语、呼吸喘粗、大便秘结、小便黄赤不利等,多属此类。其起病多较急骤,病程较短,体质多较健壮。对此均可采用泻法,以祛散其邪。对虚实不明显而表现为功能紊乱,即所谓"乱气"者,则应用平补平泻手法以调其气。

(2)脉象变化:在临床上,脉象的变化可以作为补泻的依据。《灵枢·经脉》说:"经脉者常不可见也,其虚实也,以气口知之。"《灵枢·终始》说:"脉实者,深刺之,以泄其气;脉虚者,浅刺之,使精气无得出,以养其脉。"《灵枢·小针解》:"所谓虚则实之者,气口虚而当补之也;满则泻之者,气口盛而当泻之也。"对于临床虚实症状难辨者,不论其病变部位、症状如何,都可以根据脉象的虚实、沉浮,作为判断病证虚实、确立针刺补泻的依据。凡寸口虚弱无力者,当用针刺补法;凡寸口强实有力者,当用针刺泻法。另外,在针刺得气运用补泻手法后,还应注意观察脉象的变化。针刺补泻后,如欲泻实,应使其脉象平复而无实象;如欲补虚,则应使其脉有力而无虚象。若脉仍有或虚或实之象,虽然已有针下气至或病势减轻,但病尚未得到根本治愈,机体仍处于正虚邪实的状态,须继续施用补泻。可见脉象是疾病证候的重要组成部分,应将脉象的虚实作为确定针刺补泻的依据。

（3）虚实夹杂:在临床上,虚与实往往不易截然分开,对虚实夹杂或虚实真假难辨者尤应注意,须在辨清其虚实多少,邪正缓急,找出病变的真正性质,分清疾病的标本主次之后,方能确定或泻或补,或先补后泻,或先泻后补,或补泻兼施等。单纯的虚或实的补与泻,较易掌握,如果发生了虚实相倾、阴阳相移的复杂情况,则又要遵循补泻之先后。《灵枢·终始》说:"阴盛而阳虚,先补其阳,后泻其阴而和之;阴虚而阳盛,先补其阴,后泻其阳而和之。"先扶其正气,后祛其邪气,是处理复杂情况的原则。

《灵枢·根结》说:"形气不足,病气不足,此阴阳气俱不足也,不可刺之,刺之则重不足,重不足则阴阳俱竭。"《灵枢·邪气脏腑病形》针对此提出:"阴阳气俱不足,勿取以针,而调以甘药。"运用针刺补泻治疗疾病是有一定范围的,在阴精阳气、形体气血俱虚的情况下,用针刺是不宜的,仍需用药物来治疗。

2. 审察经气

（1）审经气虚实:对于针刺补泻来说,尤须审察其经气的虚实变化情况,以及针刺穴位时指下的感觉。《灵枢·刺节真邪》说:"用针者,必先察其经络之实虚,切而循之,按而弹之,视其应动者,乃后取之而下之。"说明经气的虚实变化现象,可以从切循、按弹和针下感应而加以辨别。凡表现麻痹、厥冷、陷下、瘦弱,针下空虚和感觉迟钝等现象为虚;表现疼痛、红肿、硬结、肥大,针下紧涩和感觉过敏等现象为实。根据经气的虚实情况而施行补泻,直接关系到针刺手法的具体施行。

（2）察得气状况:临床应根据得气后针刺感应的情况决定补泻。针刺得气与否,是产生补泻作用最根本的先决条件。医者通过细心体察得气时针下的反应状态,可以了解病人体内邪正虚实的情况,适时地掌握补泻时机,作为针刺补泻的依据。《灵枢·终始》说:"邪气来也紧而疾,谷气来也徐而和。"在临床行针得气时,凡针下得气徐缓,如鱼吞钩或沉或浮,充实微紧,病人自觉针感柔和舒适者,乃是谷气至,此时应慎守之而勿失。凡针下沉紧、牢实,行针涩滞不利,病人自觉针感强烈难耐者,为邪气盛。实者泻之,宜采用针刺泻法,以泻其实,使针下徐和。凡针下虚滑无力,如插豆腐样空虚,经应用行针等手法后,病人仍是针感慢迟或无针感者,为正气虚衰。虚者补之,应采用针刺补法,或留针候气,使针下徐和有力。

在应用针刺补泻手法后,还可以通过针下得气及病人主诉测知补泻疗效的好坏。如补虚者针感由弱转强,由小渐大,针下感觉充实,有时或有热感;泻实者针感由盛转衰,针下再无强紧等感觉,有时或有凉感等。均说明补泻手法适宜,达到了补虚泻实的治疗作用。

二、针刺补泻手法

（一）单式补泻手法

历代针灸医家在长期的医疗实践中,创造和总结了许多针刺补泻的手法。从《黄帝内经》时期至后世各家,针刺补泻手法经历了由简单到复杂的发展、演变过程。现存的古代补泻手法名目繁多,内容也较为繁杂。一般根据其手法操作式的简、繁不同等特点,可将针刺补泻手法分为单式补泻手法和复式补泻手法两大类。临床较为常用的单式补泻手法又分为基本补泻手法和其他补泻手法。

1. 基本补泻手法

（1）提插补泻法：主要是根据针体在穴位内提、插手法轻重来区分补泻的针刺手法。具体操作须在进针得气后进行。

补法：在得气处，做先浅后深、重插轻提的手法，即紧按慢提，针下插时用力宜重，针上提时用力宜轻。如此反复操作即为提插补法（图2-33）。手法重在下插。

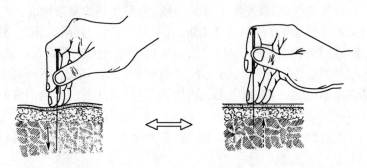

图2-33　提插补法

泻法：在得气处，做先深后浅、重提轻插的手法，即紧提慢按，针下插时用力宜轻，针上提用力宜重。如此反复操作即为提插泻法（图2-34）。手法重在上提。

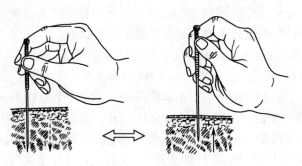

图2-34　提插泻法

（2）捻转补泻法：主要是根据针体在穴位内捻转的方向、用力的轻重来区分补泻的手法。具体操作须在进针得气后进行。

补法：在针下得气处拇食指捻转针柄，拇指向前食指向后时用力重，指力沉落向下；拇指向后食指向前还原时用力较轻，此为左转，如此反复操作即为捻转补法（图2-35）。手法重在拇指向前用力。

泻法：在针下得气处拇食指捻转针柄，拇指向后食指向前时用力重，指力浮起向上；拇指向前食指向后还原时用力较轻，此为右转，如此反复操作即为捻转泻法（图2-36）。手法重在拇指向后用力。

2. 其他补泻手法

（1）疾徐补泻法：疾，是快速之意；徐，是缓慢之意。疾徐补泻，是指针体在穴内，依据腧穴的深浅、进内与退外动作的快慢，以及出针与按穴动作的快慢，以区分补泻的针刺手法。体现于整个针刺补泻操作过程中的速度与时间，不单指进、出针时。

补法：进针时将针缓慢刺入。再将针缓慢地向内推进到一定深度，或分层而进；退

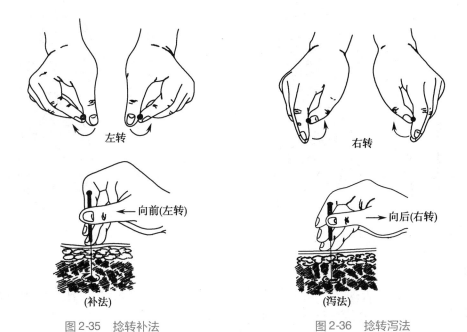

图 2-35　捻转补法　　　　　　　　　图 2-36　捻转泻法

针快速,或一次即将针由深层退至皮下,反复操作。出针时,快速拔出(图 2-37)。手法重在徐入。

泻法:进针时将针快速刺入。再疾速插入深层,或一次即将针由浅层插入深层;缓慢退针至皮下,或分层而退,反复操作。出针时,缓慢出针(图 2-38)。手法重在徐出。

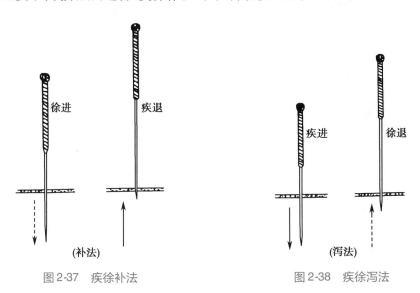

图 2-37　疾徐补法　　　　　　　　　图 2-38　疾徐泻法

(2) 呼吸补泻法:是指在用针刺手法时,配合患者的呼吸以区分补泻的方法。属于辅助、从属的方法,必须结合基本补泻手法同用。

补法:在病人呼气时进针、插针,吸气时提针、出针(图 2-39)。可嘱病人采用鼻吸口呼法。

泻法:在病人吸气时进针、插针,呼气时提针、出针(图 2-40)。可嘱病人采用口吸

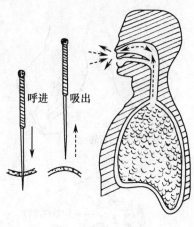

图 2-39 呼吸补法

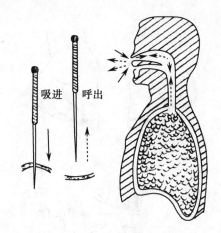

图 2-40 呼吸泻法

鼻呼法。

（3）开阖补泻法：是指出针时是否配合按闭针孔以区分补泻的方法。属于辅助、从属的方法，必须结合基本补泻手法同用。

补法：缓慢出针，快速按压针孔，用押手按揉针孔片刻（图 2-41）。

泻法：疾速出针，出针时摇大针孔，出针后不按压针孔（图 2-42）。

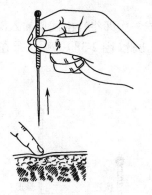

图 2-41 开阖补法

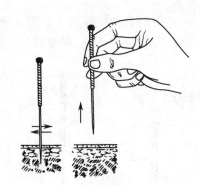

图 2-42 开阖泻法

（4）迎随补泻法：主要根据进针方向与经脉循行方向的顺逆来区分补泻的针刺方法，也有根据选穴针刺顺序是否与经络循行方向一致与否来区分的。

补法：进针时针尖的朝向与经脉的循行一致，即顺经而刺（图 2-43）。

泻法：进针时针尖的朝向与经脉的循行相逆，即逆经而刺（图 2-43）。

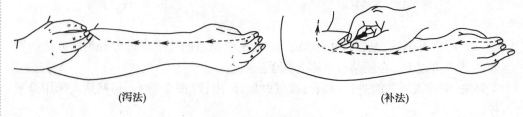

（泻法）　　　　　　　　　　（补法）

图 2-43 迎随补泻法

（二）复式补泻手法

1. 烧山火法 该法是一种热补法,是由多种单式补法如呼吸、疾徐、提插、开阖等组成,以针下产生热感为效应指标。通过施行手法,使机体阳气渐隆,热感渐生,阴寒自除,起到补虚的作用。

源于《黄帝内经》"针下热"的学术思想,其后元代窦默《针经指南》提出"寒热补泻法",明代泉石心《金针赋》明确提出"烧山火,治顽麻冷痹,先浅后深,用九阳而三进三退,慢提紧按,热至,紧闭插针,除寒之有准……"其后明代杨继洲《针灸大成·三衢杨氏补泻》复提出了:"烧山火能除寒,三进一退热涌涌,鼻吸气一口,呵五口……凡用针之时,须捻运入五分之中,行九阳之数……若得气……渐渐运入一寸之内,三出三入,慢提紧按,若觉针头沉紧,其针插之时,热气复生,冷气自除,未效,依前法再施也。"

（1）操作方法:将所刺腧穴的深度分作浅、中、深三层(天、人、地3部)。①进针时,医者重用指切押手。②令病人自然地鼻吸口呼,随其呼气时,将针刺入浅层(天部)得气。③得气后,重插轻提,连续重复9次(行九阳数)。④再将针刺入中层(人部),重插轻提,连续重复9次(行九阳数)。⑤其后将针刺入深层(地部),重插轻提,连续重复9次(行九阳数)。此时,如果针下产生热感,少待片刻。⑥随病人吸气时将针1次提到浅层,此为一度。如针下未产生热感可随病人呼气时,再施前法,一般不过3度。⑦手法操作完毕后,留针15~20分钟,待针下松弛时,候病人吸气时将针快速拔出,疾按针孔(图2-44)。

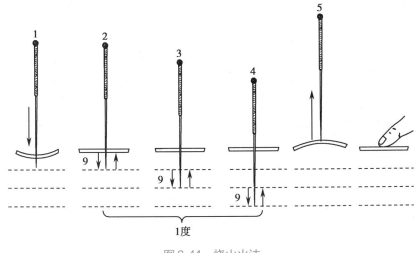

图2-44 烧山火法

（2）临床应用:临床适用于脾肾阳虚、沉寒痼结、阳气衰微等所致的中风脱证、瘫痪、痿证、寒湿痹证、腹痛、腹泻、阳痿、遗精、内脏下陷等虚寒证。

（3）注意事项:①烧山火手法一般选用肌肉丰厚处的腧穴。四肢末端或肌肉浅薄处,或有重要脏器、器官、血管、肌腱部位的腧穴则不宜采用此法。②分层要清晰,可通过留在体外针体的长度来判断刺入的深度和层次。③分层手法的操作,可用捻转补法代替提插补法。④当热感在天部或人部出现时(病人自觉皮肤发热或出汗),即不必做完全程,应结束操作。施术适可而止,不可强求热感。一般情况下操作3度即可

笔记

停止。⑤施术时,术者和患者均应保持安静,注意力集中,细心体会针感。术者不宜暗示病人。

2. 透天凉法 该法是一种凉泻法,是由多种单式泻法如呼吸、疾徐、提插、开阖等组成,以针下产生凉感为效应指标。通过施行手法,使体内阴气渐隆,凉感渐生,邪热得消,而起到泻实的作用。

此法源于《黄帝内经》"针下寒"的学术思想,其后元代窦默《针经指南》提出"寒热补泻法",明代泉石心《金针赋》明确提出:"透天凉,治肌热骨蒸,先深后浅,用六阴而三出三入,紧提慢按,寒至徐徐举针,退热之可凭。"其后明代杨继洲《针灸大成·三衢杨氏补泻》复提出了"透天凉能除热,三退一进冷冰冰,口吸气一口,鼻出五口……凡用针时,进一寸内,行六阴之数……若得气,便退而伸之,退至五分之中,三入三出,紧提慢按,觉针头沉紧,徐徐举之,则凉气自生,热病自除。如不效,依前法再施。"

(1)操作方法:将所刺腧穴分作浅、中、深三层(又称天、人、地三部)。①在进针时,医者轻用押手。②令病人自然地鼻呼口吸,随其吸气将针刺入深层(地部)得气。③得气后,轻插重提,如此6次(行六阴数)。④再将针提至中层(人部),轻插重提,如此6次(行六阴数)。⑤再将针提至浅层(天部),轻插重提,如此6次(行六阴数)。此时,针下产生凉感,称为1度。如果针下未出现凉感,可将针1次下插至深部,再施前法。但一般不超过3度。凉感不论在地部、人部或天部出现,可停止手法操作。⑥手法操作结束后,可随病人呼气将针缓慢拔出,不按针孔或缓按针孔(图2-45)。

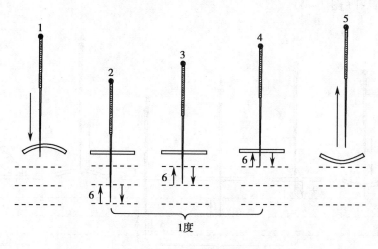

图2-45 透天凉法

(2)临床应用:临床适用于实热火邪、痰热内盛所致的中风闭证、癫狂、热痹、痈肿、丹毒、咽喉肿痛、齿痛、口臭、聍耳、腹痛、痢疾、高热等实热证。《金针赋》载:"透天凉,治肌热骨蒸。"

(3)注意事项:①透天凉手法一般选用肌肉丰厚处的腧穴。四肢末端或肌肉浅薄处,或有重要脏器、器官、血管、肌腱部位的腧穴则不宜采用此法。②分层要清晰,可通过留在体外针体的长度来判断刺入的深度和层次。③分层手法操作,可用捻转泻法代替提插泻法。④当凉感在地部或人部出现时(病人自感皮肤发凉或全身凉爽),即不必做完全程,应结束操作。施术适可而止,不可强求凉感。一般情况下操作3度即可停止。⑤施术时,术者和患者均应保持安静,注意力集中,细心体会针感。术者不宜暗示病人。

3. 阳中隐阴法　属于补泻兼施的手法,为先补后泻法,即先在浅层行补法,再在深层行泻法。

《金针赋》说:"阳中隐阴,先寒后热。浅而深,以九六之法,则先补后泻也。",《针灸大成》说:"阳中隐阴,能治先寒后热,浅而深。凡用针之时,先运入五分,乃行九阳之数,如觉微热,便运一寸之内,却行六阴之数,以得气,此乃阳中隐阴,可治先寒后热之症,先补后泻也。"

（1）操作方法:视穴位的可刺深度将所刺腧穴分为浅、深2层。①押手指切缓慢进针;②将针刺入浅层,行基本手法得气;③得气后,行提插补法或捻转补法9次;④将针刺入深层,行基本手法得气;⑤得气后,行提插泻法或捻转泻法6次;⑥手法结束后,按常规出针(图2-46)。

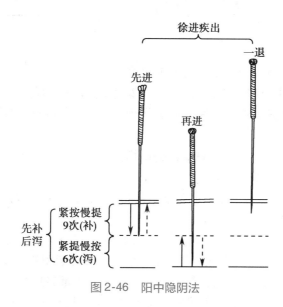

图2-46　阳中隐阴法

（2）临床应用:用于治疗先寒后热证。

（3）注意事项:分清层次与补泻次序。

4. 阴中隐阳法　该法也是补泻兼施的手法,为先泻后补法,即先在深层行泻法,再在浅层行补法。

《金针赋》说:"阴中隐阳,先热后寒。深而浅,以六九之法,则先泻后补也。"《针灸大成》说:"阴中隐阳,能治先热后寒,深而浅。凡用针之时,先运一寸,乃行六阴之数,如觉病微凉,即退至五分之中,却行九阳之数,以得气,此乃阴中隐阳,可治先热后寒之症,先泻后补也"。

（1）操作方法:视穴位的可刺深度将所刺腧穴分为浅、深2层。①押手指切快速进针;②将针刺入深层,行基本手法得气;③得气后,行提插泻法或捻转泻法6次;④将针提至0.5寸处(浅层),行基本手法得气;⑤得气后,行提插补法或捻转补法9次;⑥手法结束后,按常规缓慢出针(图2-47)。

（2）临床应用:用于治疗先热后寒证。

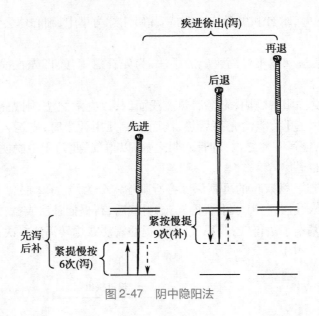

图2-47　阴中隐阳法

（3）注意事项：首先分清层次与补泻次序。

阳中隐阴与阴中隐阳二法宜在得气的基础上施术，亦可结合捻转补泻法，其六、九之数可视为六、九及其倍数。二法均属补泻兼施法，除寒热病之外，还可治虚实夹杂之证。

5. 子午捣臼法　子午指左右捻转，捣臼指上下提插。子午捣臼法是一种捻转、提插补泻相结合的针刺手法。

《金针赋》指出："子午捣臼，水蛊膈气。落穴之后，调气均匀，针行上下，九入六出，左右转之，千遭自平。"

（1）操作方法：将所刺腧穴分作浅、中、深3层（又称天、人、地3部）。①针刺得气后，先浅后深，先在天部做紧按慢提结合行针左转，行老阳数。②次将针插入人部，做紧按慢提结合行针左转，行老阳数。③再将针插入地部，做紧按慢提结合行针左转，行老阳数，此为"三进"，为补。④然后由深至浅，将针提至人部做紧提慢按结合行针右转，行老阴数。⑤最后将针退至天部，做紧提慢按结合行针右转，行老阴数，此为"二退"，为泻。三进二退，谓之1度。反复施术3度，即所谓"九入六出"（图2-48）。

（2）临床应用：本法调理阴阳之气，补泻兼施，利水消肿，适用于水肿、气胀等顽固性病症。

（3）注意事项：子午捣臼法是捻转、提插和徐疾三法的复式运针手法。整个操作过程在边提插、边捻转中完成，它的刺激强度远较单纯的提插法或捻转法为强。

6. 龙虎交战法　龙指左转，虎指右转，左转右转反复交替进行称"交战"。龙虎交战法指通过左右反复交替捻转以镇痛的针刺手法。

《金针赋》说："龙虎交战，左捻九而右

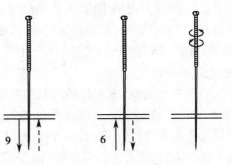

图2-48　子午捣臼法

捻六,是往痛之针。"《针灸大成》指出:"龙虎交战手法,三部俱一补一泻……凡用针时,先行左龙则左拈,凡得九数,阳奇零也。却行右虎则右拈,凡得六数,阴偶对也。乃先龙后虎而战之,以得气补之,故阳中隐阴,阴中隐阳,左捻九而右捻六,是亦往痛之针,乃得反复之道,号曰龙虎交战,以得邪尽,方知其所,此乃进退阴阳也。"

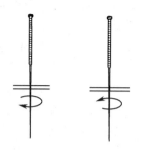

（1）操作方法:①进针至适当深度,行基本手法得气;②先左转为主,即大指向前用力捻转 9 次;再右转为主,即大指向后用力捻转 6 次(图 2-49)。如此反复施行多次,亦可分浅、中、深 3 层重复进行。

（2）临床应用:本法可疏通经络气血,以住疼移痛。临床多用于各种疼痛,如风寒痹痛症、胃火牙痛、胃痛、头痛等,也用于疟疾的寒热往来之证。

图 2-49 龙虎交战法

（3）注意事项:本法属于强刺激的手法,左右捻转角度大,得气感应较强,体质比较虚弱者应考虑不用或少用。医者手法要求熟练。

（三）平补平泻手法

针刺得气后,施行均匀、平和的行针动作即为平补平泻手法。《灵枢·五乱》说:"徐入徐出,谓之导气,补泻无形,谓之同精,是非有余不足也"。

1. 操作方法　进针至穴位一定深度,用缓慢的速度,均匀平和用力,边捻转、边提插,上提与下插、左转与右转的用力、幅度、频率相等,并注意捻转角度要在 90°～180°之间,提插幅度尽量要小(图 2-50),从而使针下得气,留针 20～30 分钟,再缓慢平和地将针渐渐退出。

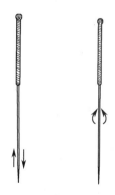

图 2-50 平补平泻手法

2. 临床应用　平补平泻法适用于虚实夹杂及虚实不太明显的病证,已成为目前临床普遍应用的针刺手法。临床上平补平泻法对许多药物已成瘾的患者,或因药物而产生很大毒副作用却不能停用的患者,以及美容、戒断综合征、疲劳综合征等均可产生很好的疗效。平补平泻法以"适宜的刺激"来提高机体的免疫力,保证身体处于最佳状态,既是一种治病方法,也是一种保健方法。对于现代的"亚健康"状态来说,有很好的应用前景。

3. 注意事项　现在临床的平补平泻手法大多是根据现代神经生理学观点来解释其应用原理的,多取中等强度的刺激量,刺激强度要防止太过易伤正、不足则留邪之弊也,以针下气至,切中病机为要。

三、影响针刺补泻效应的因素

针刺补泻效应的产生,主要取决于以下 3 个方面的因素:

（一）机体所处功能状态

机体所处的功能状态,是产生针刺补泻效应的基础。机体在不同的病理状态下,针刺可以产生不同的调整作用,呈现出不同的补泻效应。当机体处于虚惫状态而呈虚证时,针刺可以起到扶正补虚的作用;若机体处于虚脱状态时,针刺还可以起到回阳固

笔记

脱的作用;当机体处于邪盛状态而呈实热、邪闭的实证时,针刺可以起到清热启闭、祛邪泻实的作用。例如,胃肠功能亢进而痉挛疼痛时,其证属实,针刺可以解痉止痛;胃肠功能抑制而蠕动缓慢、腹胀纳呆,呈虚证时,针刺可以加强胃肠蠕动,提高消化功能,消除腹胀,增进食欲。大量的临床实践和实验研究表明,有别于药物治疗,针刺疗法总体上属于调节手段,因此机体所处的功能状态,是产生针刺补泻效应的内在因素。

（二）腧穴作用相对特异性

腧穴作用的相对特异性,是产生针刺补泻效应的重要条件。有些穴位能鼓舞人体正气,促进功能旺盛,具有强壮作用,适宜于补虚益损,如气海、关元、命门、膏肓、足三里、中脘及背俞穴、原穴等。有些穴位能疏泄病邪,抑制亢进的功能,具有祛邪泻实作用,适宜于实证,如人中、委中、十宣、八风、八邪及井穴、荥穴、郄穴等。当施行针刺补泻时,应结合腧穴作用的相对特异性,以便取得较好的针刺补泻效果。

（三）针刺补泻手法

针对机体不同的虚实状态,采用相应的针刺补泻手法,是获得补虚泻实效果的关键。临床观察和实验研究结果表明,针刺补泻手法作用于机体时,可以产生"补"和"泻"所特有的规律性效应,是产生补泻效果、促使机体内在因素转化的主要手段。上述各种单式、复式补泻手法,就是古今针灸医家在长期的医疗实践中创造和总结出来的。因此,要想获得满意的补泻效果,其施术手法至关重要,必须恰当施用。

第六节　分部腧穴刺法

一、头面颈项部

（一）头部腧穴

1. 针刺方法　头发覆盖部位(项部除外)的腧穴,可直刺0.1~0.2寸。因穴下皮薄肉少,大多用横刺法,0.5~0.8寸。

2. 操作要领　针刺宜快速刺入头皮下,使针尖抵达帽状腱膜下层,手法以捻转行针为主。

3. 注意事项　出针后需用消毒干棉球沿针刺方向按压针孔片刻,以防出血。囟会穴,小儿囟门未闭时禁刺,《针灸聚英》说:"八岁以下不得针,缘囟门未合,刺之恐伤其骨,令人夭。"

（二）眼部腧穴

1. 针刺方法　承泣、睛明、球后等穴,进针前嘱患者闭目,医者左手轻推眼球向外向上侧固定,以充分暴露针刺部位;进针时右手缓慢进针,紧靠眶缘直刺0.5~1寸;进针后,一般不提插不捻转;出针后,用消毒干棉球压迫针孔2~3分钟。

2. 操作要领　固定患者眼球;医者缓慢进针,轻巧针刺,掌握好进针深度;一般不做提插捻转等手法,出针必须按压针孔。

3. 注意事项　因眼区穴位皮下组织内血管丰富,组织疏松,使血管移动性大,腧穴又位于眼球周围,故针刺最深不可超过1.5寸,深刺还可以累及视神经,针刺眼区穴时,如进针过快,进针后提插捻转,则易刺伤血管,引起局部不同程度的皮下出血,局部呈青紫色。如出现上述现象,应先冷敷止血,24小时后再改用热敷,以促进瘀血的吸收。

如果进针时未固定眼球,或进针过于贴近眼球,则易刺中眼球。眼区穴针尖刺过皮肤、眼睑后,针下有空松感。如针下有滞针感,则是刺中眼球壁外层十分坚韧的巩膜表层,此时应立即退针。

眼区穴位针刺越深,手法越重,其危险性就越大,如果进针超过1.5寸,则有可能累及视神经,病人主诉眼内火光闪发、头痛、头晕,甚而可有恶心、呕吐等。此时应立即出针,对症处理。若继续深刺,则针尖透过眶上裂至海绵窦,造成颅内出血,引起剧烈头痛、恶心、呕吐,以致休克、死亡。

眼区腧穴禁灸。

（三）耳部腧穴

1. 针刺方法　耳周腧穴均直刺0.5~1寸;耳穴一般刺入皮肤2~3分即可。

2. 操作要领　耳周的耳门、听宫、听会三穴,针刺时均须张口,针尖由前外向后内刺入0.5~1寸,留针时再将口慢慢闭上。耳后的完骨穴,斜刺0.5~0.8寸;翳风穴直刺0.8~1寸,或从后外向内下方刺0.5~1寸。

3. 注意事项　翳风穴深部正当面神经从颅骨穿出处,故进针不宜过深,以免损伤面神经。尤其是面瘫初期,针刺手法不宜过强。

因耳郭暴露在外,表面凹凸不平,结构特殊,针刺前必须严格消毒。湿疹、溃疡、冻伤和炎症部位禁针。针刺后如针孔发红、肿胀应及时涂2%碘酒,并服用消炎药,以防止化脓性耳软骨膜炎的发生。

（四）面部腧穴

1. 针刺方法　直刺或斜刺0.3~0.8寸。

2. 操作要领　四白穴,直刺0.3~0.5寸或向外上方斜刺0.5寸进入眶下孔,手法轻柔,不宜大幅度提插捻转;地仓穴直刺或斜刺0.3~0.8寸,也可向迎香、颊车穴透刺1~2寸;大迎穴直刺0.3~0.5寸或向地仓方向斜刺。

3. 注意事项　四白穴正对眶下孔,为眶下动脉穿出眶下管处,若针刺过深即直入眶下管,眶下动静脉在管内不易移动,极易刺伤,造成出血。正如《铜人腧穴针灸图经》所云:"凡用针稳审方得下针,若针深即令人目乌色。"所以此穴不可深刺,出针后亦需按压针孔,防止出血。大迎穴针刺时要避开面动脉,以免出血。

（五）项部腧穴

1. 针刺方法　一般均向下方斜刺0.5~1寸。

2. 操作要领　操作时让患者采取俯伏坐位,头微前倾,项肌放松。哑门、风府两穴向下颌方向缓慢刺入0.5~1寸;风池穴向鼻尖方向斜刺0.8~1.2寸或向风府穴透刺。

3. 注意事项

（1）哑门、风府两穴针刺不可过深,切忌超过1.5寸或向上斜刺,否则针可以通过寰枕后膜、硬脊膜等深层结构而刺伤延髓。当针至寰枕后膜时,可有阻力增大的感觉;当针进入蛛网膜下腔时,则有突破感;当针进入延髓时,针下为松软感,同时患者有全身触电感,并恐慌惊叫,精神异常。轻者可伴有头项强痛、头晕、眼花、心慌、出汗、呕吐等症。如不及时处理,可出现呼吸困难,继而昏迷,此种现象一般为延髓出血。所以,千万不能向上方斜刺,以免误入枕骨大孔,损伤延髓。

（2）风池穴,深部是寰枕关节,关节囊比较松弛。在关节囊的内侧是延髓的起始部,关节囊的外侧有椎动脉通过。延髓与椎动脉距皮肤一般为 1.5 寸以上,所以针刺深度以不超过 1.2 寸较为安全。进针方向、角度稍偏,就可能造成不良后果。为安全考虑,可向鼻尖方向缓慢刺入 0.5 ~ 1 寸。因为当针向鼻尖方向进入时,针尖通过皮肤、皮下组织、肌层,到达寰椎横突,此方向则可避免与延髓下段所在部位相对应,而不致发生意外。

（六）颈部腧穴

1. 针刺方法　一般避开颈动脉缓慢刺入 0.3 ~ 0.8 寸。

2. 操作要领　天突穴,针刺时应先直刺 0.2 ~ 0.3 寸,再将针尖转向下方,沿胸骨柄后缘、气管前缘缓慢刺入 0.5 ~ 1 寸。人迎穴,针刺前,用左手按住搏动的颈总动脉;进针时,在指尖的引导下,于动脉内侧缓慢刺入 0.2 ~ 0.5 寸,最深可达 1 寸。

3. 注意事项

（1）天突穴,若直刺过深,可刺中气管;若未贴胸骨柄后缘向下刺入,可刺中气管和主动脉弓等大血管;向两侧偏离可刺中肺脏。在针刺过程中,若针下坚韧而有弹性,病人感觉喉中作痒,此时已刺中气管;如病人出现剧烈咳嗽或咳血痰,则已刺破血管;如针下柔软而有弹性,搏动明显,说明已刺中主动脉弓等大血管。出现上述情况,应立即退针。如针后患者有逐渐加重的呼吸困难,应怀疑气胸,按气胸处理。

（2）人迎穴深部偏外有颈总动脉、颈内静脉、迷走神经。如针刺时针感黏滞,针下有明显的搏动感,则刺中了颈总动脉。由于血管壁较坚韧,一般不致造成出血。如进针过快,刺激过强,则可刺破动脉导致出血。故进针时务必注意针感,避开动脉。若进针过于偏外,则可刺穿颈内静脉而刺中迷走神经。当其受到刺激时,可严重抑制心脏活动,使心率减慢,冠状血管收缩,病人自觉心悸、胸闷、面色苍白等,常可导致严重后果,以致危及生命。正如《针灸甲乙经》所说"过深不幸杀人"。因此,针刺人迎穴时要做到缓慢、轻刺,进针切不可偏外、过深,以及手法过重。

二、胸腹部

（一）胸胁部腧穴

1. 针刺方法　胸部穴一般宜平刺 0.5 ~ 0.8 寸,胁部穴宜平刺或斜刺 0.5 ~ 0.8 寸。可沿肋间隙刺入。

2. 操作要领　膻中:向下平刺 0.5 ~ 1 寸,治乳疾向乳头方向平刺。期门、日月:沿肋间隙平刺或斜刺 0.5 ~ 0.8 寸。章门、京门:向下斜刺 0.5 ~ 0.8 寸。

3. 注意事项　任脉上的腧穴,因穴位下是胸骨,所以只能平刺。乳中穴不针不灸,仅作为定位标志。胸部其他腧穴因内有心、肺等重要脏器。针刺时针身与皮肤的夹角以小于 25° 为安全,否则不论向任何方向刺都有刺伤心、肺的可能性。位于肋间隙中的腧穴,一般沿肋骨间隙向外斜刺或平刺,但乳根穴要向上方斜刺。胁部内有肝脾等脏器,故章门、京门等穴不宜深刺、直刺,尤其不可向上斜刺,肝脾肿大者更应注意。

（二）腹部腧穴

1. 针刺方法　腹部腧穴大多可直刺 0.5 ~ 1.5 寸。

2. 操作要领　鸠尾:宜向下斜刺 0.5 ~ 0.8 寸。中脘、梁门、天枢、关元、气海等穴直刺 0.5 ~ 1.5 寸。

3. 注意事项

（1）上腹部近胸部的腧穴不宜深刺,若深刺则针可进入腹膜腔而刺中胃;若深刺加大幅度提插捻转,则可能将胃内容物带入腹腔,引发腹膜炎;胃充盈时更应禁针。若针尖向上深刺,则有可能刺伤肝前缘,引起肝出血。如鸠尾穴正对腹腔内的肝脏,上方则隔着膈肌正对胸腔内的心脏,针刺时除不宜深刺以防刺伤肝脏外,也不可向上斜刺,否则易刺入胸腔,损伤心脏而发生意外。

神阙穴因消毒不便,所以多用隔盐灸、艾卷灸或穴位贴敷等。但采用穴位贴敷时一般不可使用刺激性较大的药物。

（2）下腹部腧穴,孕妇禁用或慎用。正常情况下,肠道通过蠕动可自动避让异物。但肠梗阻等肠蠕动减弱或消失的患者,其避让功能随之消失,此时下腹部诸穴进针宜缓慢,不可大幅度提插捻转,防止刺破肠壁。正常成人的膀胱位于小骨盆的前部,其前方是耻骨联合。膀胱空虚时,膀胱尖不超过耻骨联合上缘;当膀胱充盈时,膀胱尖高出耻骨联合以上。因此,针刺脐下曲骨、中极、横骨、关元等下腹部腧穴,均应先排空小便,以防刺伤膀胱;否则,不宜直刺。

三、背腰骶部

（一）背部腧穴

1. 针刺方法　俯伏卧位或正坐体位,督脉腧穴向上斜刺 0.5～1 寸;膀胱经腧穴一般向内侧斜刺或平刺 0.5～0.8 寸。

2. 操作要领　督脉腧穴:因胸椎棘突彼此叠掩,呈覆瓦状,故位于胸椎棘突下应向上斜刺;针刺深度均为 0.5～1 寸。膀胱经腧穴,第 1 侧线腧穴宜向内斜刺 0.5～0.8寸,第二侧线腧穴宜向外斜刺 0.5～0.8 寸。

3. 注意事项　督脉腧穴针刺时,针尖通过皮肤后,针下比较轻松,到达棘间韧带后,针尖下的阻力增大;针尖穿过黄韧带进入椎管后,阻力突然消失而出现明显的落空感,此时应立即停止进针,否则可伤及脊髓。膀胱经腧穴因背两侧深部有肺脏,故不可直刺、深刺,以针身与皮肤夹角小于 25° 为安全。

（二）腰部腧穴

1. 针刺方法　患者俯伏卧位。督脉穴:直刺或向上斜刺 0.5～1 寸;膀胱经穴:直刺 0.5～1 寸。

2. 操作要领　腰椎棘突呈垂直板状,几乎水平地凸向后方,故位于腰椎棘突下的督脉腧穴直刺即可。

3. 注意事项　因脊髓圆锥下端平齐第 1 腰椎体下端,故悬枢穴不宜深刺;命门穴也不可向上斜刺过深,以免刺伤脊髓。第 12 胸椎至第 2 腰椎脊柱两侧的腧穴,如胃俞、三焦俞、肾俞、志室等,不可深刺或向外侧深刺,以防刺穿腹腔后壁而损伤肾脏。

（三）骶部腧穴

1. 针刺方法　骶部腧穴均直刺 1 寸左右。

2. 操作要领　八髎穴位置与骶后孔相应,因第 1 骶后孔并非直对体表,而是稍向内下方偏斜,故针刺上髎穴时,针尖应稍向内下即耻骨联合方向进针,方可透过骶后孔通向骨盆,针刺深度 1～1.5 寸。而次髎、中髎、下髎直刺 1 寸左右,以刺达骶后孔为宜。长强穴针刺时针尖向上与尾骨平行,在直肠与尾骨之间刺入。

3. 注意事项　针刺上髎穴不宜过深,以防刺伤直肠。直肠位于尾骶骨前方,上段与骶骨的曲度一致,形成一凸向后的弯曲,下段绕尾骨尖弯向后下方形成凸向前的弯曲,针刺长强穴应避免刺穿直肠引起感染。蛛网膜下腔的下端止于第 2 骶椎平面,针刺腰俞穴不可进入骶管过深,以免引起蛛网膜下腔出血。

四、四肢部

（一）上肢部腧穴

1. 针刺方法　一般可直刺 1 ~ 1.5 寸;肩髃、臂臑、肩髎等穴还可斜刺 1 ~ 1.5 寸。

2. 操作要领　肩井:直刺 0.5 ~ 0.8 寸;极泉:用押手扪住腋动脉,避开腋动脉刺入 0.5 ~ 1 寸;肩髃、肩髎:上臂外展上举时取穴,直刺 0.5 ~ 1 寸;肩髎可刺入更深 1 ~ 2 寸;尺泽、曲泽:在肱二头肌腱两侧取穴,直刺 0.5 ~ 1 寸,或点刺放血;手部井穴、十宣、四缝等可点刺放血。其余根据腧穴所在部位的具体情况决定直刺还是斜刺,深度一般不超过 1 寸。

3. 注意事项

（1）肩腋部腧穴:肩部肌肉较为丰厚,但肩井穴深部正当肺尖,不可深刺,孕妇亦当慎用。极泉穴下正当腋动脉,故应避开腋动脉针刺。进针前,用手扪住腋动脉,在指尖引导下刺入 0.5 ~ 1 寸。针刺入腋腔后,不可大幅度提插以免刺伤腋部血管,引起腋内血肿。因腋内除腋动脉外,其内下方还有伴行的腋静脉,且腋腔内组织疏松,腋静脉与深筋膜附着,保持其扩张状态,如不慎刺破该血管,易造成血肿。手部井穴、十宣、四缝放血时刺浅小静脉,不能伤及动脉。

（2）上臂部腧穴针刺时应防止刺伤深部动脉;肘窝部穴位如尺泽、曲泽等点刺出血时,应刺浅小静脉而不能伤及动脉。

（3）前臂部腧穴除位于骨骼边缘的列缺、偏历、养老穴外,其余均可直刺 0.5 ~ 1.2 寸。心包经前臂部的腧穴,其深部有正中神经,针刺时如有触电样感觉向中指放散,这是刺中了正中神经,应立即退针,改变角度再刺,以免损伤正中神经。凡有上述触电样感觉时,均应如上处理。

太渊等穴应避开动脉针刺;合谷、后溪等穴透刺时应注意不伤及掌深弓。

（二）下肢部腧穴

1. 针刺方法　一般可直刺 1 ~ 3 寸。

2. 操作要领

（1）大腿部腧穴:大腿部肌肉丰厚,可适度深刺,一般直刺 1 ~ 3 寸。针刺环跳穴应取侧卧屈股,伸下侧肢体、屈上侧肢体的体位;治疗腰腿痛时针感有向足跟部放射者效果较好。

（2）小腿部腧穴一般直刺 0.5 ~ 2 寸。犊鼻穴针刺须取屈膝位,从外稍向内、向关节腔刺入,或向内膝眼透刺 0.5 ~ 1.5 寸。

（3）足部井穴、八风等亦可点刺出血,其他足部腧穴可视腧穴所在部位的具体情况决定,直刺还是斜刺,针刺的深度大都不超过 1 寸。

3. 注意事项　针刺气冲、冲门、箕门、阴廉、急脉等穴,应注意避开动脉。犊鼻穴因针达关节腔,位于半月板与股骨外侧髁关节面之间,故出针前不可伸膝,以防折针。凡刺入关节腔的腧穴,均应注意手法轻重,不可损伤关节面,不可使关节液流出;同时注意严格消毒,避免导致关节腔的感染。足部腧穴:针刺冲阳穴应避开足背动脉;针刺照海穴不宜偏向后侧,以免刺破胫后动、静脉。

此外,一些具有活血通经作用的腧穴,如合谷、三阴交、肩井、昆仑、至阴等穴,孕妇禁用。

第七节　针刺异常情况的处理与预防

一、晕针

晕针是在针刺过程中病人发生的晕厥现象。

1. 现象　病人在针刺过程中,突然出现头晕目眩,面色苍白,心慌气短,出冷汗,恶心欲吐、精神疲倦,血压下降,脉沉细;严重者出现四肢厥冷,神志昏迷,唇甲青紫,二便失禁,脉微欲绝。

2. 原因　①体质因素:体质虚弱、过度劳累、饥饿,或大汗、大泻、大吐、大失血后易发生晕针。②精神因素:因精神紧张而致晕针,多见于初次接受针灸治疗的病人。③体位因素:体位不适易致晕针,以坐位或立位者多见。④刺激因素:医者施术手法过重,刺激过强易致晕针。⑤环境因素:诊室内闷热,空气浑浊,声音嘈杂,或过于寒冷等不良环境刺激也容易导致晕针。

3. 处理　立即停止针刺,将已刺之针全部取出。扶病人平卧,呈头低脚高位,解松衣带,注意保暖。给饮热茶或温开水,轻者静卧片刻,即可恢复。在行上述处理后仍不能缓解者,可予指压水沟、素髎、内关、合谷、太冲、涌泉、足三里等急救穴,亦可灸百会、气海、关元等穴,同时应尽早配合其他常规急救措施。

4. 预防　注意病人的体质,对于饥饿、过度疲劳者,应待其进食、体力恢复后再进行针刺;对于初次接受针灸治疗和精神紧张者,应先做好解释工作,以消除疑虑及恐惧心理;正确选择舒适自然且能持久的体位;医者在治疗施术过程中,取穴宜适当,不宜过多,手法切勿过重,应思想集中,谨慎细心,密切观察病人的神态变化,发现不适及时处理;注意室内空气流通,消除过热过冷因素。只要做好预防,晕针现象大多可以避免。

二、滞针

滞针是指在行针时或留针后医者感觉针下涩滞,捻转、提插、出针均感困难而病人则感觉剧痛的现象。

1. 现象　针在穴位内,捻转不动,提插、出针均感困难,若勉强捻转、提插时,则病人痛不可忍。

2. 原因　①精神因素:病人精神紧张或针刺入腧穴后的疼痛,引起病人局部肌肉强烈收缩。②手法不当:行针手法不当,用力过猛或捻转、提插时指力不均匀,向单一方向捻针角度过大,以致肌纤维缠绕针身。③体位改变:针后病人移动体位。④留针过久:留针时间过长,有时也可出现滞针。

3. 处理　若因病人精神紧张、肌肉痉挛而引起的滞针,需做好解释工作,消除其紧张情绪;医者用手指在邻近部位做循按动作,或弹动针柄,或在附近再加刺一针,以宣散气血、缓解痉挛;若因手法不当,单向捻转而致者,须向相反方向将针捻回,然后左右捻转使之松懈;若因病人体位移动所致者,要帮助其恢复原体位。

4. 预防　对于初诊病人和精神紧张者,针前要做好解释工作,消除患者的紧张和顾虑;行针时手法宜轻巧,不可捻转角度过大,或连续单向捻转。若用搓法时,注意与提插法的配合,则可避免肌纤维缠绕针身。选择较舒适体位,避免留针时改变体位。

三、弯针

弯针是指进针时或将针刺入腧穴后,针身在体内形成弯曲。

1. 现象　针柄改变了进针或刺入留针时的方向和角度,医者提插、捻转和出针困难,而病人感到针处疼痛。

2. 原因　①医者操作不当:医者进针手法不熟练,用力过猛过速。②针下受阻:针下碰到坚硬组织。③体位改变:留针时病人改变了体位。④外力原因:针柄受外力压迫、碰撞。⑤滞针处理不当:滞针处理不当,亦可造成弯针。

3. 处理　切忌急拔猛抽,以防引起断针、出血。若系轻度弯曲,可按一般拔针法,将针慢慢地退出;若针身弯曲较大,应注意弯曲的方向,顺着弯曲方向将针退出;若弯曲不止一处,须视针柄扭转倾斜的方向,逐渐分段退出;若因病人体位改变所致的弯针,则应先帮助病人恢复原来体位,使局部肌肉放松,再行退针。

4. 预防　医者施术手法要熟练,用力要适当,避免进针过猛、过速;病人的体位要舒适,嘱病人留针期间不得随意变动体位;保护针刺部位和针柄,防止受外物碰压。

四、断针

断针又称折针,是指针体折断在人体内。

1. 现象　行针时或出针后发现针身折断,或部分针体尚露于皮肤之外,或全部没于皮肤之下。

2. 原因　①针具质量:针具质量不佳,或针身、针根有剥蚀损伤,术前又失于检查。②操作不当:针刺时将针身全部刺入,行针时强力提插、捻转,或使用电针时骤然加大电流强度而致肌肉剧烈痉挛。③体位改变:留针时病人体位改变,或外物碰压针处和针柄。④弯针、滞针处理不当:遇弯针、滞针等异常情况时处理不当,并强力抽拔。

3. 处理　医者态度必须镇静,并嘱病人不要惊慌,保持原有体位,以防断针残端向肌肉深层陷入。若残端尚有部分露于皮肤外,可用镊子钳出;若残端与皮肤相平或稍低,但尚可见到残端者,可用左手拇、食两指在针旁按压皮肤,使残端露出皮肤之外,右手持镊子将针拔出;若折断部分全部没入皮下,应采用 X 线定位,施行外科手术取出。

4. 预防　针前必须认真检查针具,对不符合要求的针具应剔除不用,应尽量使用一次性针灸针;针刺时切勿将针身全部刺入腧穴,应留部分在体外;避免过猛、过强的行针,使用电针时避免骤然加大电流强度;及时正确处理滞针和弯针,切忌强力抽拔。

五、针刺引起出血和皮下血肿

出血是指出针后针刺部位出血;血肿是指针刺部位出现皮下出血而引起的肿痛。

1. 现象　出针后针刺部位出血;针后针刺部位出现肿胀疼痛,继则皮肤呈现青紫、结节等。

2. 原因　多为刺伤血管所致,亦见于病人凝血功能障碍。

3. 处理　出血者,立即用消毒干棉球按压针刺部位至血止。少量皮下出血所致的局部小面积青紫,一般不必处理,可自行消退;若青紫面积较大或局部肿胀疼痛较剧者,可先做冷敷,血止后再做热敷,以促进局部瘀血的消散吸收。

4. 预防　熟悉人体解剖知识,避开血管针刺;行针手法强度适当,避免大幅度的提插捻转,特别对于眼区穴位,更应注意行针手法轻巧,出针后立即用消毒干棉球按压针孔 2~3 分钟。有凝血功能障碍的病人不宜针刺。

六、针后异常感

针后异常感是指出针后病人遗留酸痛、沉重、麻木、酸胀等不适的感觉。

1. 现象　出针后,病人不能挪动体位,或局部遗留酸痛、麻木、重胀等不适感觉,或原有症状加重。

2. 原因　多因行针时手法过重,或留针时间过长,或体位不适等所致。

3. 处理　出针后让患者休息片刻、不要急于离开、用手指在局部上下轻柔地循按,重者可在局部加做温和灸。

4. 预防　行针手法要柔和适度,避免手法过强和留针时间过长。出针后可在针刺局部做上下循按,避免出现针后异常感。

七、针刺引起创伤性气胸

针刺引起创伤性气胸是指针具刺穿了胸腔且伤及肺组织,气体积聚于胸腔,从而造成气胸,出现呼吸困难等现象。

1. 现象　病人突感胸闷、胸痛、心悸、气短,严重者呼吸困难、发绀,出冷汗、烦躁、恐惧,甚则血压下降,出现休克等危急现象。检查时发现肋间隙变宽,胸廓饱满,叩诊呈鼓音,听诊肺呼吸音减弱或消失,气管可向健侧移位。X 线胸透可见肺组织被压缩现象。有的轻度针刺创伤性气胸者,起针后并不出现症状,而是过了一段时间才慢慢感到胸闷、胸痛、呼吸困难等。

2. 原因　针刺胸部、背部和锁骨附近的穴位过深,刺穿了胸腔、伤及肺组织,气体积聚于胸腔而致气胸。

3. 处理　一旦发生气胸,应立即起针,让病人采取半卧位休息,嘱病人保持平静,切勿恐惧而翻转体位。医者要密切观察,随时对症处理,如给予镇咳、消炎类药物,以防止肺组织创口因咳嗽扩大,加重漏气和感染。一般漏气量少者,可自然吸收;对于出现呼吸困难、发绀、休克等症状的严重病例需及时组织抢救,如胸腔排气、少量慢速输氧、抗休克等。

4. 预防　医者针刺时必须要集中思想,根据病人体形肥瘦,掌握进针深度,施行提插手法的幅度不宜过大。胸背部及缺盆部腧穴应斜刺或平刺,不宜长时间留针;体位选择要适当,避免病人因不适而移动体位,针身随之移位而伤及肺脏;留针期间做好针刺部位的保护,以免外物碰压针柄而致刺入过深伤及肺脏。

八、针刺引起神经损伤

针刺对神经系统的损伤,包括中枢神经和外周神经。针刺损伤涉及大脑、小脑、脑干、脊髓、四肢及头面的一些神经干、神经支,还有内脏神经的损伤等。

（一）刺伤脑脊髓

1. 现象　误伤延脑时,可出现头痛、恶心、呕吐、呼吸困难、休克和神志昏迷等,有时可危及生命。刺伤脊髓,可出现触电样感觉向肢端放射,甚则引起节段性运动、感觉障碍,直肠和膀胱括约肌功能障碍,各种反射消失等。

2. 原因　风府、哑门、大椎、风池、第一腰椎以上的督脉腧穴及华佗夹脊穴等重要穴位分布在脑脊髓的邻近部位,若针刺过深,或针刺方向、角度不当,均可伤及脑脊髓,造成严重后果。

3. 处理　应立即出针,令病人静卧平板床,严禁任意翻动,密切观察临床症状和生命体征的变化。轻者安静休息一段时间后可自行恢复;重者则应配合有关科室如神经外科等,进行及时抢救。

4. 预防　凡针刺上述脑脊髓附近的腧穴,都要认真掌握针刺深度、方向和角度,行针时只宜行捻转手法,避免提插手法,禁用捣刺手法。

（二）刺伤周围神经

1. 现象　如误伤外周神经,当即出现一种向末梢分散的麻木感,一旦造成损伤,该神经发布区可出现感觉障碍,如发热、麻木、感觉减退等。同时可能会有程度不等的功能障碍、肌肉萎缩。

2. 原因　在有神经干或主要分支的腧穴上进行针刺时,操作手法不熟练,或行针手法过重,刺激时间过长。

3. 处理　在损伤后24小时内即采取局部温热治疗,可采用艾灸、按摩、理疗等,同时配合维生素 B_1、维生素 B_{12},谷维素、甲钴胺等药物,并嘱病人加强功能锻炼。

4. 预防　在有神经干或主要分支分布的腧穴上,行针手法不宜过重,刺激时间不宜过长。

九、刺伤内脏

针刺引起内脏损伤是指针刺内脏周围腧穴过深,针具刺入内脏引起内脏损伤,出现各种症状的现象。

1. 现象　刺伤肝、脾,可引起内出血,肝区或脾区疼痛,有的可向背部放射;如出血不止,腹腔积血过多,会出现腹痛、腹肌紧张,并有压痛及反跳痛等急腹症症状。刺伤心脏时,轻者可出现强烈刺痛,重者有剧烈撕裂痛,引起心外射血,即刻导致休克等危重情况。刺伤肾脏,可出现腰痛,肾区叩击痛,血尿,严重时血压下降、休克。刺伤胆囊、膀胱、胃、肠等空腔脏器时,可引起疼痛、腹膜刺激征等症状、体征。

2. 原因　多因施术者缺乏解剖学、腧穴学知识,对腧穴和脏器的部位不熟悉,加之针刺过深,或提插幅度过大,造成相应的内脏损伤。

3. 处理　损伤轻者,卧床休息一段时间后,一般可自愈。若损伤较重,或继续有出血者,应加用止血药,或局部做冷敷止血处理,并加强观察,注意病情及血压变化,一旦出现休克或腹膜刺激征,应立即采取相应措施进行急救。

4. 预防 医者要学好解剖学、腧穴学知识,掌握腧穴结构,明了腧穴下的脏器组织。针刺胸、腹、胁、腋及腰背部的腧穴时,应控制针刺深度,行针幅度不宜过大;针刺下腹部的腧穴前,要嘱患者排空小便。

第八节 古代医籍论刺法

一、《黄帝内经》论刺法

《黄帝内经》包括《素问》和《灵枢》,是我国现存最早的一部较为系统论述医学内容的典籍,集中反映了我国古代的医学成就,创立了中医学独特的理论体系,为中医学的发展奠定了基础。尤其是《灵枢》,又名《针经》,多处论述了九针及各种针刺补泻法、针刺得气、守神等,形成了我国针灸早期的基础理论。

《灵枢·官针》记载的各种刺法,主要讨论九针用来治疗不同的病证,其中有针对五脏有关病变而提出的"五刺";有利用九针以应九变的"九刺";另根据病变的深浅、大小等不同,提出刺浅、刺深和发针多少,以及运用不同的针刺角度,以适应十二经的各种病症的"十二刺"。

(一)五刺

五刺,又名五脏刺。《灵枢·官针》说"凡刺有五,以应五脏",这是五脏应合五体(皮、脉、筋、肉、骨)的五种刺法(表2-2)。

表2-2 五刺法

名称	方法	内应五脏
半刺	浅刺,疾出,以取皮气	肺(主皮毛)
豹文刺	多点针刺,中脉出血	心(主血脉)
关刺	刺尽筋上	肝(主筋)
合谷刺	刺分肉间,一针多向斜刺	脾(主肌肉)
输刺	直入直出,深刺至骨	肾(主骨)

1. 半刺 "半刺者,浅内而疾发针,无针伤肉,如拔毛状,以取皮气,此肺之应也。"这种刺法是浅刺于皮肤,针刺部位宜浅,出针速度宜快,好像拔出毫毛一样。因其刺入极浅,犹如只刺一半,所以称半刺,主要作用是疏散皮肤表浅部位的邪气。五脏中"肺主皮毛",故与肺相应,临床上适宜治疗风寒束表、发热咳嗽喘息等和肺脏有关的疾病以及某些皮肤病,近代的皮肤针法即由此种针法发展而来,本法与九刺中的毛刺相类似。

2. 豹文刺 "豹文刺者,左右、前后针之,中脉为故,以取经络之血者,此心之应也。"这是一种以穴位为中心,在穴位周围进行散刺使其出血的刺法。因其针刺出血点多,形如豹纹,故称为豹文刺。本法与九刺中的络刺、十二刺中的赞刺均属于刺血的方法。因为心主血脉,故本法与心相应,能治红肿热痛等病症。

3. 关刺 "关刺者,直刺左右尽筋上,以取筋痹,慎无出血,此肝之应也。"这种刺法多在关节附近的肌腱上进行针刺,筋会于节,四肢筋肉的尽端都在关节附近,故名关刺,可治筋痹证。因针刺较深,在针刺过程中应掌握针刺的方向及角度,避免针中血脉而出血。由于肝主筋,故与肝相应。

4. 合谷刺　"合谷刺者,左右鸡足,针于分肉之间,以取肌痹,此脾之应也。"这种刺法是在肌肉比较丰厚处,当进针至肌层后,退至浅层又依次再向两旁斜刺,行针轨迹形如鸡爪。"肉之大会为谷",故称合谷刺。本法针刺的深度应为分肉之间,脾主肌肉,故与脾相应,临床上用于治疗肌痹证。

5. 输刺　"输刺者,直入直出,深内之至骨,以取骨痹,此肾之应也。"这是一种直进针、直出针、深刺至骨的刺法,与十二刺中的短刺相类似。"输",是内外输通的意思,故称输刺。由于肾主骨,故本法和肾相应,用治骨痹(包括深部病症)。

（二）九刺

《灵枢·官针》说:"凡刺有九,以应九变",所谓变者,是指不同性质的病变,故九刺的主要内容就是讨论九类不同性质的病变,应用九种不同的刺法(表2-3)。

表2-3　九刺法

名称	方法	
输刺	刺诸经荥输、脏腧	取荥穴、输穴、背俞穴
远道刺	病在上取之下,刺府输	上病下取
经刺	刺大经之结络经分	刺大经
络刺	刺小络之血脉	刺血络
分刺	刺分肉之间	刺肌肉
大写刺	刺大脓,以铍针	泻脓、泻水
毛刺	刺浮痹皮肤	皮肤浅刺
巨刺	左取右,右取左	左右交叉取穴
焠刺	刺燔针取痹	烧针后刺,随痛处取穴

1. 输刺　"输刺者,刺诸经荥输、脏输也。"这是一种五脏有病时的针治方法。如脏腑疾病,可取有关经脉肘膝关节以下的荥穴和输穴,以及背部相关的五脏俞(如肺俞、心俞、肝俞、脾俞、肾俞)。由于它突出针刺本经输穴和背俞穴的作用,故称为输刺。

2. 远道刺　"远道刺者,病在上,取之下,刺府输也。"这是上病下取、循经远道取穴的一种刺法。府输指六腑在足三阳经的下合穴,一般适宜于治疗六腑的疾病。《灵枢·邪气脏腑病形》中还明确指出"合治内腑"。足三阳经脉从头走足,首尾相隔已远,故称远道刺法。从广义上来看,凡头面、躯干、脏腑的病证,刺四肢肘膝关节以下的穴位都可称远道刺。

3. 经刺　"经刺者,刺大经之结络经分也。"是指取经脉循行部位中气血瘀滞不通或有筋结积聚现象的部位(如瘀血、硬结、压痛等)针刺的方法。这种刺法主要治疗经脉本身的病变,并单独取用发病经脉的腧穴进行治疗,故称经刺。

4. 络刺　"络刺者,刺小络之血脉也。"是浅刺体表瘀血的细小络脉使其出血的一种方法。由于这种刺法以刺血络为主,故称络刺,又称刺络,多用于实证、热证。临床上应用的各种浅刺放血法,如三棱针、皮肤针或滚筒重刺出血法等均属于本法范围。

5. 分刺 "分刺者,刺分肉之间也。"是指针刺直达肌肉的一种刺法,分肉指附着于骨骼部的肌肉,本法常用来治疗肌肉的痹证、痿证或陈旧性损伤等,可以起到调理经气的作用。

6. 大写刺 "大写刺者,刺大脓以铍针也。"这是切开引流、排脓放血、泻水的刺法。治疗外科痈肿等症。"写"通"泻",排除泻出的意思,故称大写刺。

7. 毛刺 "毛刺者,刺浮痹于皮肤也。"因本法一般取皮毛部位做浅刺法,故称毛刺。过去用镵针,现代临床上则利用皮肤针、滚筒刺之类的工具,并且治疗范围也有扩大。由于针刺较浅表,尤其适合于婴幼儿和老年病人。

8. 巨刺 "巨刺者,左取右,右取左。"这是一种左病取右、右病取左、左右交叉取穴施治的方法。《素问·调经论》说:"病在于左,而右脉病者,巨刺之。"由于经脉在人体大都有左右交会的腧穴,如手足三阳皆左右交会在督脉的大椎穴,足之三阴也都左右相交会在任脉的中极、关元穴,因而脉气能左右交贯,故左经有病,取右经的腧穴也能治疗;右经有病,常取左经的腧穴而有效。这种刺法称为巨刺,巨字有可能是互字的传写错误。

与"巨刺"类似的,还有一种"缪刺",也出自《内经》,其法在左病取右、右病取左的交叉取穴这一点上与巨刺是相同的,在适应证和方法上是有区别的,邪在于络,未传入经脉,故九候之脉象没有出现病脉,这时就适宜用缪刺法。《素问·缪刺论》即详论此法,取穴以四肢末端井穴为主,视其络脉,出其血。并说:"邪客于经,左盛则右病,右盛则左病,亦有移易者,左痛未已而右脉先病,如此者必巨刺之,必中其经,非络脉也。故络病者,其痛与经脉缪处,故命曰缪刺。"《素问·调经论》王冰注:"巨刺者,刺经脉,左痛刺右,右痛刺左","缪刺者,刺络脉,左痛刺右,右痛刺左"。

9. 焠刺 "焠刺者,刺燔针则取痹也。"是指用火针进行烧针刺入腧穴的一种方法,用以治疗寒痹、瘰疬、阴疽等病症。《素问·调经论》称"焠刺";"焠"字原义是火入水,焠刺当是指烧针后再刺。燔也是火烧的意思,《针灸大成》卷四曰:"火针,一名燔针。"但《类经》张介宾注:"燔针者,盖纳针之后,以火燔之使暖也;此言焠针者,用火先赤其针而后刺之,不但暖也,寒毒固结,非此不可"。意指燔针是进针之后用火烧针使暖,有似后世所称的温针,焠针即火针。《灵枢·经筋》中治疗多用"燔针劫刺,以知为度,以痛为输"。

(三)十二刺

《灵枢·官针》说:"凡刺有十二节,以应十二经。""节"是节要的意思。由于刺法有十二节要,故能应合于十二经的病症,又称"十二节刺"(表2-4)。

1. 偶刺 "偶刺者,以手直心若背,直痛所,一刺前,一刺后。以治心痹。刺此者,傍针之也。"此法以一手按前心,相当于胸腹部的募穴处,一手按其后背,相当于相应的背俞穴处,当前后有压痛处进针。这种一前一后,阴阳对偶的针法,称为偶刺,又称"阴阳刺"。临床对脏腑病痛以胸腹部募穴和背俞穴相配同刺,即属本法。

2. 报刺 "报刺者,刺痛无常处也。上下行者,直内无拔针,以左手随病所按之,乃出针复刺之也。"此法是针对游走性病痛的针刺方法,针刺进针前先对病人进行询问,在其所报出的疼痛点处进针,施行手法治疗后,再询问病人针处是否痛止,再另寻其他处下针。报,有重复的意思,即出针后再刺。

表2-4 十二刺法

名称	方 法	主治
偶刺	前后配刺[一刺前(胸腹),一刺后(背),直对病所]	心痹
报刺	刺而再刺(刺后不即拔针,以左手按病痛处,再刺)	痛无常处
恢刺	多向刺,活动关节(刺筋傍,或向前,或向后,以恢筋急)	筋痹
齐刺	三针同用(正入一针,傍入二针)	寒痹小深者
扬刺	五针同用(正入一针,傍入四针)	寒痹广大者
直针刺	沿皮刺(引起皮肤乃刺入)	寒痹之浅者
输刺	提插深刺(直入直出,慢退针而深入)	气盛而热者
短刺	近骨刺(稍摇而深入)	骨痹
浮刺	肌肉斜刺(傍入其针而浮之)	肌肤急而寒
阴刺	左右同用(左右同时并刺)	寒厥
傍针刺	两针同用(正入一针,傍入一针)	留痹久居者
赞刺	多针浅刺出血(直入直出,多针而浅,出血)	痈肿

3. 恢刺 "恢刺者,直刺傍之,举之,前后恢筋急,以治筋痹也"。这种刺法主要是针对肌肉痉挛性疾病,先从筋肉拘急的四周进针,行针得气后,令病人同时配合关节的活动,同时术者持续更换针刺方向,以达到疏通经筋,缓急止痛的目的,并恢复其原来的功能。

4. 齐刺 "齐刺者,直入一,傍入二,以治寒气小深者。或曰三刺,三刺者,治痹气小深者也。"这种针法是正中先刺一针,并于两旁各刺一针,三针齐用,故名齐刺,主要治疗病变范围较小而部位较深的痹痛等症。

5. 扬刺 "扬刺者,正内一,傍内四而浮之,以治寒气之博大者也。"是在穴位正中先刺一针,然后在上下左右各浅刺一针,刺的部位较为分散,故称扬刺,本法适宜治疗寒气浅而面积较大的痹证。

6. 直针刺 "直针刺者,引皮乃刺之,以治寒气之浅者也。"先夹持捏起穴位处皮肤,然后将针沿皮下刺之,属于浅刺法,"直"是直对病所的意思,主要治疗浅表络脉等部位的病证。

7. 输刺 "输刺者,直入直出,稀发针而深之,以治气盛而热者也。"这种刺法是垂直刺入腧穴的较深部位,留针候气,待针感出现后缓缓将针退出,是一种从阴引阳,疏泄热邪的手法。

8. 短刺 "短刺者,刺骨痹稍摇而深之,致针骨所,以上下摩骨也。"其针法是慢慢进针,边摇动针体而深入,在接近骨时将针上下轻轻捻转。"短"是距离短、靠得近的意思,故称短刺,可以治疗骨痹等深部病痛。

9. 浮刺 "浮刺者,傍入而浮之,以治肌急而寒者也。"此是斜针浅刺的一种方法,故名浮刺,浅刺勿深以治肌肉寒急。近代应用皮内针法,就是本法的演变。浮刺和毛刺、扬刺同属浅刺法,但是毛刺为少针浅刺,扬刺是多针浅刺,有所区别。

10. 阴刺 "阴刺者,左右率刺之,以治寒厥,中寒厥,足踝后少阴也。"阴刺是左右两侧同名穴位同用的取穴方法。如下肢寒厥,可同刺左右两侧的足少阴太溪穴。

11. 傍针刺 "傍针刺者,直刺、傍刺各一,以治留痹久居者也。"这种刺法多应用在压痛比较明显,而且痛处固定,日久不愈的痹证。其法是先直刺一针,再在近傍斜向加刺一针,由于正傍配合而刺,所以称"傍针刺"。这种刺法与齐刺相似,都以加强局部压痛处的通经活络作用而设,临床上可以相互参用。

12. 赞刺 "赞刺者,直入直出,数发针而浅之出血,是谓治痈肿也。"本法直入直出,刺入浅而出针快,是连续分散浅刺出血的刺法,用治痈肿、丹毒等症。"赞"是赞助其消散的意思,故称赞刺。本法与九刺中的络刺、五刺中的豹文刺均属放血刺法。

二、《难经》论刺法

《难经》是继《内经》后又一部医学经典,全书共八十一难,内容涉及阴阳五行、藏象、经络、生理、病理、诊断、治则、针灸等诸多内容,尤其对针法理论中的针刺补泻手法、得气、治神等做了精辟的论述。《难经》对针法的研究具有承前启后的作用,进一步完善了针法理论,重视进针角度与深度,强调行针与得气,创新了针刺补泻方法,创立了泻南补北法,规范了迎随补泻法,为进一步发展针灸理论打下了坚实的基础。

(一)论补泻

《难经·七十六难》说:"当补之时,从卫取气;当泻之时,从荣置气……荣卫通行,此其要也",卫为阳,在外,行于体表;荣血属阴,在里,行于经脉之中。补应取卫阳之气,泻应弃置荣血属阴之物。《难经·七十八难》说:"得气,因推而内之,是谓补;动而伸之,是谓泻。"就是说:补是进针得气后,将针推进下插,引卫分阳气深入以纳之;泻是进针到深层得气后,将针动而上提,引荣血从阴分向外散之。《医学入门》对此阐述得更清楚,说:"补则从卫取气,宜轻浅而针,从其卫气随之于后而济其虚也。泻则从荣弃置其气,宜重深而刺,取其荣气迎之于前而泻其实也。"《难经》所说的"推而纳(进)之"(以按为主)和"动而伸(退)之"(以提为主)是《灵枢》补泻针法的推衍。

(二)择时针刺

《难经》不但主张因四时季节不同,针刺深浅有别,而且还提出因四时不同取穴针刺亦有差异。《难经·七十四难》说:"春刺井者,邪在肝;夏刺荣者,邪在心;季夏刺输者,邪在脾;秋刺经者,邪在肺;冬刺合者,邪在肾……四时有数,而并系于春夏秋冬者也。针之要妙,在于秋毫者也",将五输穴分四时而刺,是与五输本身的特性有关。《难经·六十五难》说:"然,所出为井,井者东方春也,万物始生……合者北方冬也……"《难经·六十八难》说:"井主心下满(肝主满),荣主身热(心主热),俞主体重节痛(脾主体重),经主喘咳寒热(肺主咳喘),合主逆气而泄(肾主泄)"。这种将五输穴分四时而刺的主张,与《内经》有关内容有区别,对后世的影响很大。

(三)针刺深浅

1. 依荣卫分深浅 人体营卫之气的运行,卫气行于皮肤,先充络脉,散布在浅表;营气行于经隧,处于深里。因此,《难经》主张刺卫者宜浅,刺营者宜深。《难经·七十一难》说:"针阳者,卧针而刺之;刺阴者先以左手摄按所针荣俞之处,气散乃内针。是谓刺荣无伤卫,刺卫无伤荣"。针卫阳部分,只宜浅刺,用沿皮横刺(卧针),以免伤及深层营气。当针刺营阴时,又要求不能损伤在表的卫阳之气,就采用先用左手按压穴位,使浅层的卫气散开然后针刺,这要求针刺候气时对深浅度做到心中有数,有的放矢。当浅反深,则诛伐太过而损及于营;当深反浅,则未及于营而反伤于卫,均是错误的做法。

2. 依四时分深浅 针刺深度视针刺部位、病情需要、针感程度而定,这些在《内经》中都有论述,《难经》主张针刺深浅还要参考季节这个因素。《难经·七十难》中有云:"春夏者,阳气在上,人气亦在上,故当浅取之;秋冬者,阳气在下,人气亦在下,故当深取之。"认为人的气血活动与季节有关。春夏季,自然界的阳气向上,人体的阳气也趋体表,故针刺宜浅;秋冬季,自然界的阳气向下,人体的阳气也趋向深层,故针刺宜深。"春夏温,必致一阴者,初下针,沉之肾至肝之部,得气,引持之,阴也。秋冬寒,必致一阳者,初内针,浅而浮之至心肺之部,得气,推而内之,阳也。是谓春夏必致一阴,秋冬必致一阳。"意指春夏宜从深层(肝肾部)引出阴气(一阴),秋冬则宜从浅层(心肺之部)纳入阳气(一阳)。

3. 依性别分深浅 《难经·七十八难》提到:"不得气,乃与男外女内;不得气,是谓十死不治也",就是说假如针刺未能得气,男子可用浅提法候气于卫分(外),女子可用深插法候气于营分(内)。如果久求而仍不得气,是营气衰竭的象征,病情较为危重。从人体生理角度来看,与男性比较,女性皮下脂肪相对要丰厚一些,故针刺得气深度自然要深一些,但仍需按人体实际情况而定。

三、其他医籍论刺法

(一)《针经指南》论刺法

《针经指南》成书于金元时期,作者窦默,是金元时期著名的针灸医家、政治家、文学家。初名杰,字汉卿。后改名窦默,字子声。死后,当时的皇帝追封为太师,谥号文正(或作文贞),所以后人称他为窦太师、窦文正。窦氏其一生著述颇多,尤其在针灸医学方面,其中《标幽赋》、《通玄指要赋》揭示出了深奥的针灸原理,重视针灸理论的阐述,强调临床实践的疗效,记录交经八穴的运用,尤突出针灸手法的操作。在发展针刺手法方面贡献颇大,他提出"动、退、搓、进、盘、摇、弹、捻、循、扪、摄、按、爪、切"十四字手法及"得气"、"神朝"、"透穴"等法,是继《内经》、《难经》之后对针刺手法的大总结,为系统研究手法之先驱。

1. 十四字手法 窦氏总结了多年的针刺施术经验,明确提出常用的 14 种针刺基本手法和辅助手法。将《内经》散见的针刺手法操作,集中进行论述,对后世影响很大。

动,如气不行,将针伸提;退,为补泻欲出针时,各先退针一豆许,然后却留针,才能出针;搓,凡令人感觉热,向外卧针好像搓线,不要转得太紧。治寒向里卧针,根据前转法,这是搓;进,凡不得气,男外女内者,及春夏秋冬各有进退之理,这是进;盘,如针腹部,在穴内轻盘摇,这是盘;摇,泻时,欲出针,必须动摇而出针,这是摇;弹,补时,可用大指甲轻弹针,使气疾行,泻时不可用这种方法;捻,以手捻针。一定要分清左右,左为外,右为内,一定要记住;循,针刺经络穴位之处,用手上下循之,使气血往来;扪,补时,用手扪闭穴位;摄:下针如气涩滞,随经络上,用大指甲上下切,其气血自得通行;按,用手按针无得进退,如按切之状是也;爪,凡下针用手指作用力,置针有准;切,欲下针,一定先用大指甲在穴位上切之,令气血宣散,然后下针,是不伤荣卫。

2. 论补泻 窦氏在《标幽赋》中对补泻手法进行了精当的论述,指出"推内进搓,随济左而补暖,动退空歇,迎夺右而泻凉"。意指热补法即针刺入穴内浅层后,缓慢推入深层,同时配合搓捻手法,沿经脉循行方向刺入补气,并使针体左旋(即补法),至针下有热感而奏效;凉泻法即逆经脉方向进针,刺入后进行提插,将针提起后稍作停歇,再行提插,并配合右旋搓提,至针下有凉感为度。成为后世医家对冷热补泻手法考证的重要资料。同时在《真言补泻手法》中,也对补与泻的复合操作方法进行了细致的描述,补法操作为"左手揗穴,右手置针于穴上,令病人咳嗽一声,针入透于腠理,令病人吹气一口,随吹针至分寸,待针头沉紧时,转针头以手循扪,觉气至,却回针头向下,觉针头沉紧,令病人吹气一口,随吸出针乃闭其穴。虚羸气弱痒麻者补之。"泻法操作为"左手揗穴,右手置针于穴上,令病人咳嗽一声,针入腠理,复令病人吸气一口,随吸气入针至分寸,觉针沉紧,转针头向病所,觉气至病退,便转针头向下,以手循扪,觉针沉闷,令病人吹气一口,随吹气一口,徐出其针不闭其穴,命之曰泻。丰肥坚硬疼痛者泻之。"

(二)《金针赋》论刺法

《金针赋》为明代针灸学家徐凤所撰。洪武庚辰年,开始学针法,受业于倪孟仲(号洞玄)和彭九思(号东隐先生),学有成就,擅长针法。《金针赋》首见于《针灸大全》,对于针法的记载最为详尽,提出针刺十四法、飞经走气法,还总结和归纳了治病八法,这对于补泻手法的规范化、标准化以及对后世各种复式手法的运用奠定了基础,促进了针法的发展。

1. 单式手法 《金针赋》在前人的基础上,结合针刺全过程的需要,对单式手法进行了总结归纳,把它连贯起来,形成下针十四法:"爪而切之,下针之法;摇而退之,出针之法;动而进之,催针之法;循而摄之,行气之法;搓则去病;弹则补虚;肚腹盘旋,扪为穴闭;重沉豆许曰按,轻浮豆许曰提;一十四法,针要所备。"

2. 复式手法 《金针赋》描述了青龙摆尾、白虎摇头、苍龟探穴、赤凤迎源等飞经走气四法,以及烧山火、透天凉、阳中隐阴、阴中隐阳、子午捣臼、进气与龙虎交战、留气、抽添等手法,称为治病八法,成为后世复式针刺手法中的主要内容。这些手法多数操作步骤较多,又结合九阳数与六阴数对操作次数进行了规范,即分别以九或六作为基数,一般补法用九阳数,泻法用六阴数。如补法用三九二十七,或七七四十九(少阳),或九九八十一(老阳)数。泻法用三六一十八,或六六三十六(少阴),或八八六十四(老阴)数。

其中飞经走气四法、烧山火、透天凉、阳中隐阴、阴中隐阳、龙虎交战、子午捣臼等手法在前面已有论述,现就进气、留气与抽添法进行介绍:

(1)进气法:"进气之诀:腰背肘膝痛,浑身走注疼。刺九分,行九补,卧针五七吸,待气上行。"针法是:将针刺入深层(九分),行补法,如紧按慢提九数,然后卧倒针身,使针尖向上(向心)促使针下感应上行,可温阳散寒,通经止痛,用于治疗阳虚寒凝所致的疼痛性病症。

(2)留气法:"留气之诀:痃癖癥瘕,针刺七分,用纯阳,然后乃直插针,气来深刺,提针乃停。"进针后刺入中层(七分),行补法,如紧按慢提九数,然后将针直插至深层,再提针回原处,使气留针下而消积聚。有温经行气活血的作用。《针灸大成·三衢杨氏补泻》中也对留气法进行了论述:"留气法能破气,伸九提六。留气运针先七分,纯阳得气十分深,伸时用九提时六,癥瘕消溶气块匀。凡用针之时,先运入七分之中,行纯阳之数,若得气,便深刺一寸中,微伸提之,却退至原处;若未得气,依前法再行,可治癥瘕气块之疾。"

（3）抽添法："抽添之诀,瘫痪疮癞。取其要穴,使九阳得气,提按搜寻,大要运气周遍,扶针直插,复向下纳,回阳倒阴。"抽,指上提;添,指按纳。本法操作时要浅、深、上下提插搜寻,一提再提,一按再按,所以称"抽添",进针后先提插或捻转九数以促使得气,再向周围做多向提插,然后再向下直刺按纳,可行气活血,疏通经络,治疗瘫痪麻痹等顽固性病证。《针灸问对》："抽添即提按出纳之状。抽者,提而数拔也;添者,按而数推也。"

（三）《针灸大成》论刺法

《针灸大成》书成于明万历辛丑年,作者杨继洲,字继时,祖籍衢州。《针灸大成》是我国明代以前针灸学术发展的总结,内容极其丰富,对继承和发展我国针灸学术、推广针灸的应用、开展针灸教育等均具有重要的意义。《针灸大成》卷四为针刺手法部分。创立了十二种按针刺操作步骤排序的十二字分次第手法;归纳出了下手八法;提出了补泻分"大补大泻"和"平补平泻"及家传杨氏针法,极大地丰富了针刺手法的内容。

1. 十二字手法与下手八法 《针灸大成·三衢杨氏补泻》："针法玄机口诀多,手法虽多亦不过:切穴持针温口内,进针循摄退针搓,指捻泻气针留豆,摇令穴大拔如梭。"杨氏将针法的基本操作步骤总结归纳为十二种(十二字分次第手法),即:爪切、指持、口温、进针、指循、爪摄、针退、指搓、指捻、指留、针摇、指拔(表2-5)。同时又把进针时的一些基本操作归纳为"下手八法",即:揣、爪、搓、弹、摇、扪、循、捻八种(表2-6)。

表2-5 杨氏十二字手法

手法	操作	作用
爪切	左手大指爪甲重切其针之穴	令气血宣散,然后下针不伤于营卫
指持	右手持针于穴上	持针准备
口温	入口中温热	此法今已不用
进针	神定、息匀,审穴在何部分,重切经络,少待方可下手	治神,进针
指循	用指于所属部分经络之路上下左右循之	使气血往来,上下均匀,针下自然气至沉紧
爪摄	随经络上下用大指爪甲切之	针下邪气滞涩不行者,其气自通行也
针退	分明三部,一部一部缓缓而退	由深出浅
指搓	转针如搓线之状,勿转太紧	泄气
指捻	治上大指向外捻,治下大指向内捻……如出至人部,内捻者为之补,转针头向病所,令取真气以至病所……外捻者为之泻,转针头向病所,令挟邪气退至针下出也	行气,内外移行上下
指留	出针至于天部之际,在皮肤之间留一豆许,少时方出针(出针前稍作一停留)	令营卫纵横散
针摇	以指捻针如扶人头摇之状	泻法:使孔穴开大,邪气出如飞
指拔	待针下气缓不沉紧,用指捻针如拔虎尾	起针

表2-6 杨氏下手八法

手法	作用	方法
揣	取准孔穴	凡点穴,以手揣摸其处……以法取之,按而正之,以大指爪切掐其穴,于中庶得,进退方有准
	免伤荣卫	刺荣掐按其穴,以针而刺;刺卫撮起其穴,卧针而刺
爪	宣散气血,欲使不痛	爪而下之,左手重而切按,右手轻而徐入
搓	补泻	搓而转者,如搓线之貌,勿转太紧,左补右泻
弹	补	先弹针头,待气至,却进一豆许,先浅后深,自外推内
摇	泻	先摇动针头,待气至,却退一豆许,乃先深后浅
扪	补	欲补时,出针扪闭其穴
循	令气血宣散,邪气散泄	凡泻针,必以手指于穴上四旁循之
捻	行气	治上,大指向外捻;治下,大指向内捻。如出针,内捻令气行至病所,外捻令邪气至针下而出

下手八法中爪、搓、摇、循、捻分别与爪切、指搓、针摇、指循、指捻五法相同。揣,主要是"以手揣摸其处",探明穴位的准确位置。弹,是"先弹针头"(针尾)再配合插针,是"补针之法"。扪,是在"欲出针时,就扪闭其穴,不令气出、使血气泄,乃为真补"。

2. 补针与泻针要法 杨氏将针法补泻归结为补针要法和泻针要法,见于《针灸大成·经络迎随设为问答》中:"补针之法,左手重切十字缝纹,右手持针于穴上,次令病人咳嗽一声,随咳进针,长呼气一口,刺入皮三分。针手经络者,效春夏停二十四息;针足经络者,效秋冬停三十六息。催气针沉,行九阳之数,捻九摄九,号曰天才。少停呼气二口,徐徐刺入肉三分,如前息数足,又觉针沉紧,以生数行之,号曰人才。少停呼气三口,徐徐又插至筋骨之间三分,又如前息数足,复觉针下沉涩,再以生数行之,号曰地才。再推进一豆,谓之按,为截,为随也。此为极处,静以久留,却须退针至人部,又待气沉紧时,转针头向病所,自觉针下热,虚羸痒麻,病势各散。针下微沉后,转针头向上,插进针一豆许,动而停之,吸之乃去,徐入徐出,其穴急扪之。岐伯曰:下针贵迟,太急伤血;出针贵缓,太急伤气,正谓针之不伤于荣卫也。是则进退往来,飞经走气,尽于斯矣。"

"凡泻针之法,左手重切十字纵纹三次,右手持针于穴上,次令病人咳嗽一声,随咳进针,插之三分,刺入天部,少停直入地部,提退一豆,得气沉紧,搓捻不动,如前息数尽,行六阴之数,捻六摄六,吸气三口,回针提出至人部,号曰地才。又待至针沉,如前息数足,以成数行之,吸气二口,回针提出至天部,号曰人才。又待气至针沉,如前息数足,以成数行之,吸气回针,提出至皮间,号曰天才,退针一豆,谓之提,为担,为迎也。此为极处,静以久留,仍推进人部,待针沉紧气至,转针头向病所,自觉针下冷,寒热痛痒,病势各退,针下微松,提针一豆许,摇而停之,呼之乃去,疾入徐出,其穴不闭也。"

3. 进火与进水法 进火与进水两法均由进退、摇动等法结合病人的呼吸组合而成。

进火法,属热补法。《针灸大成·三衢杨氏补泻》说:"初进针一分,呼气一口,退三退,进三进,令病人鼻中吸气,口中呼气三次,把针摇动,自然热矣。如不应,依前导引"。针法是:进针后,结合病人的呼吸先退后进和应用摇法,动摇针尖而进之,以促使温热感的产生。

进水法,属凉泻法。《针灸大成·三衢杨氏补泻》说:"初进针一分,吸气一口,进三进,退三退,令病人鼻中出气,口中吸气三次,把针摇动,自然冷矣"。针法是:进针后,结合病人的呼吸先进后退和应用摇法,动摇针柄而退之,以促使凉感的产生。

4. 子午补泻与龙虎升降法 《针灸大成·经络迎随设为问答》曰:"子午补泻……此乃宣行荣卫之法也。故左转从子,能外行诸阳;右转从午,能内行诸阴","然病有阴阳寒热之不同,则转针取用出入当适其所宜。假令病热,则刺阳之经,以右为泻,以左为补;病寒则刺阴之经,以右为补,左为泻。此盖用阴和阳,用阳和阴,通变之法也。"子午补泻即左右捻转补泻。左转为顺转,从子转向午;右转为逆转,从午转向子。杨氏根据病症性质不同,以左右来区分补泻。

龙虎升降为行气之法,即《针灸大成·三衢杨氏补泻》曰:"龙虎升降……先以右手大指向前捻之;入穴后,以左手大指向前捻,经络得气行,转其针向左向右,引起阳气,按而提之,其气自行,如气未满,更依前法再施。"针法是:先将针用右手大指向前捻入穴内,再用左手大指向前捻针,得气后左右转动针体,并下按上提(升降)。

5. 刺有大小 杨氏认为"刺有大小",也就是将补泻分为大小。"有平补平泻,谓阴阳不平而后平也。阳下之曰补,阴上之曰泻,但得内外之气调则已。有大补大泻,惟其阴阳俱有盛衰,内针于天地部内俱补俱泻,必使经气内外相通,上下相接,盛气乃衰"。这一论述为杨氏首创。以往对补泻法并无大小之分。杨氏所说"平补,平泻"为小补小泻,补就是要引阳气深入,泻则是要引阴外出,以达到内外之气调和。大补,大泻须分天、地两部,或是天、地、人三部,对每部进行"紧按慢提"的补法或是"紧提慢按"的泻法。大小之分主要是在于分层与否。由此看出"补法"有属于弱刺激,也有属于强刺激。"泻法"也一样。也就是说,有属于弱刺激的"平补平泻",也有属于强刺激的"大补大泻"。

6. 透穴针法 金元时期的针灸家提出"一针两穴"的透穴针法,这是采用不同的方向、角度和深度以同一针作用于两个穴位来增加针刺的强度,提高腧穴的协同作用。有四肢内外侧或前后侧相对穴位的"直透",各部上下方或前后方邻近穴位之间的"横透",以及一穴透刺多穴的多向透等法。如《玉龙歌》说:"偏正头风痛难医,丝竹金针亦可施,沿皮向后透率谷,一针两穴世间稀。"杨氏在注解中又补充了许多实例,如风池透风府或合谷透劳宫治偏正头风;印堂透左右攒竹治小儿惊风;地仓透颊车或颊车透地仓治口眼㖞斜;头维透额角治头疼、眩晕;瞳子髎透鱼腰治目红肿痛;膝关透膝眼治膝肿痛;昆仑透太溪治腿足红肿;间使透支沟治疟疾;液门透阳池治手臂肿痛;列缺透太渊治风寒痰嗽等。采用透穴针法可扩大刺激面以增强针刺的强度,或使针刺感应易于扩散传导。

四、古代刺法现代临床应用

在现代临床实践中,针刺操作可以结合腧穴解剖特点以及病证治疗需要,形成不同的针刺特色。譬如通过不同的针刺角度与方向的改变,以一针透达两个或更多的穴位,形成了透穴刺法;还有依照取穴、用针数量的多少而形成的局部多针刺法;更有依照病位深浅的不同,刺激不同解剖组织结构而形成的病位深浅刺法;还有结合病人自

笔记

身功能活动以提高临床疗效的运动针法。

（一）透穴刺法

透穴刺法是针刺时借助不同的针刺角度、方向与深度的调整，以达到一针透达两个或更多穴位的针刺方法。又称为"透穴"或"透刺"。

《灵枢·官针》中已有"合谷刺"等类似针法的描述，金元时期的医家王国瑞所著《扁鹊神应针灸玉龙经》有"偏正头风痛难医，丝竹金针亦可施，沿皮向后透率谷，一针两穴世间稀"及"口眼㖞斜最可嗟，地仓妙穴连颊车"等记载，即是透刺针法的具体应用。《针经指南》《针方六集》《针灸大成》等针灸文献，也记录了大量透穴刺法的适应证和操作方法。清代医家周树冬《金针梅花诗钞》中也对透穴进行了全面的论述与总结。

透穴刺法依据针刺角度的不同，可分为直透法、斜透法和平透法三种。

1. 操作方法

（1）直透法：选择肢体阴阳表里相对的两个腧穴，从其一腧穴直刺进针，得气后，再刺达另一腧穴皮下的方法。多适用于四肢部位的腧穴。

（2）斜透法：选择肢体阴阳表里相对的两个腧穴，从其一腧穴斜刺进针，得气后，再刺达另一腧穴皮下的方法；亦可选择肢体同一层面的两个腧穴，先在其一腧穴直刺进针，得气后，再斜向刺达另一个腧穴皮下。多适用于四肢部位或同一或相邻经脉上的腧穴。

（3）平透法：选择位于肢体同一个层面的两个腧穴，从其一腧穴平刺进针，得气后，刺达第二个腧穴皮下的方法。多适用于头面部、胸背及肌肉浅薄部位的腧穴。

（4）多向透刺法：选择腧穴较为密集的部位，以其中任一腧穴为进针点，或直刺或斜刺进针，得气后，将针依次刺向其他腧穴。多适用于肌肉丰厚部位的腧穴。

2. 临床应用　透穴刺法具有用针数量少、刺激穴位多、针刺感应强、适用范围广等特点。既可减少进针疼痛，又有利于多穴位协同增效。适用于针灸临床诸如头痛、面神经麻痹、中风偏瘫、胃下垂、子宫下垂、肩关节周围炎、软组织损伤、精神病、神经官能症等多种疾病。

3. 注意事项

（1）熟悉腧穴解剖结构，防止针刺异常情况发生。

（2）以针刺得气为度，不宜刺透对侧腧穴皮肤。

（3）透刺过程中的行针手法不宜过强。

（4）透穴刺法留针时间一般为20～30分钟。

（二）局部多针刺法

局部多针刺法是指针刺时使用多支毫针，以不同的组合与排列方式，同时刺激病变局部或者腧穴，以达多针协同增效的针刺方法。

《灵枢·官针》记载的"九刺"、"五刺"、"十二刺"等刺法中的傍针刺、齐刺、扬刺以及现代临床常用的围刺法等均属于此范畴。

1. 傍针刺法　此法源于《灵枢·官针》，以病变局部或腧穴为中心，直刺一针，再于其近旁斜向加刺一针，正傍配合，故称傍针刺法。

（1）操作方法：一般以痛点或某一腧穴为中心，直刺一针，得气后，再在其旁0.5～1寸处斜向刺入一针，针尖靠近直刺的毫针针尖，两针的针刺深度大致相同。

（2）临床应用:适用于痛点固定、压痛明显、病程日久的病证。如头痛、关节痛、腰背痛、足跟痛、腰椎增生症、肌纤维组织炎等。

2. 齐刺法 此法源于《灵枢·官针》,以病变局部或腧穴为中心,直刺一针,再于其两旁各斜刺一针,三针齐用,故称齐刺法。

（1）操作方法:一般以痛点为中心,直刺一针,得气后,再在其两旁（或上下或左右）0.5～1寸处斜向刺入两针。针尖靠近直刺的毫针针尖,三针的针刺深度大致相同。

（2）临床应用:与傍针刺的临床应用相近。如骨关节炎、网球肘、梨状肌综合征等。

3. 扬刺法 此法源于《灵枢·官针》,在病变之中心部位直刺一针,然后在其四周（上下左右）各浅刺一针,刺的部位较为分散,故称扬刺。

（1）操作方法:选取病变之中心部位直刺一针,得气后,再于其上下左右（即病变部位的周边）向病变中心各斜刺或沿皮刺一针,五针的针刺深度大致相同。

（2）临床应用:适用于病变范围大、病变位置较浅、寒邪凝滞为主的病证。如风湿痛、皮神经炎、软组织损伤等。近代梅花针叩刺法即为扬刺法的演变。

4. 围刺法 以病变部位为中心,在其边缘多针直刺或平刺,形成包绕病变之势的多针刺法。由扬刺法发展而来,应用更为广泛。

（1）操作方法:根据病变之大小深浅,选择长短适宜毫针,围绕病变区域周边向病变中心或斜刺或平刺数针,进针深浅与针刺方向可根据病变性质和病灶大小决定。

（2）临床应用:适用于局限性肿块、结节、麻木等病证以及部分皮肤病变。如四肢关节软组织损伤、神经性皮炎、荨麻疹、带状疱疹等。

（三）病位深浅刺法

病位深浅刺法是指针刺时依据病变部位深浅,强调必须刺入相对应的组织部位而发挥特定治疗作用的针刺方法。

《素问·调经论》中"病在脉,调之血;病在血,调之络;病在气,调之卫;病在肉,调之分肉;病在筋,调之筋;病在骨,调之骨"为其应用原则。《灵枢·官针》"九刺"、"五刺"、"十二刺"等刺法中的部分内容即属此范畴。

1. 刺皮法 主要有毛刺、直针刺和半刺等法,源于《灵枢·官针》。

（1）操作方法

1）毛刺法:一般认为是多针直刺、浅刺皮肤的操作方法。现多选择皮肤针、滚刺筒等针具进行操作。

2）直针刺法:提捏起穴位处的皮肤,持针沿皮刺入,再沿皮下向病变方向针刺至适当位置的操作方法。近代多称沿皮刺或平刺。"直"是直对病所之意。

3）半刺法:使用短毫针直刺透皮,不刺及血络、肌肉,速刺不留针的操作方法。

（2）临床应用:适用于小儿感冒发热、泄泻、咳喘发作期、肢体麻木、关节扭伤等浅表络脉病证。

（3）注意事项:平刺时要避免针刺过于表浅,导致针刺疼痛。

2. 刺肉法 主要有分刺、合谷刺和浮刺等法,源于《灵枢·官针》。

（1）操作方法

1）分刺法:将毫针刺达肌肉层,施行提插手法,得气为度,提插幅度控制在肌肉间的针刺方法。分肉指附着于骨骼部的肌肉。

2）合谷刺法:将毫针刺达肌肉层后,借助提插手法,将针退至浅层,再依次向左右两旁斜刺,使穴位内部针刺痕迹形如鸡足状的针刺方法。"肉之大会"为谷,意指肌肉丰厚部位。

3）浮刺法:将毫针斜向浅刺至肌肉浅层的针刺方法。

（2）临床应用:适用于风湿痹痛、重症肌无力、肌肉痉挛、肌肉萎缩、肌筋膜炎等肌肉和软组织损伤疾病。其中痿痹瘫痛多用分刺法,肌肤麻木不仁多用合谷刺法,肌肤拘挛疼痛恶寒多用浮刺法。

（3）注意事项:选择肌肉丰厚部位应用本法,提插等动作要和缓连贯自然。

3. 刺筋法　源于《灵枢·官针》,主要有恢刺和关刺等法。

（1）操作方法

1）恢刺法:将毫针刺入病变肌腱的旁边,施行提插手法,得气为度,然后将针退至皮下浅层,同时令病人做关节功能活动以配合治疗的针刺方法。"恢"有恢复原有功能活动之意。

2）关刺法:将毫针刺入关节周围肌腱附着点部位的针刺方法。"关"取四肢筋肉的尽端在关节附近之意。

（2）临床应用:适用于腱鞘囊肿、肌腱损伤、关节炎等肌腱、韧带、关节疾病。

（3）注意事项:针刺关节周围时应避免刺入关节囊。恢刺时要处理好病人肢体活动与毫针留置位置的关系,以免弯针。

4. 刺骨法　源于《灵枢·官针》,主要有短刺和输刺等法。

（1）操作方法

1）短刺法:徐缓进针,边摇动针柄,边逐步深入至骨骼,在骨骼周围做小幅度提插手法,如磨刮骨状的针刺方法。

2）输刺法:直刺进针,迅速刺达骨骼,在骨病部位反复做大幅度提插手法,再逐步退针的针刺方法。

（2）临床应用:适用于颈椎病、骨性关节炎、类风湿关节炎等各种骨痹。

（3）注意事项:该法以深刺为主,在脊柱附近应用时,要防止伤及脊髓等中枢神经部位,或深部大血管。

（四）运动针法

源于《灵枢·官针》,由恢刺、报刺等发展而来。运动针法是指在针刺得气的基础上,医者实施行针手法的同时,令病人活动患处或相关部位,医患配合,以提高临床疗效的针刺方法。本法的特点在于针刺过程中强调病人的运动配合。因其强调医者和病人间的配合互动,又称互动式针刺法。

1. 操作方法

（1）针刺方法:常规针刺操作得气后,医生继续实施或提插或捻转或提插捻转手法1~2分钟,同时指导病人做相关的功能活动,每隔5~10分钟施行针刺手法1次,2~3次为宜。实施行针手法应由弱渐强,并注意观察病人反应,防止过于疼痛或晕针发生。

（2）运动方式:患病部位不同,病人进行功能活动的方式也有所不同。关节部位的运动方式以屈伸、旋转形式为主,如行走、举臂、摇臂甚或负重举臂、手指做精细动作等;五官九窍等部位的运动方式以其生理活动为主,如做吞咽、叩齿、缩肛、发音等动作;内脏或胸腹部的运动方式以呼吸活动为主,例如岔气、胸闷等病证的病人以做胸或腹式深呼吸为主。

无论患者做何种运动方式,其速度都应由慢渐快,幅度由小到大,渐至生理活动极限;可以间歇进行,某些病证可逐步向疼痛明显的方向去强化活动。

(3) 选穴原则:以远道取穴为主。一般是病在上取之下,病在下取之上;病在左取之右,病在右取之左;病在中,取之外。

2. 临床应用　急性腰扭伤、肩关节周围炎、软组织损伤、中风偏瘫等运动障碍性疾病。

3. 注意事项　病人的体位选择要适合活动患处,并有助于保持针刺部位的相对稳定。因需反复施行手法,加之病人的活动,要防止滞针或弯针。

学习小结

1. 学习内容

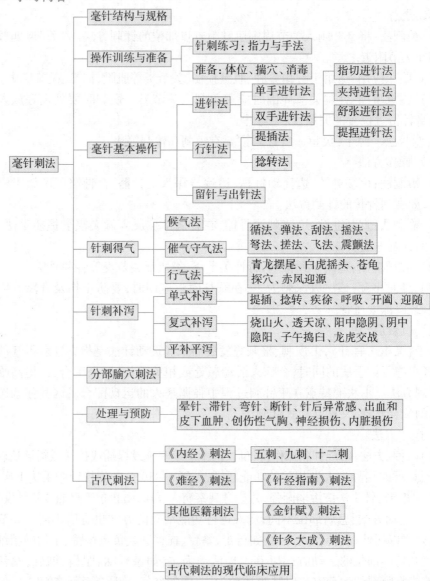

2. 学习方法

学习毫针刺法,既要熟悉毫针刺法从进针到行针、针刺补泻、留针至最后出针的方法和程序,更要在理解治神和守神、针刺得气、针刺补泻等理论的基础上,勤加练习,规范操作,细心体验,熟练技能,才能为针灸临床奠定技术基础。

(甘君学　杨志新　刘海静　蔡荣林)

【复习思考题】

1. 临床针刺时如何选择体位?

2. 如何区别运用双手进针法?

3. 提插法与捻转法的操作各有什么特点?

4. 如何确定针刺的深度?

5. 何谓得气? 得气有何临床意义?

6. 影响得气的因素有哪些? 如何处理?

7. 影响针刺补泻效应的因素有哪些?

8. 怎样针刺脊柱及其周围的腧穴?

9. 晕针的处理方法及预防?

10. 针刺时如何预防创伤性气胸?

11.《内经》中的五刺法、九刺法和十二刺法的操作方法及临床意义是什么?

12. 试述《针经指南》中的单式手法操作以及临床意义。

13.《针灸大成》中的补针要法与泻针要法如何操作? 其注意事项有哪些?

14. 请结合《针灸大成》的透穴针法理论,举例说明在临床中如何运用?

15.《针灸大成》提出的"刺有大小"有何临床意义?

16. 运动针法有何特点? 如何操作?

第三章

灸 法

 学习目的

　　通过灸法的学习,使学生能够掌握灸法的基本概念、灸法的特点;熟悉使用的材料与种类;熟悉灸感、灸量和灸法补泻;掌握灸法的操作技能、治疗作用、临床应用以及注意事项等;了解黄蜡灸、药线灸、药锭灸、药笔灸、药线灸的操作方法、适应范围。

　　学习要点

　　灸法概念;灸法的特点与种类;灸法的各种操作方法;灸法的治疗作用、临床应用与注意事项。

　　灸法是指利用艾叶等易燃材料或药物点燃后,在腧穴或患处进行烧灼或熏熨,借其温热性刺激及药物的作用,温通气血、扶正祛邪,以达到防病治病目的的一种外治方法。

　　灸法同针法一样,都是建立在脏腑、经络、腧穴的理论基础上,通过刺激腧穴来调整经络与脏腑的功能,进而起到防病治病作用的,因而其临床适用范围也非常广泛。由于灸法的刺激因素、作用方式与针法有着明显的不同,其治疗作用与操作特点也与针法不同。

第一节　施灸材料

　　古今施灸的材料,主要以艾叶制成的艾绒为主,但有时也要根据病情的需要采用其他材料。

　　(一)艾叶

　　艾,别名艾蒿、艾草,古时又称冰台、医草、灸草、黄草,为菊科植物,系多年生灌木状草本植物艾的叶,揉之有香气。艾在春季抽茎生长,茎高60~120cm,叶形为叶一至二回羽状分裂,叶片尖端有不规则的粗锯齿,表面灰绿色,背面覆盖有白色丝状毛,秋季开花,头状花序小而多,排成狭长的总状花丛。我国各地普遍野生,以湖北蕲州产者为佳,叶厚而绒多,称为蕲艾。另外,朝鲜、日本、蒙古亦有分布。艾叶作为灸用材料,每年宜于采集在开花前阶段,正值枝叶茂盛时期。由于艾叶辛、苦、温,入脾、肝、肾经,气味芳香,干燥者易燃,燃烧时火力温和,可直透肌肤,具有芳香之气,能理气血、逐寒湿、通经络。据《本草纲目》记载:"艾叶……纯阳也,可以取太阳真火,可以回垂绝元阳……灸之则透诸经而治百种病邪,起沉疴之人为康泰,其功亦大矣。"所以一直被人

笔记

66

们认为是比较理想的施灸材料。

（二）艾绒

艾绒是施灸用的主要材料，是将晒干的艾叶捣碎，除去粗梗，筛掉杂质尘埃，经过加工后制成细软棉绒状的艾制品。艾绒具有其他材料不可比拟的优点：其一，便于撮捏成大小不同的艾炷，易于燃烧；其二，燃烧时热力温和，能穿透皮肤，直达深部；艾叶的药物功效有助于提高临床效果。因此，几千年来一直成为灸法的主要施灸材料。

艾绒质量对施灸的效果有一定影响。质量好，无杂质，干燥，存放久的效力大，疗效好；反之则差。劣质艾绒，生硬而不易团聚，燃烧时火力暴躁，易使患者感觉灼痛，难以忍受，杂质较多的艾绒燃烧时常有爆裂的弊端，散落燃烧的艾绒易灼伤皮肤，甚者引燃衣物，须加注意。新产艾绒内含挥发油质较多，灸时燃烧快，火力过强，燃着后烟大且艾灰易脱落，烧伤皮肤等，故艾绒以陈久者为佳，其点燃后火力较温和，故古人有用"陈艾"之说。李时珍说："凡用艾叶，须用陈旧者，治令细软，谓之熟艾。若生艾，灸火则易伤人肌脉。"古代早有"七年之病，求三年之艾"的说法。故艾绒在制成后须经过一段时间的储藏。由于其性吸水，易于受潮，如保藏不善，则易霉变虫蛀，影响燃烧。故平时应于干燥之处保藏，或密闭于干燥的容器内存放。每年当天气晴朗时要重复曝晒几次，以防受潮和霉烂。

知识拓展

艾绒的制作方法：在农历每年 4～5 月间，当叶盛花未开时，采集新鲜肥厚的艾叶。采收时将艾叶摘下或连枝割下，放置日光下曝晒干燥。如宋·苏颂《本草图经》说："初春布地生苗，茎类蒿而叶皆白，以苗短者为佳。三月三日，五月五日，采集暴干，经陈久者方可用。"艾叶晒干后，放入石臼或其他器械中反复用捣椿压碎，使之细碎如棉絮状，筛去杂梗和泥沙即成淡黄色洁净细软的艾绒。《本草纲目》指出："拣去净叶，扬去尘屑，入石臼内，木杵捣熟，箩去渣滓，去白者再捣，至柔烂如绵为度。用时焙躁，则灸火得力。"按加工（捣筛）程度不同，分粗细几种等级，临床根据病情的需要而选用。一般直接灸多用细艾绒，而间接灸可采用粗艾绒。现代多采用机器进行干燥、捣制，制作的艾绒更加细软（图 3-1）。

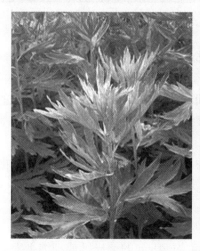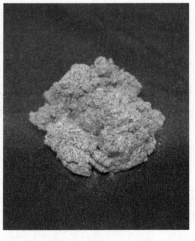

图 3-1　鲜艾叶与艾绒

（三）艾炷

艾炷即以艾绒为材料制成的圆锥形小体,目前临床广泛应用。艾炷又称"艾团"、"艾丸"、"艾圆"等。古代的艾灸以艾炷灸最为盛行。每烧尽一个艾炷,称为一壮。

艾炷的大小,古代多以物比喻,最小者如黍米大,最大者如鸡卵大,常用者如麦粒大、黄豆大、蚕豆大。如麦粒大艾炷的高和炷底直径均为0.3cm;如黄豆大或半个枣核大艾炷的高和炷底直径均为0.5cm;如蚕豆大艾炷的高和炷底直径均为1cm。现代分为大、中、小三号。一般情况下,大号艾炷如蚕豆大;中号艾炷如黄豆大或半个枣核大;小号艾炷如麦粒大。临床应用时,大、中、小艾炷的大小并非固定不变。现在临床常用的隔物灸艾炷,其底直径为2cm,高2cm,施灸时,每燃烧1个艾炷即称为1壮。

传统艾炷的制作:一般用手捏或捻。根据所制艾炷的大小取适量的艾绒,放在桌面上,用拇、食、中三指一边捏,一边旋转,把艾绒捏成上尖下平的圆锥形小体即成;小号艾炷的制作,可用拇、食二指搓捻而成。手工制作艾炷要求紧实均匀,大小一致(图3-2)。

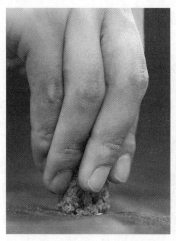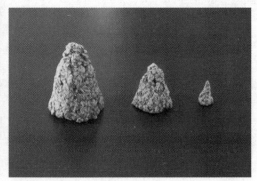

图3-2　手工制作艾炷法

艾炷器制作:艾炷器由艾炷模、压棒和探针三部分组成,艾炷模多由铜铸或有机玻璃制成,模上有锥形空洞,洞下留一小孔透至背面。制作时将艾绒放入艾炷器的空洞中,然后用压棒直插孔内压紧,即成为圆锥形小体。再用探针从艾炷模背后的小孔中,将艾炷顶出即成。用艾炷器制作的艾炷,艾绒紧实,大小一致,便于使用(图3-3)。

（四）艾条

艾条又称艾卷,是用艾绒为主要成分卷成的圆柱形长条。根据内含药物的有无,又分为纯艾条(清艾条)和药艾条两种。艾条一般长20cm,直径约1.5cm。因其使用简便,患者可自行施灸,故临床上应用广泛。

艾条的制作方法:

1. 纯艾条　取艾绒25g,平铺在长26cm、宽20cm的桑皮纸或细绵纸上,不加任何药物,将其卷成直径约1.5cm的圆柱形,用蛋清或糨糊封口而成。卷成的艾条松紧要适中,太紧不易燃烧,太松则施灸时易掉火星或灰烬。

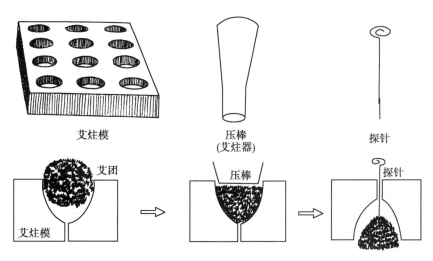

图3-3 艾炷器制作艾炷法

2. 药艾条 在艾绒中掺入其他药物粉末则称"有药艾条"。主要包括普通药艾
条、太乙针、雷火针三种。

（1）普通药艾条：取肉桂、干姜、木香、独活、细辛、白芷、雄黄、苍术、没药、乳香、
川椒等各等份，研成细末。将药末与艾绒混合，每支艾条加药末6g。制法同纯艾条。

（2）雷火针：又称雷火神针（雷火灸），首见于《本草纲目》，附载于"神针火"条之
末。因其操作方式与针相仿，隔数层纸或布实按于腧穴之上，故称之为"针"。用沉香
9g、木香9g、乳香9g、茵陈蒿9g、羌活9g、干姜9g、穿山甲9g，研为细末，过筛后，加入艾
绒94g，麝香少许。取棉皮纸二方，一方平置桌上，一方双折重复于上。铺洁净艾绒于
其上。拿木尺等轻轻叩打使均匀成一平方形，然后将药料均匀铺于艾绒上，卷成爆竹
状，外涂鸡蛋清，以桑皮纸厚糊6~7层，阴干勿令泄气待用。

（3）太乙针：又称太乙神针（太乙灸），其药物配方历代各家记载有异。近代处方
为：人参125g，参三七250g，山羊血62.5g，千年健500g，钻地风500g，肉桂500g，川椒
500g，乳香500g，没药500g，穿山甲（土炮）250g，小茴香500g，蕲艾2000g，甘草1000g，
防风2000g，麝香少许，共研为末。取棉皮纸一层，高方纸二层（纸宽41cm，长40cm），
内置药末25g左右，卷紧成爆竹状，越紧越好，外用桑皮纸厚糊6~7层，阴干待用。

目前一般纯艾条和药艾条均有成品销售，无需自己制作，但若加入特殊处方药物，
则需自制（图3-4）。

（五）其他材料

灸材除了用艾叶制成的艾绒作为
主要材料外，历代医家还针对不同的
疾病，或因特殊情况而采用其他材料
施灸。包括一些天然的易燃物质如灯
心草、桑枝、桃枝、硫磺、竹茹、酒精等；
及特制的灸材如药锭、药捻及黄蜡等，
归之为火热类灸材；而另外一些刺激
性较强的药物如毛茛、斑蝥、白芥子

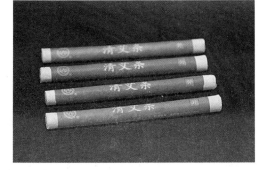

图3-4 艾条

等,亦可作为施灸的材料,归之为非火热类灸材,本书在腧穴贴敷疗法中有叙述。还有一些可作为辅助灸材的,如生姜、大蒜、附子、豆豉及食盐等。

1. 火热类

(1)灯心草:中药名,别名灯心,灯草,为灯心草科灯心草属植物灯心草的茎髓或全草,我国各地均有分布。性味甘、淡,微寒,入心、小肠经。能清心,利尿。因其可用以点油灯而得名,为灯火灸之材料。

(2)黄蜡:中药名,即蜂蜡之黄色者,又名黄占。为蜜蜂科昆虫中华蜜蜂等分泌的蜡质,经精制而成。性味甘、淡、平。能收涩,生肌,止痛,解毒。为黄蜡灸之材料。

(3)桑枝:中药名,别名桑条,为桑科桑属植物桑的嫩枝。性味苦,平,入肝经。能祛风湿,通经络,利水气。为桑枝灸之材料。

(4)硫磺:本品主要用含硫物质或含硫矿物经炼制升华的结晶体。性味酸、热,有毒。归肾、脾经。将本品放于疮面上点燃以灸疥癣、顽癣及阴疽肿毒等,即称硫磺灸。

(5)桃枝:本品为蔷薇科植物桃或山桃的嫩枝,味苦,用燃着的桃枝施灸,可治"心腹冷痛,风寒湿痹,跗骨阴疽"等,即称桃枝灸。

(6)药锭:以多种药物研末和硫磺熔化在一起,制成药锭(药片),作为施灸的材料。

(7)药捻:以多种药物粉末制成药捻,作为施灸材料。

2. 非火热类

(1)毛茛:别名野芹菜、起泡草、老虎脚爪草、自灸,为毛茛科毛茛属植物毛茛的全草和根,我国大部分地区有分布。性味辛,温,有毒。能退黄,截疟,平喘、镇痛。鲜品捣烂后,可敷于穴位,作毛茛灸。

(2)斑蝥:为芫青科斑芫青属动物南方大斑蝥或黄黑小斑蝥的干燥全体,产于河南、广西、安徽、四川、江苏等地。性味辛,温,有大毒,入大肠、小肠、肝、肾经。能攻毒逐瘀。本品含斑蝥素,对皮肤、黏膜有发红、起泡作用,可作斑蝥灸。

(3)白芥子:别名辣菜子,为十字花科欧白芥属植物白芥的种子,产于安徽、河南、山东、四川、河北、陕西、山西等地。性味辛、温,入肺、胃经。能利气豁痰,温胃散寒,通经止痛,散结消肿。其所含的芥子苷水解后,对皮肤有较强的刺激作用。研末可作灸材。

(4)甘遂:为大戟科大戟属植物甘遂的根,产于陕西、甘肃、山东、河南等地。性味苦,寒,有毒,入脾、肺、肾经。泻水饮,破积聚,通二便。研末可作灸材。

(5)蓖麻子:为大戟科植物蓖麻的种子,我国大部分地区有栽培。性味甘、辛、平,有毒,入大肠、肺经。消肿、排脓、拔毒、润肠通便。亦可作灸材。

第二节　灸法分类与操作

灸法的种类十分丰富,一般依据施灸材料可分为艾灸法和非艾灸法两大类。凡以艾为主要施灸材料的均属于艾灸法。艾灸法是灸法的主体,临床应用最为广泛,艾灸依据操作方式的不同,可分为艾炷灸、艾条灸、温针灸、温灸器灸。艾炷灸的使用,根据艾炷是否直接置于皮肤穴位上燃灼,又分为直接灸和间接灸两种。根据不同的使用方法,艾条灸分为悬起灸和实按灸两种。非艾灸类如灯火灸、黄蜡灸、药锭灸、药捻灸、药线灸、药笔灸,以及一些刺激性的药物灸法等。灸法分类可见表3-1。

表 3-1 灸法分类

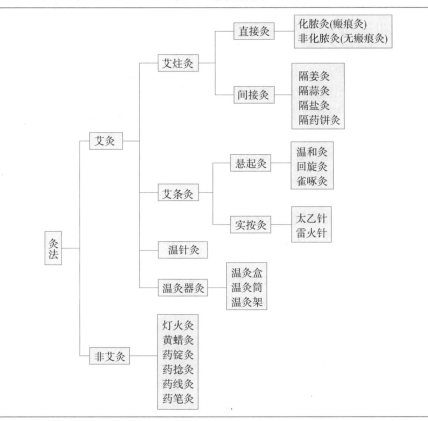

（一）艾炷灸

将艾炷放在穴位上施灸,称为艾炷灸。根据艾炷是否直接置于皮肤穴位上施灸,又分为直接灸和间接灸两种。

1. 直接灸　是将艾炷直接放在皮肤上点燃施灸的方法,又称着肤灸、明灸。根据施灸的程度不同,灸后有无烧伤化脓,直接灸又分为化脓灸(瘢痕灸)和非化脓灸(非瘢痕灸)。

（1）化脓灸:化脓灸法灼伤较重,可使局部皮肤溃破、化脓,并留永久瘢痕,故又称烧灼灸、瘢痕灸。本法古代盛行,而现代多用于一些疑难病证,如慢性哮喘、慢性胃肠病、风湿病等,有较好的临床疗效,但因施灸处皮肤遗留有瘢痕不易被患者接受。化脓灸施灸方法和灸后的处理如下:

1）选择适宜体位与取准施灸穴位:体位对取穴有直接关系,既要注意体位的平整舒适,又要考虑到取穴的准确性。《千金方》曰:"凡点灸法,皆须平直,四肢无使倾倒,灸时孔穴不正,无益于事,徒破皮肉耳。若坐点则坐灸之,卧点而卧灸之……"取准穴后用笔做一标记。

2）施灸:在穴位皮肤上涂少许大蒜汁或姜汁、凡士林等,立即将艾炷(一般用中艾炷或大艾炷)黏附在穴位上,并用线香点燃。待艾炷自然燃尽,用镊子除去艾灰,另换一炷依法再灸。每换一炷需涂蒜汁1次。如此反复,灸完规定的壮数,一般每穴灸

3 壮,或者 5 ~ 9 壮。古人强调用大艾炷,即炷底直径"须三分阔"。

3) 减轻灼痛:化脓灸时,为了减轻患者的烧灼疼痛,可采用以下两种方法:①指压或拍打:术者用双手手指于穴位两旁适度按压,或于穴位附近用力拍打。②局部麻醉:施灸前,可用 1% 盐酸利多卡因 1 ~ 2ml 注射于穴位处皮下进行局麻,1 ~ 5 分钟后再施灸。或取川乌 30g、细辛 30g、花椒 30g、蟾酥 1.8g,用 75% 乙醇 300ml 浸泡 24 小时,取其上清液用棉签涂于穴位上,5 分钟后再施灸。

4) 灸疮处理:施灸后,穴位局部可呈黑茄状,周围有红晕色,继而起水泡,约 7 日左右,皮肤溃烂,出现无菌性化脓,脓液呈白色,此即灸疮。对灸疮的处理,可于灸后立即贴敷玉红膏、伤湿止痛膏或创可贴,可 1 ~ 2 日换贴一次。数天后,灸穴逐渐出现无菌性化脓反应,如脓液多,膏药须勤换;经 35 ~ 45 日,灸疮结痂后脱落,留有永久性瘢痕。如偶尔出现灸疮不愈合者,可采用外科方法予以处理。

5) 灸后调理:灸后应注意休息,避免过度劳累,多食富含蛋白质的食物。应注意局部清洁,以防感染。

化脓灸的关键在于施灸后皮肤化脓形成灸疮,灸疮的形成与疗效有着密切关系。古代灸法,无论是治病,还是保健,一般要求达到化脓,即所谓形成"灸疮",认为能否形成灸疮是取得疗效的关键。

(2) 非化脓灸:本法使用时,以患者温、热感为主,灸后穴位局部皮肤发生红晕或轻微烫伤,灸后不化脓,不留瘢痕,现代应用较多。其方法是,先将施灸部位涂以少量凡士林,然后将小艾炷放在穴位上,并将之点燃,不待艾火烧灼到皮肤,在患者感到灼痛时,即用镊子将艾炷夹去或压灭,更换艾炷再灸,灸完规定的壮数为止,一般每穴灸 3 ~ 7 壮,以局部皮肤出现轻度红晕为度。

本法适应证广泛,一般常见病均可应用,尤其适用于气血虚弱、小儿发育不良、虚寒轻症等。因其灸时痛苦小,且灸后不化脓、不留瘢痕,易为患者所接受。

2. 间接灸　是将艾炷与皮肤之间衬隔某种药物或物品而施灸的一种方法,也称隔物灸、间隔灸。本法根据所隔药物或物品的不同,可分为多种类型。此法具有艾灸和药物的双重作用,火力温和,故患者易于接受。由于间隔物的不同,艾灸量的不同,灸后可以出现化脓或非化脓情况。临床常用的间接灸有隔姜灸、隔盐灸、隔蒜灸、隔药饼灸等。

(1) 隔姜灸:切取厚约 0.2 ~ 0.3cm 的新鲜生姜 1 片,在中心处用针穿刺数孔,上置艾炷放于穴位上,用火点燃施灸,如患者感觉灼热不可忍受时,可将姜片向上提起,稍待片刻,重新放下再灸;或在艾炷与姜片之间再另加一薄片姜衬隔。艾炷燃尽后另换一炷依前法再灸,直到局部皮肤潮红为止。一般每穴灸 5 ~ 7 壮。此法具有温中、散寒、止呕、解表的作用,对风寒咳嗽、慢性泄泻、腹痛、呕吐、风寒湿痹、痛经、恢复期面瘫等均可应用,尤适用于寒证(图 3-5)。

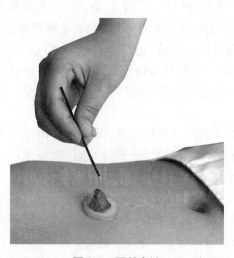

图 3-5　隔姜灸法

(2) 隔盐灸:又称神阙灸,用于脐部

施灸。具体方法是用干燥纯净的食盐末适量,将脐填平,上置艾炷,用火点燃施灸。如患者感到灼痛时即用镊子夹住艾炷,上提片刻,待热消退后,去残炷另换一炷再灸;也可以在食盐和艾炷之间衬隔姜片施灸,至灸完规定的壮数为止。本法具有回阳、救逆、固脱的作用,可治疗急性腹痛、泄泻、痢疾、风湿痹证及阳气下陷、虚脱等证。古代常用于强身健体。

(3)隔蒜灸:用独头蒜或较大的蒜瓣横切成0.2~0.3cm厚的蒜片,中心处用针穿刺数孔,放置于穴位或患处皮肤上,再将艾炷置于蒜片之上,用火点燃施灸。当患者感到灼痛时,可将蒜片向上提起,稍待片刻,重新放下再灸,或在艾炷与蒜片之间再另加一薄片蒜衬隔。艾炷燃尽后另换一炷依前法再灸,直到局部皮肤潮红为止。也可将大蒜捣烂如泥,敷于患处,放置艾炷点燃施灸。本法具有消肿、散结、止痛的作用,多用于未溃之化脓性肿块,如乳痈、疖肿、瘰疬、牛皮癣、神经性皮炎、关节炎、手术后瘢痕等病证。

(4)隔药饼灸:隔药饼灸以隔附子饼灸为多见,具体方法是将生附子研为细末,用黄酒调和制饼,直径1~2cm,约0.3~0.5cm厚,中心处用针穿刺数孔。上置艾炷放于穴位上或患处点燃施灸,当患者感到灼痛时另换一炷再灸,一般每穴灸5~10壮。附子辛温大热,有温肾益火作用,多用来治疗各种气虚、阳虚病证。如灸关元、命门等穴,可用于治疗男性肾阳虚的阳痿、早泄、不育症、女性宫寒不孕、痛经、闭经等。隔附子饼灸还用于治疗溃疡性结肠炎、肠易激综合征、慢性萎缩性胃炎、高脂血症等,以及外科中的疮毒窦道、盲管、久不收口或既不化脓又不消散的阴性虚性外症,多在患处进行施灸,灸至皮肤出现红晕,有利于疮毒的好转。

(5)铺灸:铺灸是指将艾绒铺摊在穴位、经络上,通过燃烧、温熨、热敷、日光照射等各种不同的方法,达到灸疗目的的一类灸法。铺灸临床常用有长蛇灸、大灸等。长蛇灸的具体方法是取大蒜500g,去皮捣成蒜泥。患者俯卧,于其脊柱正中,自大椎穴至腰俞穴经常规消毒后,涂上蒜汁,在脊柱正中线撒上斑麝粉1~1.8g(麝香粉50%,斑蝥粉20%,丁香粉、肉桂粉各15%的比例),粉上再铺以5cm宽、2.5cm高的蒜泥1条,蒜泥条上铺3cm宽、2.5cm高的艾绒(约200g),下宽上尖。形成截面为等腰三角形的长蛇形艾炷。然后,点燃艾炷头、身、尾3点,让其自然烧灼。待艾炷燃尽后,再铺上艾绒复灸,每次灸2~3壮。灸毕,移去蒜泥,用湿热纱布轻轻揩干穴区皮肤。灸后皮肤出现深色潮红,让其自然出水泡,嘱患者不可自行弄破,须严防感染。至第3日,用消毒针具挑出水泡液,覆盖1层消毒纱布。隔日1次涂以复合碘消毒液,直至结痂脱落愈合,一般不留瘢痕。灸后调养1个月。本法民间用来治疗虚劳顽痹、风湿病等(图3-6)。

(二)艾条灸

艾条灸,又称艾卷灸,是用特制的艾条在穴位上熏烤或温熨的施灸方法。如在艾绒中加入辛温芳香药物制成的药艾条施灸,称为药艾条灸。艾条灸分为悬起灸和实按灸两种。

1. 悬起灸 是将点燃的艾条悬于施灸部位之上的一种灸法。一般艾火距皮肤2~3cm,灸10~15分钟,以灸至皮肤温热红晕,而又不致烧伤皮肤为度。根据操作方法的不同,悬起灸又分为温和灸、回旋灸和雀啄灸三种类型。

（1）温和灸：将艾卷的一端点燃，对准施灸的腧穴部位或患处，约距离皮肤 2 ～ 3cm，进行熏烤，使患者局部有温热感而无灼痛为宜，一般每穴灸 10 ～ 15 分钟，至皮肤红晕为度。如遇到昏厥或局部知觉减退的患者及小儿时，医者可将押手的食、中两指置于施灸部位两侧，通过医生的手指来感知患者局部受热程度，以便随时调节施灸距离，掌握施灸时间，防止烫伤（图 3-7）。此法临床应用广泛，适用于一切灸法适用的病症。

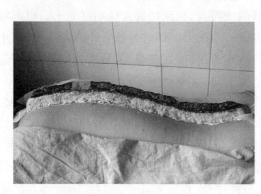

图 3-6　铺灸法

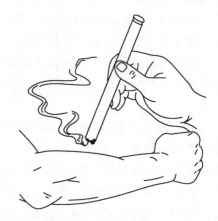

图 3-7　温和灸

（2）雀啄灸：施灸时，艾卷点燃的一端与施灸部位的皮肤并不固定在一定的距离，而是像啄木鸟啄食一样，一上一下地移动（图 3-8）。此法热感较强，适用于患部面积小或小儿疾患、胎位不正等。

（3）回旋灸：施灸时，艾卷点燃的一端与施灸皮肤保持在一定的距离，但位置不固定，而是均匀地向左右或上下方向移动或反复旋转地进行施灸（图 3-9）。此法热感较广，适用于患部面积大或风湿湿痹、瘫痪等。

2. 实按灸　多采用药艾条施灸，古代的太乙针、雷火针等多采用此法。施灸时，先在施灸腧穴或患处垫上布或绵纸数层，然后将药物艾卷的一端点燃，趁热按到施术部位上 1～2 秒，至患者感觉烫不可忍，迅速提起艾条，待热减后再次按压提起。如此反复施术，使热力透达深部，一般每穴每次按灸 7～10 次。由于用途不同，艾绒里掺入的药物处方各异（图 3-10）。此法多适用于顽痹、痿证等。

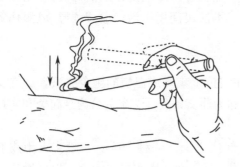

图 3-8　雀啄灸

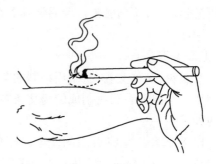

图 3-9　回旋灸

笔记

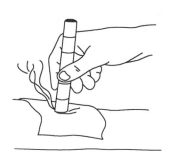

图 3-10 实按灸

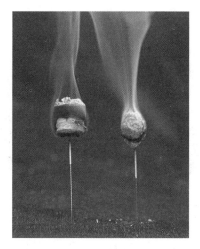

图 3-11 温针灸法

（三）温针灸

温针灸是针刺与艾灸相结合的一种方法。适用于既需要针刺留针,又需施灸的疾病。操作方法为,在针刺得气后,将针留在适当的针刺深度,在针柄上穿置一段长约 1.5cm 的艾卷施灸,或在针尾搓捏少许艾绒点燃施灸,直待燃尽,除去灰烬,再将针取出。其艾绒燃烧的热力,可通过针身传入体内,使其发挥针与灸的双重作用,达到治疗的目的,此法是一种简便易行的针灸并用的方法。应用此法须注意防止艾火脱落,烧伤皮肤或衣物,灸时嘱患者不要移动体位,可在施灸的下方垫一纸片,以防艾火掉落烫伤皮肤(图 3-11)。

（四）温灸器灸

温灸器是用于施灸的器械,常用的有 3 种类型:温灸盒、温灸筒、温灸架,分别称为温灸盒法、温灸筒灸和温灸架灸。

温灸盒是一种特制的盒形灸具,内装艾卷或无烟艾条,每次灸 15 ~ 30 分钟(图 3-12),适用于较大面积的灸治,尤其适用于腰、背、臀、腹等部位。温灸筒为筒状形的金属灸具,常用的有平面式和圆锥式两种。平面式底部面积较大,布有许多小孔,内套有小筒,用于放置艾绒施灸,适用于较大面积的施灸。圆锥式底面收小,只有一个小孔,适用于点灸某一个穴位(图 3-13)。温灸架为架形的灸具,将艾卷的一端点燃,插入灸疗架上的孔内施灸 15 ~ 30 分钟(图 3-14),凡艾条温和灸适宜的病症均可使用。

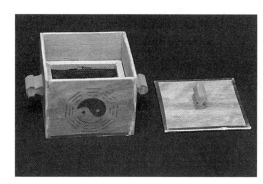
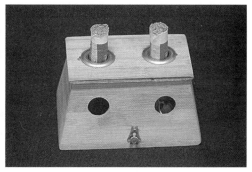

图 3-12 温灸盒灸法

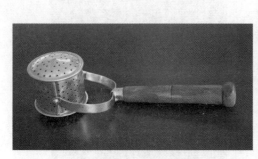
图3-13 温灸筒灸法

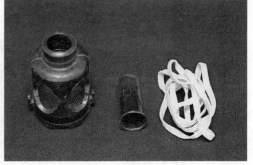
图3-14 温灸架灸法

（五）其他灸法

1. 灯火灸　是灯心草蘸油点燃后快速按在穴位上进行焠烫的方法，又称灯草灸、油捻灸。

操作方法：根据疾病选定穴位后，用水笔作一个标记，取灯心草一根约10cm，将一端浸入植物油中（香油、麻油、苏子油均可）3cm，取出用绵纸吸去浮油，右手拇、食指捏住前1/3处，用明火点燃，火焰不宜过大，将火焰慢慢向穴位移动，并稍停瞬间，待火焰略一变大，则立即垂直接触穴位，一触即离，可听到清脆的"叭"的焠爆声，火焰也随之

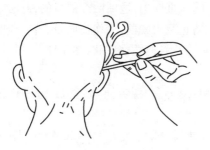
图3-15 灯火灸法

熄灭。一般每穴焠灸2～4次。灸后局部保持清洁，防止感染（图3-15）。

2. 黄蜡灸　是指以黄蜡为施灸材料的施灸方法。

操作方法：取面粉适量，用水调和制成条状，按疮疡范围大小围成一圈，高3～4cm，底部紧贴于皮肤上，以无空隙渗漏为准；圈外用棉布或卫生纸数层覆盖，防止炭火烘肤。圈内填入黄蜡屑0.6～1.0cm厚。用铜勺盛炭火置于黄蜡之上烘烤，使黄蜡熔化。疮疡浅者，皮肤上觉热痛难忍时即移去炭火停灸；疮疡深者，如不觉热痛可再入蜡片，随化随填至圈满为度，仍用炭火使蜡液沸动，初觉有痒感，继之灼热疼痛，于痛不可忍时移去炭火，用少许冷水浇于蜡上，待蜡冷却凝结后将其与面圈、围布一起揭去。

本法适用于灸治各种疮疡，疮浅者1～3次便消，疮深者3～4次即可脓去肿消而愈。

3. 药锭灸　是将多种药品研末，和硫磺熔化在一起，制成药锭放在穴位上，点燃后进行灸治的一种方法。药锭因用药物处方的不同而有阳燧锭、香硫饼、救苦丹等多种类型。临床最为常用的是阳燧锭灸。

操作方法：取蟾酥1.5g、朱砂1.5g、川乌1.5g、草乌1.5g、僵蚕1条（阳燧锭处方），各研细末后和匀；用硫磺45g，置铜勺内用微火熔化，加入以上药末搅匀，离火后再入麝香0.6g，冰片0.3g搅匀。立即倾入湿瓷盘内速荡转成片，待冷却后收入罐内备用。施灸时，用一个直径2cm的圆形薄纸片铺于灸穴上，取药锭一小块如瓜子大，置

笔记

76

于纸片中央,用火点燃药锭,燃至将尽时用纱布将火压熄即可。每穴可灸 1~3 壮。灸后皮肤起水泡,可用消毒针挑破,涂上复合碘消毒液,保护疮面。

本法主要用于灸治痈疽、瘰疬及风湿痹证,多用于局部施灸。

4. 药捻灸　是用多种药物制成药捻施灸的一种方法。《本草纲目拾遗》所载"蓬莱火",即是药捻灸。

操作方法:取西黄、雄黄、乳香、没药、丁香、麝香、火硝各等份,或去西黄加硼砂、草乌。用紫绵纸裹药末,搓捻成紧实的条状,如官香粗细。施灸时,剪取 0.5~1cm 长的一段,以凡士林粘于皮肤上,点燃施灸。

本法主要用于治疗风痹、瘰疬、水胀、膈气等。

5. 药线灸　是流传于广西壮族的一种民间疗法,是壮医的一大特色,系利用广西壮族自治区出产的苎麻卷制成药线,再放在名贵药物溶液中浸泡加工,然后点燃线头,直接施灸于患者体表穴位以治疗疾病的一种方法。

操作方法:用拇、食指持线的一端,并露出线头 0.5~1cm,将露出的线端点燃,如有火焰必须扑灭,只需线头有火星即可。将有火星线端对准选定的穴位,顺应腕和拇指做屈曲动作,拇指(指腹)稳重而敏捷地将火星线头直接点按于穴位上,一按火灭即起为 1 壮,一般每穴灸 1 壮。灸处可有轻微灼热感。

本法临床应用范围较为广泛,对外感、风湿痹证、肩周炎、高血压、面瘫、乳腺小叶增生、肢体瘫痪、脑炎后遗症等均可选穴灸治。

6. 药笔灸　是使用一种特制的点灸笔,点燃后进行施灸的一种灸疗方法。

药笔灸法是在古代"太乙神针"、"雷火神针"以及"阳燧锭"灸法的基础上发展而来,选用了舒筋活络、行血化瘀、祛风镇痛、消炎解毒等 20 余味中药与浸膏压缩成笔形而成。除药笔外,还有配套的药纸,以增强疗效与保护皮肤。

操作方法:将药笔下端点燃,左手将药纸紧铺在穴位皮肤上并固定,右手呈执笔式持药笔,将点燃的灸火隔纸对准穴位行雀啄式点灸 4~5 次。患者局部有虫咬样轻微疼痛。手法轻重宜适中,太轻效果不佳,过重将药纸烧穿易造成烫伤。施灸后立即于局部擦涂少许薄荷油或特制的冰片蟾酥油,以防止起泡及避免出现褐色瘢痕(此种瘢痕不加处理也能很快脱落,不留痕迹)。

本法在临床应用时,根据病情所选取的穴位或患处,可对穴位呈梅花状点灸,对患部呈片状或环状点灸,或按经络循行呈条状点灸,有利于提高治疗效果。本法临床应用范围较为广泛,特别是对各种疼痛性疾病、急性化脓性或非化脓性炎症、高热、高血压、胃肠病等有较好的治疗效果。

第三节　灸感、灸量和灸法补泻

一、灸感

灸感,一般是指施灸时患者的自我感受。同针感一样,灸感既有施灸部位的局部感觉,也有向远处传导或循经传导的感觉。局部的感觉中,化脓灸局部为烧灼疼痛的感觉,其他多数灸法为温热或微有灼痛的感觉。局部的热感也有不同的表现形式,有仅表面有热感的,称为表热;有表面不热或微热而深部较热,称为深热;有表面的热感进一步透达组织深部的,称为透热;有热感以施灸穴位为中心向周围逐渐扩散的,称为扩热。也有局部的热感向远处传导,称为传热;或热感沿着经脉传导的,称为循经感传。灸法的循经感传有时不是热感的传导,而是类似针法经气传导的感觉。在灸感中还有比较特殊的现象,即施灸局部不热或微热而远部较热,或所灸经穴相关的脏腑、器官热以及施灸部位或远离施灸部位产生酸、麻、胀、重、压、痛、冷等非热感觉。灸感的传导与否,与临床疗效有较密切的关系。

灸感的出现或灸感的不同表现方式与多方面的因素有关,如施灸的方法、刺激程度、病情、体质及对热刺激的敏感度等。一般而言,施灸方法与刺激程度的不同,是产生灸感强弱的重要因素,但是同样的施灸方法与刺激程度,由于病情、体质和对热刺激的敏感度不同,会有不同的灸感出现。近年来的研究表明,大凡在施灸中,能够出现透热、扩热、传热、循经感传、局部不热或微热而远部较热等灸感者,多属于对灸法的热刺激较为敏感者,其灸疗的效果也更好,因此有人提出了"热敏灸法"和"腧穴热敏化学说"。

知识拓展

热敏灸疗法,全称为腧穴热敏化悬灸疗法,是以经络理论为指导,采用点燃的艾材产生的艾热悬灸热敏态穴位、激发透热、扩热、传热、局部不(微)热远部热、表面不(微)热深部热、非热感觉等热敏灸感和经气传导,并施以个体化的饱和消敏灸量,从而能大幅度提高艾灸疗效的一种新疗法。

热敏灸疗法在穴位选取上和传统选穴不同,是以感觉法确定最佳施灸部位,同时每穴的施灸时间不是固定不变的,而是因人因病因穴而不同,是以个体化的热敏灸感消失为度的施灸时间,并且强调每次艾灸要达到个体化的消除穴位敏化状态的饱和灸量,其技术的关键可归纳为:探感定位、辨敏施灸、量因人异、敏消量足。

热敏灸疗法临床应用广泛,根据现代文献计量统计发现其共涉及42种病症,分布于11个病症系统,位居前列的是神经系统疾病、肌肉骨骼系统和泌尿生殖系统疾病,开创了一条治疗疾病的内源性热敏调控新途径。

二、灸量

灸量,即施灸的剂量,是指施灸时灸火在皮肤上燃烧所产生的刺激强度,而刺激的强度等于施灸的时间与施灸程度的总和。灸量与疗效密切相关,达到一定的灸量就会产生一定的灸效。灸效,是不同的灸法与不同的灸量协同产生的灸治效果。

古代灸法中,虽然没有"灸量"一词,但有"灸之生熟"之说,生,即少灸,熟,即多灸。少灸与多灸的掌握根据患者的体质、年龄、施灸部位、所患病情等,每次施灸的壮数及累计的壮数是不同的。古人还有一点很强调,即施灸时必须要达到一定的温热程度,才能产生一定的灸感,仅皮表有热感,往往达不到治疗目的,如《医宗金鉴·刺法心法要诀》所说:"凡灸诸病,必火足气到,始能求愈。"

临床上施灸的量,根据不同的灸法有不同的计算方法。一般艾炷灸以艾炷的大小和壮数来定,艾卷灸、温灸器多用时间计算,太乙针、雷火针则以熨灸的次数计算。还有累计施灸的量,即总疗程的灸量。

灸量的掌握要按照年龄大小、病情轻重、体质、施灸部位等综合因素来确定。老年小儿灸量宜小,中青年灸量宜大;病轻者宜小,病重者宜大;患者体质强壮者,每次灸量可大,但累计灸量宜小;患者身体虚弱甚者,每次灸量宜小,但累计灸量宜大;头面、胸背、四肢皮薄肉少处,灸炷均不宜大而多;腰腹、臀部、四肢皮厚肉多处,不妨大炷多壮。若治疗初感风寒等邪气轻浅之证,或上实下虚之疾,欲解表通阳,祛散外邪,或引导气血下行时,不过三、五、七壮已足,炷亦不宜过大;但对沉寒痼冷、元气将脱等证,须扶助阳气、温散寒凝时,则须大炷多壮,尤其对危重证,甚至不计壮数,灸至阳回脉复为止(表3-2)。古代文献中"灸百壮"记载,是指多次灸治的累计数。

表3-2 灸量的掌握

	灸量大	灸量小
年龄	中青年	老年、小儿
体质	体实(单次灸量大,但疗程宜短)	体弱(单次灸量小,但疗程宜长)
部位	腰腹、臀部、四肢皮厚肉多处	头面、胸背、四肢皮薄肉少处
病情	元气欲脱,沉寒痼冷	邪气轻浅,上实下虚

施灸疗程的长短,是灸疗量的另一个因素,可根据病情灵活掌握。急性病疗程较短,有时只需灸治1~2次即可;慢性病疗程较长,可灸治数月乃至一年以上。一般初灸时,每日1次,3次后改为2~3天1次。急性病亦可1天灸2~3次,慢性病需长期灸治者,可隔2~3日灸1次。

影响灸量的关键因素有如下几点:①灸火的大小:灸火的大小是决定单位时间内产生灸量的决定因素。②施灸时间的长短:灸法和用药一样也有量的积累,施灸时间越长,施灸时释放的能量和化学活性物质被机体吸收得越多,即产生的灸量越大。③灸距的长短:灸距是指艾条灸、温灸器灸时灸火至皮肤之间的距离。灸距决定了施灸局部温度的高低和灸材燃烧释放的化学活性物质的吸收。④施灸频度:施灸频度不仅与灸量的积累有关,而且也直接关系到灸法的疗效。

三、灸法补泻

灸法也有"补泻"之说。《灵枢·背腧》曰:"气盛则泻之,虚则补之。以火补者,毋吹其火,须自灭也;以火泻者,疾吹其火,传其艾,须其火灭也。"指出灸法亦须根据辨证施治的原则进行补虚泻实,并提出了艾炷直接灸的具体补泻方法。操作方法:补法是,点燃艾炷后,不吹其火,待其慢慢地燃烧、自然熄灭;泻法是,点燃艾炷后,以口速吹旺其火,快燃速灭(图3-16)。由此看来,补法是火力温和、时间稍长,能使真气聚而不散;泻法是火力较猛而时间较短,能促使邪气消散。

其他的灸法虽没有明确提出补泻,亦可根据施灸时灸火的温和与猛烈、时间的长与短来掌握。具体应用时,还须根据患者的体质和年龄,结合施灸的部位、穴位的性能等灵活运用。

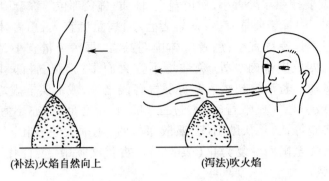

(补法)火焰自然向上　　　　　(泻法)吹火焰

图 3-16　灸法补泻示意图

第四节　灸法的作用和临床应用

一、灸法的作用

1. 温通经络,祛散寒邪　灸法以温热性刺激为主,灸火的热力能透达组织深部,温能助阳通经,又能散寒逐痹。因此,凡阳虚导致的虚寒证或寒邪侵袭导致的实寒证,都是灸法的适用范围,这也是灸法作用的重要特点之一。"温"是灸法的主要刺激因素,通过"温"的作用而达到"通畅"、"通达"、"通调"的治疗效应。

2. 补虚培本,回阳固脱　灸法能增强脏腑的功能,补益气血,填精益髓。因此大凡先天不足、后天失养及大病、久病导致的脏腑功能低下、气血虚弱、中气下陷,皆为灸法的适宜病证。许多慢性疾病适宜于灸法治疗,正是基于灸法的这种补虚培本作用,通过扶正以祛邪而起到治疗与保健作用。另外,灸法对阳气虚脱而出现的大汗淋漓、四肢厥冷、脉微欲绝的脱证有显著的回阳固脱的作用,是古代中医急救术之一。

3. 行气活血,消肿散结　气为血之帅,血随气行,气得温则疾,气行则血行。灸之温热刺激,可使气血调和,营卫通畅,起到行气活血、消肿散结的作用。因此,大凡气血凝滞及形成肿块者均是灸法的适宜病证,如乳痈初起、瘰疬、瘿瘤等。特别是疮疡阴证之日久不溃、久溃不敛者,使用灸法治疗,更有独特的治疗效果。

4. 预防保健,益寿延年　灸法不仅能治病,而且还可以激发人体正气,增强抗病能力,起到预防保健的作用。对于中老年人,于无病时或处于亚健康的状态下,长期坚持灸关元、气海、神阙、足三里、曲池等穴不仅可以预防常见的中老年疾病,如高血压病、中风、糖尿病、冠心病等的发生,还可延缓衰老,达到益寿延年的目的。因此,灸法又有"保健灸法"、"长寿灸法"之称。

二、灸法的临床应用

灸法的应用范围非常广泛,可以治疗经络体表的病证,也可以治疗脏腑器官的病证;可以治疗多种慢性病证,又可治疗一些急证、危重病证;既能治疗多种虚寒证,也可治疗某些实热证。灸法可应用于临床上绝大多数病证的治疗及辅助治疗,尤其对风寒湿痹、寒痰喘咳,以及脏腑虚寒、元阳虚损引起的各种病证,应用广泛,疗效较好。近几十年来也有用于慢性肝炎、恶性肿瘤、艾滋病等的辅助治疗,对于改善症状、减轻放化疗毒副作用等有一定的治疗效果。

关于灸法治疗热证的问题,在历代文献中有不少相关的记载,如汉代张仲景指出热证灸治可引起不良后果,认为阳盛的热证或是阴虚的热证,均不可用灸法。宋代《圣济总录》也指出:"若夫阳病灸之,则为大逆。"清代医家王孟英还提出了"灸可攻阴"之说,把灸法用于热证视为畏途。近代仍有不少学者把热证定为禁灸之列。通考《内经》全文,并无"发热不能用灸"之记载,却有"热病二十九灸"之说;又《素问·六元正纪大论》认为"火郁发之"。灸法可以使血脉扩张,血流加速,腠理宣通,从而达到"火郁发之"散热退热与祛邪外出的目的。明代龚居中在其《红炉点雪》一书中,更是明确指出灸法用于寒热虚实诸症,无往不宜。因此,艾灸疗法并非是"以火济火",而恰恰是"热能行热"。故火热之症,灸亦所宜。

第五节 施灸禁忌与注意事项

施灸时,应向患者详细交待艾灸疗法的操作过程,打消患者对艾灸的恐惧感或紧张感,以取得患者的合作。仍须注意以下各点,以保证其安全有效。

1. 施灸的体位 施灸时,应根据患者的年龄、性别、体质、病情,充分暴露施灸部位,采取舒适的、且能长时间维持的体位,便于医生操作。直接灸宜采取卧位,注意防止晕灸的发生。

2. 施灸的顺序 一般是先灸上部,后灸下部;先灸背部、腰部,后灸腹部;先灸头部,后灸四肢。

3. 禁灸与慎灸 一般空腹、过饱、过饥、极度疲劳时或极度衰竭者不宜施灸,热象明显者宜禁灸。颜面部,心区,体表大血管部和关节肌腱部不可用瘢痕灸。妇女妊娠期,腰骶部和小腹部禁用瘢痕灸,其他灸法也不宜灸量过重。对昏迷肢体麻木不仁及感觉迟钝的患者,勿灸过量,以避免烧伤。

4. 灸疮、灸泡的处理 灸疮的处理,详见"化脓灸"。艾灸局部出现水泡,水泡较小时,宜保护水泡,勿使破裂,一般数日即可吸收自愈。如水泡过大,用注射器从水泡下方穿入,将渗出液吸出后,外用消毒敷料保护,一般数日可痊愈。

5. 环境与防火 施灸过程中,室内宜保持良好的通风,温度适宜。严防艾火烧坏衣服、床单等。施灸完毕,必须把艾火彻底熄灭,以防火灾。

第六节 古代医籍关于灸法的论述

一、《黄帝内经》论灸法

《黄帝内经》(简称《内经》)成书于战国时期,包括了《素问》和《灵枢》两大部分,其中关于灸法的论述涉及36篇,阐明了灸法的一些重要思想、法则及具体应用,如灸

法来源、灸法功用、用灸原则、适应证及禁忌证、灸法补泻、临床应用,等等。纵观全书,其论灸法突出表现在以下四个方面:

（一）灸自北方,艾为灸材

《内经》从地理学角度阐述了中医各种治法的渊源,指出灸法来自于北方。《素问·异法方宜论》言"砭石者,亦从东方来……毒药者,亦从西方来……灸焫者,亦从北方来……九针者,亦从南方来……"灸法的产生,乃由于"北方者,天地所闭藏之域也,其地高陵居,风寒冰冽,其民乐野处而乳食,藏寒生满病,其治宜灸焫。"由此可见,以灸治病,首先利用的是灸火温热之性。"灸焫"疗法,在殷商时即已普遍应用。《内经》时代,"灸焫"疗法已明确以艾为原料。书中灸法的相关论述,均可见"灸"与"艾"相提并论,甚至互换。如《灵枢·经水》曰:"刺之深浅,灸之壮数……天至高,不可度,地至广,不可量……其治以针艾,各调其经气……"

（二）灸适寒证,陷下灸之

因灸艾之温热之性,灸法能用于各种寒证。《灵枢·官能》曰:"厥而寒甚,骨廉陷下,寒过于膝,下陵三里"。《灵枢·刺节真邪》曰:"治厥者,必先熨调和其经"。

灸法有升阳举陷、补中益气、回阳固脱、救逆复脉的功效,能用于阳气虚损之证,《内经》中多次提到"陷下则灸之"。如《灵枢·经脉》中每条经脉证治论述都提到"盛则泻之,虚者补之,热则疾之,寒则留之,陷下则灸之,不盛不虚,以经取之";《灵枢·禁服》言经脉气血多寡时,亦提到"盛则泻之,虚则补之,紧痛则取之分肉,代则取血络且饮药,陷下则灸之,不盛不虚以经取之";并且《灵枢·禁服》中对陷下用灸的机制进行了阐述:"陷下者,脉血结于中,中有着血,血寒,故宜灸之"。

（三）针所不为,灸之所宜

《灵枢·官能》一句"针所不为,灸之所宜",凸显灸法地位和价值,指出针与灸各有特点,也各有优势,并不能完全相互替代。如"上气不足",当以针"推而扬之";"下气不足",当以针"积而从之";而"阴阳皆虚",则当用灸"火自当之","经陷下者,火则当之","结络坚紧,火所治之"。背俞穴下紧临肺、心等重要脏器,用灸较为安全,可灸而不可刺,《灵枢·背腧》中载"……则欲得而验之,按其处,应在中而痛解,乃其腧也。灸之则可,刺之则不可"。虽针与灸各有所用,但两者结合则可相互补充、协同增效。《内经》中亦多处提到针与灸并用的情况。《灵枢·禁服》云:"盛则泻之,虚则补之,紧则先刺而后灸之",指出脉紧则先用针刺而后用灸疗,这些观点对于针灸临床应用具有重要的指导意义。

（四）灸有补泻,治有原则

《内经》中有不少地方指出了灸法应用的一些原则和宜忌。首先,《内经》中提出了"灸分补泻,灸能泻实"的观点。《灵枢·背腧》中云:"气盛则泻之,虚则补之。以火补者,毋吹其火,须自灭也。以火泻者,疾吹其火,传其艾,须其火灭也。"这被认为是灸法补泻术之滥觞,灸徐而火力温则有补虚功效,灸疾而火力猛则有泻实作用。其次,《灵枢·四时气》论述灸治与四时气候的密切关系,灸治当以"得气穴"为重。其载"黄帝问于岐伯曰:夫四时之气,各不同形,百病之起,皆有所生,灸刺之道,何者为定? 岐伯答曰:四时之气,各有所生,灸刺之道,得气穴为定。"再则,对病人体质,医家应心中了然,手中施治与之相应。《灵枢·通天》论:"古之善用针艾者,视人五态乃治之,盛者泻之,虚者补之。"若灸而不顾体质与经脉情况,"灸而过此者,得恶火,则骨枯脉涩。"

对灸治禁忌,《内经》中论述阴阳俱虚、阴阳俱溢的情况不宜用灸,《灵枢·终始》言:"少气者,脉口人迎俱少,而不称尺寸也。如是者,则阴阳俱不足,补阳则阴竭,泻阴则阳脱。如是者,可将以甘药,不可饮以至剂。如此者弗灸,不已者因而泻之,则五藏气坏矣。""人迎与脉口俱盛三倍以上,命曰阴阳俱溢,如是者不开,则血脉闭塞,气无所行,流淫于中,五脏内伤。如此者,因而灸之,则变易而为他病矣。"

二、《针灸甲乙经》论灸法

《针灸甲乙经》为魏晋文人皇甫谧所著,成书于魏晋时期。因其以十天干为分卷序数,故称"甲乙"(以下简称《甲乙经》)。书中专门提到灸疗的记载只有24条,但详载禁灸俞穴一篇,并在各腧穴介绍中言明所灸壮数,及灸刺法。如玄晏先生在序例中申明的:"诸言主之者,可灸可刺,其言刺之者,不可灸,言灸之者,不可刺,亦其例也。"书中还记载使灸疮再发的方法,对后世各家强调用灸必发灸疮的主张影响较大。

(一)详载灸穴,明确灸量

《甲乙经》卷三为腧穴部分,其内容来自《明堂孔穴针灸治要》。共载348穴,其中单穴49个,双穴299个,每个穴位详述其位置、经络关系、针刺深度、灸用壮数及灸刺禁忌。如"本神,在曲差两旁各一寸五分,在发际,足少阳、阳维之会,刺入三分,灸三壮。","通天,一名天臼,在承光后一寸五分,足太阳脉气所发。刺入三分,留七呼,灸三壮。"

(二)临证施灸,有法有度

《甲乙经》中详细记载了临证时宜用灸和不宜用灸的法度。如根据脉象用灸:《卷四·经脉第一上》曰:"紧则先刺而后灸之……陷下者徒灸之。陷下者,其脉血结于其中,中有着血,血寒,故宜灸。"根据经络虚实用灸,《卷七·太阳中风感于寒湿发痉》曰:"络满经虚,灸阴刺阳;经满络虚,刺阴灸阳。"根据生活环境及体质用灸,《卷六·逆顺病本末方宜形志论》曰:"北方风寒冰冽,其民乐野处而乳食,脏寒生病,其治宜灸焫。"

(三)证有禁忌,穴有禁灸

《甲乙经》在灸法的禁忌证中,提出息贲者禁灸,厥逆者禁灸,阴阳俱不足者禁灸。《卷五·针道终始》曰:"若少气者,脉口人迎俱少而不称尺寸。如是者,则阴阳俱不足,补阳则阴竭,泻阴则阳脱,如是者,可将以甘药,不可饮以至剂。如此者弗灸。"

《卷五·针灸第一下》中提出了禁灸腧穴,曰:"头维禁不可灸。承光禁不可灸。脑户禁不可灸。风府禁不可灸。喑门禁不可灸(灸之令人喑)。下关耳中有干适,禁不可灸。耳门耳中有脓,禁不可灸。人迎禁不可灸。丝竹空禁不可灸(灸之不幸令人目小或盲)。承泣禁不可灸。脊中禁不可灸(灸之使人偻)。白环输禁不可灸。乳中禁不可灸。石门女子禁不可灸。气街禁不可灸(灸之不幸不得息)。渊腋禁不可灸

83

（灸之不幸生肿蚀）。经渠禁不可灸（伤人神）。鸠尾禁不可灸。阴市禁不可灸。阳关禁不可灸。天府禁不可灸（使人逆息）。伏兔禁不可灸。地五会禁不可灸（使人瘦）。瘛脉禁不可灸。上灸禁。"《卷三·背自第一椎两傍侠脊各一寸五分下至节凡四十二穴第八》曰："心俞……禁灸。"《卷三·面凡三十九穴第十》曰："素髎……禁灸。"

三、《肘后备急方》论灸法

《肘后备急方》简称《肘后方》，是东晋著名医家葛洪所著。《肘后方》收录的治法以实用易普及为宗旨，认为针法不易为常人掌握，而灸法则操作简便、安全可靠，"又使人用针，自非究习医方，素识明堂流注者，则身中荣卫尚不知其所在，安能用针以治之哉……虽有其方，尤不免残害之疾。"指出灸法："用之有效，不减于贵药。以死未灸者，尤可灸。"究其灸法，特色有三：

（一）急症灸治，用灸有方

葛氏所载疾病俱以急症为主，故其灸法则多见于急症救治。全书共有29篇灸法论述急症，其中救卒病篇22篇，灸法条文82条，占全部灸法条文的78%，所治急症包括猝死、尸厥、卒心腹痛、卒霍乱吐泻、卒发癫狂、卒中风、卒腰胁痛、卒阴肿痛、卒为狂犬所咬、卒短气及卒中虫毒等20余种，涉及内、外、男科等诸多疾病。且有些还将灸方列于首位，如"治卒中五尸方"一节中，就将"灸乳后三寸十四壮"、"灸心下三寸六十壮"、"灸乳下一寸"和"灸指下际数壮"一并列于诸方之前。一些救卒灸法亦被后世沿用，如治卒中风的"灸足大趾下横纹中"、"灸内踝"、"灸季胁头"等见录于《千金要方》中，救治猝死、尸厥，灸人中、承浆、脐中、百会等穴的经验则一直沿用至今。

（二）隔物灸疾，首开先河

《肘后方》是我国记载隔物灸法的最早文献，书中记载了隔蒜灸、隔盐灸、隔瓦甑灸、隔面团椒灸等隔物灸法。其中隔蒜灸运用最多，如："灸肿令消法：取独颗蒜横截厚一分，安肿头上，炷如梧桐子大，灸蒜上百壮，不觉消，数数灸，唯多为善，勿令大热，但觉痛即擎起蒜，蒜焦更换用新者，不用灸损皮肉，如有体干，不须灸。余尝小腹下患大肿，灸即差，每用之，则可大效也。"而隔盐灸有两种方法，一为将盐填脐中，如治霍乱烦闷胀满者，"以盐纳脐中，上灸二七壮。"一为将盐嚼后吐在疮口上再灸，如治毒蛇咬伤"嚼盐唾上讫，灸三壮，复嚼盐，唾之疮上。"隔瓦甑灸是葛氏创造的一种熏灸法，用于治卒中风"若身中製痛不仁，不随处者，取干艾叶一斛许，丸之内瓦甑下，烧艾以熏之，一时间愈矣。"隔面椒灸用于"一切毒肿，疼痛不可忍者：搜面团肿头如钱大，满中安椒，以面饼子盖头上，灸令彻痛，即立止。"《肘后方》中隔物灸为灸法治疗开辟了多样化的发展道路，此后隔物灸法便在此基础上蓬勃地发展起来。

（三）灸疗取穴，简便独特

《肘后方》中提出灸疗取穴原则："灸但言分寸，不名孔穴"，以使"凡人览之，可了其所用。"意指即使不懂医术的人也能按法施用。而最有特色的可谓绳量法，如救尸厥"以绳围其臂腕,男左女右,绳从大椎上度,下行脊上,灸绳头五十壮,活。"此法亦常被后世医家所引用。其他还有竹量法,如"葛氏治卒腰痛诸方,不得俯仰方:正立倚小竹,度其人足下至脐,断竹,及以度后当脊中灸竹上头处,随年壮,毕,藏竹,勿令人得之矣。"指按法,如治卒中五尸腹痛:"以四指尖其痛处,下灸指下际数壮,令人痛,上爪其鼻人中,又爪其心下一寸,多其壮数,取差。"此法亦被后世孙思邈发展为阿是穴法。此外,根据体表标志取穴,如治卒中恶死"灸其唇下宛宛中",治魇寐不寤"灸两足大趾聚毛中",治卒心痛"灸手中央长指端"等。对于痈疽发背,主张"灸其上"。以及"一夫纳"取穴法,如"若吐止而利不止者,灸脐一夫纳中七壮","又云脐下一寸二七壮。"总之,这些方法定位简便,普通百姓易于掌握应用,对灸法的应用推广发挥了极为重要的作用。

四、《针灸大成》论灸法

《针灸大成》是明代著名针灸学家杨继洲所著,对灸法的适用范围分门别类地进行记载,分章节介绍艾灸的取穴,施灸的体位和顺序,灸火的讲究,艾炷的大小及壮数的多少,灸后的调摄,艾灸的禁忌证。杨氏引经据典详细论述,并附上自己的经验和别的医家的不同观点。纵观全书,有以下特点:

(一)施灸要略,灸量体位

杨氏认为施灸时选取艾炷,一般壮年男子、新病体实者宜用大炷;妇女、小儿、老年人,久病体弱者,宜用小炷。从患病施灸部位分,头面、胸背、四肢皮薄肌少之处宜用小炷;腰腹部皮肉厚实之处,可酌情用大炷。"黄帝曰:艾不三分,是谓徒冤,炷务大也。小弱乃小作之","又曰:小儿七日以上,周年以还,炷如雀粪。"

此外,杨氏特别重视灸用壮数的多少,他认为治疗时一定要根据具体情况全面考虑,各适其宜,不可有太过或不足之弊,太过则有伤体质,不足则无达病所。一般少则灸3～5壮,多则灸至数十抑或数百壮。皆视其病之轻重而用之,不可泥一说,而不通其变也。

在施灸体位上,杨氏认为应选择正确体位,要求病人宜平正舒适,这不仅有利于准确点穴,而且有利于艾炷的安放和施灸的顺利完成。若体位不当,施灸时病人易移动体位,造成艾炷倾滑,烫伤皮肤,影响施灸。《千金方》云:"凡灸法,坐点穴,则坐灸;卧点穴,则卧灸;立点穴,则立灸,须四体平直,勿令倾侧,若倾侧不正,徒破好肉耳。"

(二)灸疮适度,重在调摄

在《针灸大成》一书中,杨氏非常注重对灸疮的护理,灸疮即艾灸后灸处皮肤发泡后所致的无菌性化脓状态,其既需要有效地引发之,又需要很好地预防感染。关于灸后调摄的问题,《针灸大成》进行了阐述:"灸后不可就饮茶,恐解火气;及食,恐滞经气,须少停一二时,即宜入室静卧,远人事,远色欲,平心定气,凡百俱要宽解。尤忌大怒、大饥、大饱、受热、冒寒。至于生冷瓜果,亦宜忌之。惟食茹淡养胃之物,使气血通流,艾火逐出病气。若过厚毒味,酗醉,致生痰涎,阻滞病气矣。鲜鱼鸡羊,虽能发火,止可施于初灸,十数日之内,不可加于半月之后。"

学习小结

1. 学习内容

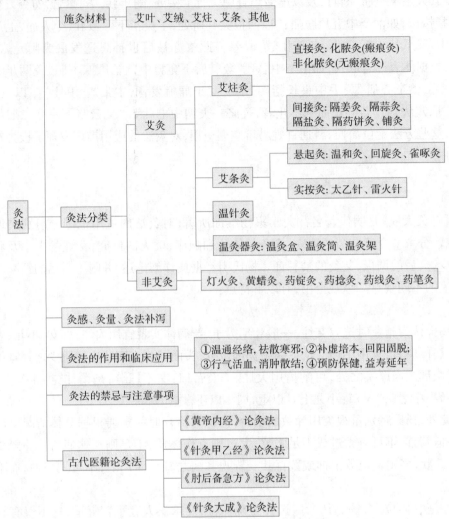

2. 学习方法

本章介绍了灸法的概念和特点,施灸材料,灸法的分类与操作技能,灸感、灸量与灸法补泻,以及灸法的作用与临床应用等;重点与难点是灸法的各种具体操作方法,比如艾灸类的艾炷灸、艾条灸、温针灸等。

(吴焕淦 李璟 迟振海)

【复习思考题】

1. 试述灸法的作用特点和临床应用的关系。
2. 化脓灸法的操作有何注意事项? 灸疮发生后应如何处理?
3. 灸法的种类有很多并各有其特点,临床上如何选择?
4. 何谓灸感? 灸感的出现和临床疗效有何关系?

第四章

拔罐法与刮痧法

学习目的

通过本章的学习使学生能够掌握拔罐法与刮痧法的基本操作技术,掌握拔罐法与刮痧法的注意事项与禁忌;熟悉拔罐法与刮痧法的临床应用;了解砭石疗法。

学习要点

拔罐的概念和特点、罐具的种类、罐的不同吸拔方法、拔罐的运用,以及拔罐法的作用和临床应用;重点与难点在拔罐法的吸拔方法和临床运用,比如火罐法中的闪火法、投火法、贴棉法、滴酒法和架火法等的具体操作,以及闪罐法、走罐法、留罐法、留针拔罐法等在临床上的运用。

第一节 拔 罐 法

拔罐法是以罐为工具,利用燃烧、抽吸、水煮等手段造成罐内负压,使罐具吸附于体表腧穴或患处的一定部位,并保持一定时间,使局部皮肤充血、淤血产生良性刺激,达到调节脏腑、平衡阴阳、疏通经络、防治疾病的一种治疗方法。

古代常以兽角或竹筒做罐具,又名"角法"、"火罐气"、"吸筒疗法"。其最早的文字记载见于我国现存最古的医书《五十二病方》:"牡痔居窍旁……以小角角之……吹而张角,系以小绳,剖以刀……"拔罐法与毫针刺法、灸法在刺激方式、治疗作用、操作方法上均有不同,广泛地用于内、外、妇、儿、皮肤、五官等各科病症。

一、罐具的种类

(一)传统罐具

1. 玻璃罐 玻璃罐由耐热质硬的透明玻璃烧制而成,形如球或笆斗,罐口平滑,口平腔大底圆,口缘稍厚略外翻,内外光滑,大小规格多样。其优点是质地透明,使用时可以随时观察罐内皮肤瘀血的程度,缺点是传热较快,容易摔碎。临床应用广泛(图4-1)。

2. 竹罐 竹罐是用成熟的竹子制成,直径为 3~5cm,长为 6~10cm,中间略呈腰鼓形。其特点是轻巧,价廉,取材容易,制作简单。竹罐容易爆裂漏气,吸拔力不强,且质地不透明,难以观察罐内皮肤的变化情况,不宜用作刺血拔罐法,但有耐煮的特性,在煮药罐法中常用(图4-2)。

3. 陶罐 陶罐又名陶瓷罐,是由陶土烧制而成,罐口平滑,形如木钵。口底稍小、腔大如鼓。有大、中、小和特小几种类型。其优点是吸拔力较大,易于高温消毒,适用于全身各部的拔罐。但是陶罐体较重,易于破碎,且质地不透明,目前使用不太广泛(图4-3)。

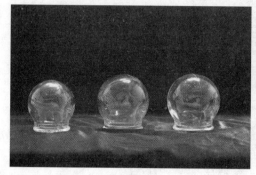

图4-1 玻璃罐

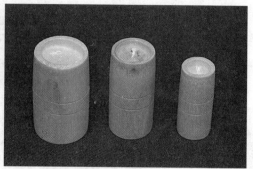

图4-2 竹罐

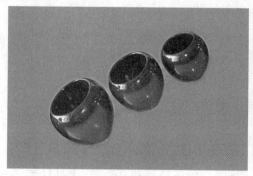

图4-3 陶罐

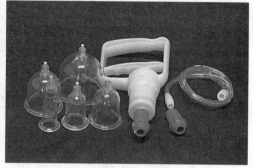

图4-4 抽气罐

（二）新型罐具

1. 抽气罐 抽气罐是用有机玻璃等材料制成的带有抽气装置的罐具,分为罐体和抽气筒两部分,其罐口的大小规格很多。抽气罐分为连体式与分体式两种。抽气罐的特点是可随意调节罐内负压,控制吸力。并可制成小口径,可用于皮薄肉少之处。抽气罐的优点是可以避免烫伤,操作方法简单容易掌握。不足之处是没有火力的温热刺激(图4-4)。

2. 多功能罐 即在拔罐的同时实现其他治疗的现代新型罐。如在罐顶中央安置刺血工具的刺血罐,灸与罐结合的艾灸罐、天灸罐;罐内安有电加热元件的电热罐(电罐);集电疗、磁疗、拔罐等功能于一体的电磁罐;集拔罐、远红外治疗、脉冲电疗三合一的远红外罐疗仪等。有的多功能拔罐仪器能显示负压值,如从 -0.01MPa ~ -0.07MPa等,一般来讲,拔罐负压控制在 -0.02MPa ~ -0.05MPa 对多数人是基本上合适的。

（三）代用罐具

凡是口小腔大,口部光滑平整,能产生一定吸拔力的容器均可用作罐具,如玻璃罐头瓶、玻璃药瓶、杯子、小口碗等。用时需选边沿光滑、无破损者,以免伤及皮肤。

二、罐的吸拔方法

(一)火罐法

火罐法是利用乙醇等燃烧时产生的热力使罐内的气体膨胀而排出罐内部分空气,使罐内气压低于罐外大气压(统称负压),然后将罐吸附于施术部位的皮肤上。火罐法的吸拔力的大小与罐具的大小、罐内燃火的温度和方式、扣罐的时机与速度等因素有关。如罐具深而且大,罐内燃火热度高、扣罐动作快,则罐内负压大,罐的吸拔力就大。火罐法所用的医用乙醇推荐选用95%医用乙醇,其火力比较大,安全性相对高一些。常用的火罐法操作有以下五种。

1. 闪火法　用止血钳或镊子等夹住乙醇棉球(或用7~8号粗铁丝,一头缠绕石棉绳或棉纱布,做成燃烧棒),一手握罐体,罐口斜向下,对准拔罐部位,将棉球点燃后立即伸入罐内转动一定圈数后退出,迅速将罐扣于应拔部位。此法临床常用于留罐法、闪罐法、走罐法等。闪火法不易烫伤皮肤,操作比较安全,且不受体位限制。注意棉球所蘸乙醇宜少,罐口不能沾上乙醇(图4-5)。

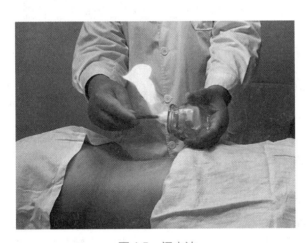

图4-5　闪火法

2. 投火法　将乙醇棉球或易燃纸片(卷)点燃后投入罐内,达到一定火焰时迅速将罐扣于应拔部位。此法要注意先检查罐口与皮肤紧密度,乙醇棉球不可过大,医用乙醇不可过多,保证扣罐后所投之乙醇棉球因缺氧快速熄灭,不至于烫伤皮肤。用纸卷和纸条实施投火法时,最好让纸卷和纸条斜立于罐内侧面,燃烧端朝向罐底,这样可减少火焰烧着皮肤的机会,提高操作的安全性。

3. 贴棉法　将直径1~2cm的乙醇薄棉片,紧贴于罐内壁,点燃后迅速将罐扣于应拔部位。此法操作时棉球不可过大或过小,所蘸乙醇必须适量,乙醇过多时易淌流于罐口,引起皮肤烫伤。

4. 滴酒法　在罐子内壁中段滴上适量的乙醇,转动罐子,使乙醇均匀附于罐子内壁上,乙醇的量以不至于快速流到罐口处为度,点燃乙醇后,迅速将罐扣在选定的部位,即可吸住。

5. 架火法　将不易传热或燃烧的木片、砭石作支架等放置于应拔的腧穴或患处,并固定好,将95%乙醇棉球放置在上面,点燃棉球后,迅速将罐子扣在燃烧的棉球上面,即可吸住。注意支架大小以小于罐口直径三分之二为宜,棉球最好处在罐口的中央,才好安全操作。此法适用于肌肉丰厚而平坦的部位。

（二）水罐法

包括水煮罐法和蒸汽罐法。水煮罐法一般使用竹罐。

1. 水煮罐法　将竹罐放入水中或药液中煮沸2~3分钟,然后用镊子将罐倒置(罐口朝下)夹起,迅速用多层湿冷毛巾捂住罐口片刻,以吸去罐内水液,降低罐口温度,但又能保持罐内热气,趁热将罐拔于应拔部位,并轻按罐具30秒左右,令其吸牢。此法吸拔力较小,但温热作用强,且可罐药结合,适用于留罐法、排罐法等。此法操作要轻、快、准,要掌握好时机,出水后拔罐过快易烫伤皮肤,过慢又易致吸拔力不强。

2. 蒸汽罐法　将水或药液(勿超过壶嘴)在水壶内煮沸后,将罐口对准壶嘴或套于壶嘴的皮管,利用喷出的水蒸气将罐内冷空气排出,迅速将罐扣于应拔部位,用手轻按罐体数秒,使之吸牢。

（三）抽气罐法

先将具有抽气功能的罐紧扣在应拔部位,用抽气筒将罐内的部分空气抽出,使其产生负压,吸拔于皮肤上。或用抽气筒套在塑料杯罐活塞上,将空气抽出,即能吸着。

（四）其他罐法

如挤气罐法、旋拧式拔罐法等,可根据相应的说明书进行操作。

三、拔罐法的运用

（一）拔罐的运用形式

1. 闪罐　用闪火法将罐吸拔于应拔部位,随即拔下,再吸,再拔下,反复吸拔至局部皮肤潮红,或罐体底部发热为度,动作要迅速而准确。常用于走罐之前的放松手法,肌肉较松弛、吸拔不紧或留罐有困难之处,以及局部皮肤麻木或功能减退的虚证病人。适用于治疗风湿痹症、中风后遗症以及肌肤麻木、肌肉萎软等。

2. 留罐　又名坐罐法。将罐吸拔在皮肤上留置一定时间,造成吸拔部位局部瘀血,出现皮肤潮红、暗红甚至紫黑色后,再将罐具取下。罐的留置时间由罐的吸拔力大小、皮肤老嫩厚薄、体质的强弱、年龄等因素而定。年老体弱及儿童留罐时间不宜过长。此法临床运用广泛,适用于临床各科多数病证。

3. 排罐　将多个罐具排列在经脉循行路线的体表位置上行坐罐法,称为排罐法。单次排罐数量的多少,可根据病情、体质决定。年老体弱者排罐数量不宜过多,排罐时间不宜过长。该法多用于腰背部、下肢和腹部。背部膀胱经排罐,可以调节脏腑,适用于腰背痛、保健调养等。腰腹部排罐,可以调节肠胃、减肥等。

4. 走罐　又名推罐法、拉罐法。先于施罐部位涂上润滑剂(常用医用凡士林、医用甘油、液状石蜡或润肤霜等),也可用温水或药液,同时还可将罐口涂上油脂;使用闪火法将罐吸住后,立即用手握住罐体,将罐沿着一定路线反复推拉,推拉罐时罐口在罐的前进方向上稍微向上倾斜,走罐时用力要均匀。适用于病变范围较广、肌肉丰厚而平整的部位,如颈肩部、腰背部、腰骶部、腹部、下肢、足底等。操作时应根据病情与病人体质,调节负压大小及走罐速度。若负压过大或用力过重,病人往往会感觉疼痛难忍,且易损伤皮肤;负压过小,吸拔力不足,罐容易脱落。适用于腰背痛、保健等(图4-6)。

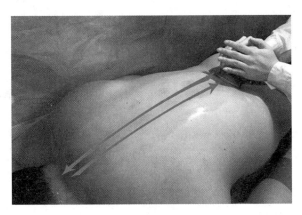

图 4-6 走罐

5. 针罐 是毫针疗法与拔罐疗法的结合。临床多采用留针拔罐与出针拔罐两种形式。

（1）留针拔罐：一般先在穴位处行毫针针刺，待得气后，以毫针为中心行坐罐法。注意所选毫针直径宜在 0.3mm 以上，留针拔罐时毫针针柄不要接触罐底，要充分考虑所施部位的安全性，注意针刺角度、深度的把握，宜用直刺法。适用于热证、实证、实寒证、瘀血证及某些皮肤病症（图 4-7）。

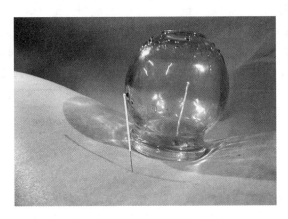

图 4-7 留针拔罐

（2）出针拔罐：在毫针针刺出针后，立即于针刺部位拔罐，留置规定时间后起罐，起罐后再用消毒棉球将拔罐处擦净。该法较留针拔罐的刺激量小，操作相对安全一些。

6. 刺络拔罐 是刺络放血疗法与拔罐疗法的结合。刺络放血的工具可选择三棱针、火针、皮肤针、粗毫针或专用刺血器等，刺络放血的部位一般选择腧穴、反应点、体表瘀积的浅静脉或患处。刺络拔罐的目的是尽可能排出体内瘀血，祛除邪气。因此，刺络放血后，若出血较多，如"血出而射者"，则待血由射出转为流出不畅时再拔罐，可反复拔罐，机体会自动止血。起罐后用消毒棉球擦净血迹。此法尤其适用于带状疱疹、丹毒、痤疮、静脉曲张、软组织急慢性损伤、大多数痛症如腰椎间盘突出症等。

7. 药罐 是中药外用与拔罐疗法的结合。常见的有贮药罐法和煮药罐法。药物的选择以辨证为依据。

(1) 贮药罐法:是将预先制好的中药药液(水煎液、酒浸液等),置于罐具内,再进行吸拔,以起到药物的作用与拔罐的作用相结合的双重效果。每次贮入罐内的药液不宜过多。可用闪火法拔罐或用抽气罐。为便于操作,可简化为将药液涂抹在应拔部位后再拔罐,这样可称为抹药罐法。若是酒浸液,不可用闪火法吸拔罐。该法对皮肤病、颈腰椎病有较好疗效。

(2) 煮药罐法:先将药物煎煮好,然后将竹罐放入药液中稍煮一会儿,用镊子夹出竹罐稍微甩干后迅速将罐扣于应拔部位。注意竹罐不宜长时间煮在药液里,拔罐前宜用毛巾擦干罐口,以防烫伤皮肤。该法多采用排罐法,用以治疗寒湿久痹、颈肩腰背痛、坐骨神经痛等症。

（二）拔罐的刺激量

拔罐的罐斑能一定程度上反映刺激量的大小及病症性质。所谓罐斑,又称为罐印、痧斑,是指拔罐后拔罐部位出现的皮肤颜色与形态的改变。罐斑与拔罐的操作、人体体质、病情等因素有关。一般情况下,罐的吸拔力度轻、留罐时间短,拔罐后局部皮肤可出现潮红色充血,称为充血罐,多具有温阳益气、温经散寒的作用;罐的吸拔力度重、留罐时间长,拔罐后局部皮肤可出现紫红色、暗紫色瘀斑,可称为瘀血罐,多具有活血化瘀、清热除湿、祛邪拔毒的作用。临床不可一味追求拔罐后局部出现瘀斑,以免反复过重拔罐引起的局部损伤。

（三）起罐方法

1. 闪罐的起罐方法　拔罐后在完全吸紧前,即垂直于体表用力拔下罐即可。

2. 留罐的起罐方法　一手握住罐的底部稍倾斜,另一手将拇指或食指按压罐口边缘的皮肤,使罐口与皮肤之间产生空隙,空气进入罐内即可将罐取下。

3. 抽气罐起罐方法　将抽气罐上方的塞帽向上提起,使空气注入罐内,罐具即可脱落。也可用留罐的起罐方法起罐。

四、拔罐的作用和临床应用

（一）拔罐的作用

拔罐具有力的刺激调整作用,火罐法、水罐法还具有温热作用。拔罐既可以治病防病,也可用于保健强身。总体来说,拔罐法具有清热除湿、散寒止痛、活血化瘀、祛风解表、行气消肿、拔毒排脓等作用。不同的拔罐运用方式,作用稍有区别,闪罐的祛风解表作用较强,刺络拔罐的清热活血拔毒作用较强,药罐的散寒除湿作用较强。

（二）拔罐的临床应用

拔罐的适用范围非常广泛。一般说来,能够针灸、按摩、中医药治疗的各科疾病,都可以使用拔罐疗法,尤其对于各种疼痛类疾病、软组织损伤、风寒湿热痹证,以及脏腑功能失调、经脉闭阻不通所引起的各种病证均有较好的疗效。临床上使用已从早期的疮疡发展到包括内科、外科、妇科、儿科、皮肤科、五官科等各科疾病的治疗。

五、注意事项和禁忌

（一）注意事项

1. 拔罐前应充分暴露应拔部位,汗毛密者宜剃去。

笔记

2. 拔罐时嘱病人不要移动体位，以免罐具脱落。拔罐数目多时，罐具之间的距离不宜太近，以免罐具牵拉皮肤产生疼痛，或因罐具间互相挤压而脱落。

3. 老年、儿童、体质虚弱及初次接受治疗者，拔罐数量宜少，留罐时间宜短，以卧位为宜。

4. 注意吸拔力过大、吸拔时间过久，可能使拔罐部位的皮肤起泡。若不慎起泡，可用干净毫针刺破泡壁，放出泡内液体，然后用消毒纱布覆盖，待自然愈合。嘱咐病人在泡结痂愈合前不可沾水。

5. 注意新型罐具的安全使用。使用电罐、磁罐时，应注意询问病人是否带有心脏起搏器等金属物件，有佩戴者应禁用。

6. 拔罐动作要轻、快、稳、准。用于燃火的乙醇棉球吸含乙醇不可过多，以免滴落到皮肤上造成烧烫伤。若不慎出现烧烫伤，应按外科烧烫伤处理。

7. 注意防止晕罐。晕罐是指拔罐过程中出现头晕、胸闷、恶心欲呕、肢体发软、冷汗淋漓，甚者晕厥等现象。晕罐的发生多因饥饿、劳累、紧张等状态下拔罐引起。处理方法是立即起罐，使病人呈头低脚高卧位，可饮用温开水或温糖水，或掐水沟穴等，密切注意血压、心率变化，严重时按晕厥处理。

（二）禁忌

1. 有严重肺气肿的病人、自发性气胸患者，背部及胸部不宜拔罐；心力衰竭病人及人体心尖区、体表大动脉搏动处不宜拔罐。

2. 有出血倾向的病人如白血病、血小板减少性紫癜、血友病等。

3. 眼、耳、口、鼻、前后阴等孔窍处；皮肤有严重的溃疡、破裂处；局部原因不明的肿块。

4. 婴幼儿；孕妇的腰骶、腹部不宜拔罐。

5. 过饥、醉酒、过饱、过度疲劳者及严重的精神病分裂症、狂躁症等不能配合者不宜拔罐。抽搐和痉挛发作时，也不宜拔罐。

第二节　刮痧法

刮痧法是用特制的器具，依据中医经络腧穴理论，在体表进行相应的手法刮拭，以达防治疾病的方法。

刮痧古称"戛法"，属于砭术，起源于民间，历史悠久，砭与针、灸、药是中医治病体系里的重要组成部分。"痧"字从"沙"衍变而来，最早"沙"是指一种病证。刮痧可以扩张毛细血管，增加汗腺分泌，促进血液循环，对于疼痛性疾病、骨关节退行性疾病和神经、肌肉、血管性疾病等均有较好的防治效果。刮痧可起到调整经气，解除疲劳，增加免疫功能的作用。刮痧具有操作简便、易学易懂、经济安全、取效迅捷、易于普及的特点，广泛应用于内、外、妇、儿、五官等各科疾病。

一、刮痧工具的种类和介质

（一）刮痧板种类

1. 按材质分类

（1）水牛角材质：是目前临床上最常用的刮痧工具，用天然水牛角加工制成。水牛角辛、咸、寒,具有清热、解毒、化瘀、消肿的作用。其优点是天然无毒,取材容易,价格较低,加工简便,但受潮会弯曲变形。

(2)玉石材质:用玉石材料加工而成。玉性味甘平,入肺经,具有清热、滋阴、安神、健身的功效,常用于美容。其优点是质地光滑,导热性好,皮肤痛感较轻,但易摔碎。

(3)砭石材质:用特殊的砭石加工制成,具有镇静、安神、祛寒的作用。其优点是具有微晶结构,质地光滑细腻,可直接或间接接触人体。

(4)陶瓷材质:用陶瓷材料烧制而成,具有高强度、高硬度、耐高温、防静电的优点,但易摔碎。

(5)其他材质:如贝壳(如蛤壳)、木制品(如木梳)以及边缘光滑的嫩竹板、瓷器片、小汤匙、铜钱、硬币、玻璃,或头发、苎麻等也可作为刮痧用具。

2. 按形状分类(图4-8)

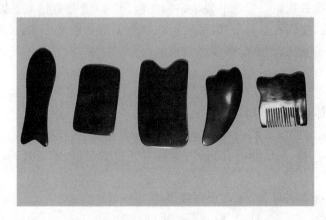

图4-8 刮痧板

(1)椭圆形刮痧板:呈椭圆形或月圆形,边缘光滑,宜用于人体脊柱双侧、腹部和四肢肌肉较丰满部位刮痧。

(2)方形刮痧板:一侧薄而外凸为弧形,对侧厚而内凹为直线形,呈方形,宜用于人体躯干、四肢部位刮痧。

(3)缺口形刮痧板:边缘设置有缺口,以扩大接触面积,减轻疼痛,宜用于手指、足趾、脊柱部位刮痧。

(4)三角形刮痧板:呈三角形,棱角处便于点穴,宜用于胸背部肋间隙、四肢末端部位刮痧。

(5)梳形刮痧板:梳子状,可以保护头发,宜用于头部刮痧。

(二)刮痧介质

刮痧前必须在刮痧部位涂上适量的润滑剂,可减轻疼痛,避免皮肤损伤,增强疗效,即为刮痧介质。目前刮痧介质有如下几种:

1. 刮痧油 中草药与医药油精炼而成的油剂,多采用渗透性强、润滑性好的天然植物油和芳香药物的挥发油,具有清热解毒、活血化瘀、解肌发表、缓解疼痛、帮助透痧以及润滑护肤增效等作用。宜用于成人刮痧,或刮痧面积大者,或皮肤干燥者,是目前临床上最常用的刮痧介质。

2. 刮痧乳　天然植物合成的乳剂,具有改善血液循环、促进新陈代谢、润滑护肤增效的作用。宜用于儿童刮痧,或面部刮痧。

3. 其他介质　植物油、白酒、水、滑石粉及日常生活中一些质地细腻、润滑的物质如润肤霜均可用作刮痧介质。

（三）刮痧板的保存

刮痧板刮拭完毕可用肥皂水洗净或以乙醇擦拭消毒。洗净或消毒后应立即擦干,放置于阴凉处,必要时可在刮痧板上涂一层植物油,然后放在塑料袋或皮套内密封保存。

二、刮痧的操作方法

（一）施术部位及患者体位

1. 刮痧时选择适当的刮痧部位,以经脉循行和病变部位为主,常刮部位有头、颈、肩、背、腰及四肢等。施术部位应尽量暴露,便于操作。

2. 根据病症特点、刮痧部位和患者体质等方面,选择患者舒适持久、术者便于操作的治疗体位。常用的体位有坐位、仰靠坐位、扶持站位、仰卧位、俯卧位、侧卧位等。

（二）环境

刮痧室要求整洁卫生,温度适中,以患者感觉舒适为宜。

（三）消毒

1. 刮痧板　刮痧板使用后应及时消毒,不同材质的刮痧板应用不同的消毒方法,其中水牛角刮痧板宜用1∶1000的新洁尔灭或75%医用乙醇或0.5%的碘伏进行擦拭消毒,砭石、陶瓷、玉石刮痧板除擦拭消毒外,还可高温、高压或煮沸消毒。

2. 部位　刮痧部位应用热毛巾或一次性纸巾,或75%的乙醇棉球或生理盐水棉球进行清洁或消毒。

3. 术者双手应用肥皂水或洗手消毒液清洗干净,或用75%乙醇棉球擦拭清洁。

（四）基本操作方法

1. 持板方法　一般为单手握板,将刮痧板放置掌心,由拇指和食指、中指夹住刮痧板,无名指和小指紧贴刮痧板边角,从刮痧板的两侧和底部三个角度固定刮痧板,要求掌虚指实。刮痧时利用指力和腕力调整刮痧板角度,使刮痧板与皮肤之间呈45°,以肘关节为轴心,前臂做有规律的移动(图4-9)。

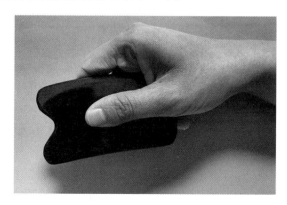

图4-9　持板方法

2. 涂抹刮痧介质　在操作部位涂上刮痧介质后,用刮痧板涂抹均匀。

3. 刮痧的顺序和方向

(1) 刮痧部位顺序:原则为先头面后手足,先背腰后胸腹,先上肢后下肢。全身刮痧者,顺序为头、颈、肩、背腰、上肢、胸腹及下肢;局部刮痧者,如颈部刮痧顺序为头、颈、肩上、肩前、肩后、上肢;背腰部刮痧顺序为背腰正中、脊柱两侧、双下肢。

(2) 刮痧的方向:总原则由上向下、由内向外,单方向刮拭。头部一般采用梳头法,由前向后,或采用散射法,由头顶中心向四周;面部一般由正中向两侧,下颌向外上刮拭;颈背腰部正中、两侧由上往下,肩上由内向外,肩前、肩外、肩后由上向下;胸部正中应由上向下,肋间则应由内向外;腹部则应由上向下,逐步由内向外扩展;四肢一般向末梢方向刮拭,下肢静脉曲张、水肿患者,可从下向上改变刮拭方向。也有强调"顺经络为补,逆经络为泻"的刮法。

4. 刮拭方式　按刮痧板接触体表部位可分为以下几种:

(1) 摩擦法:将刮痧板与皮肤直接紧贴,或隔衣布进行有规律的旋转移动,或直线式往返移动,使皮肤产生热感。宜用于麻木、发凉或绵绵隐痛的部位,如肩胛内侧、腰部和腹部。

(2) 梳刮法:使用刮痧板或刮痧梳从前额发髻处及双侧太阳穴处向后发际处做有规律地单方向刮拭,刮拭板或刮痧梳与皮肤呈45°,如梳头状。宜用于头痛、头晕、疲劳、失眠、紧张等病症。

(3) 点压法:用刮痧板的边角直接点压穴位,力量以患者能承受为度,保持数秒后快速抬起,重复操作5~10次。宜用于肌肉丰满处的穴位或刮痧力量不能深达,或不宜直接刮拭的骨骼关节凹陷部位,如环跳、委中、犊鼻、水沟和背部脊柱棘突之间等。

(4) 按揉法:刮痧板在体表穴位处点压按揉,点下后往返来回或顺逆旋转。操作时紧贴皮肤不移动,每分钟按揉50~100次。宜用于太阳、曲池、足三里、内关、太冲、涌泉、三阴交等穴位。

(5) 角刮法:使用角形刮痧板或使用刮痧板的棱角接触皮肤,与体表呈45°,自上而下或由里向外刮拭,手法要灵活,勿用力过猛而损伤皮肤。宜用于四肢关节、脊柱双侧经筋部位、骨突周围、肩部穴位,如风池、内关、合谷等。

(6) 边刮法:刮痧板的长条棱边与体表接触呈45°进行刮拭。宜用于大面积部位的刮痧,如腹部、背部和下肢等。

此外,按刮拭方向可分为直线刮法、弧线刮法、逆刮法、旋转法、推刮法。还有弹拨法、拍打法、双刮法、揪痧法、挑痧法等特殊刮痧法。

(五) 常见部位刮痧方法

常在人体头部、颈部、肩部、背腰部、胸部、腹部和四肢部位的刮痧,操作方法如下:

1. 头部

(1) 头部两侧刮痧:从头前侧太阳穴附近向风池方向刮拭(胆经)。太阳穴附近开始,绕耳上,向头侧后部乳突和风池方向刮拭,以使患者头部放松、有舒适的感觉为宜。

(2) 头顶部向前刮痧:从头顶部的百会穴向前额方向刮拭(督脉及两侧膀胱经)。先刮拭头顶部正中,从百会穴向前额方向刮拭,再刮拭头顶部两侧。

(3) 头顶部向后刮痧:从头顶部的百会穴向头后部至颈椎方向刮拭(督脉及两侧

膀胱经）。先刮拭头顶部正中,从百会穴向前额方向刮拭,然后刮拭头后部两侧。

2. 颈部

（1）颈部正中刮痧:从颈上的风府穴向大椎穴、陶道穴方向刮拭(督脉)。从风府穴向下刮至大椎穴下的陶道穴,身体消瘦、颈椎棘突明显突出者,宜用刮痧板的边角,由上向下依次点压按揉每一个椎间隙 3~5 次,以局部有酸胀感为宜。

（2）颈部脊柱两侧刮痧:从天柱穴向下刮至风门穴(膀胱经)。宜用直线刮法、重刮法刮拭。风门穴可采用点压法、按揉法。

（3）颈部外侧刮痧:颈部左右两侧分别从风池穴、完骨穴刮至肩井穴(胆经),从肩上过肩井穴并延长至肩头。颈部外侧宜采用轻刮法、直线刮法和弧线刮法刮拭,肩井穴位可采用点压法、按揉法。

3. 肩部

（1）肩上部刮痧:从后发际两侧凹陷处的风池穴向肩井穴、肩髃穴方向刮拭。风池穴、肩井穴可采用点压法、按揉法。

（2）肩胛内侧刮痧:从后发际天柱穴向大杼穴、膈俞穴方向刮拭(膀胱经)。每侧从颈上一直刮至肩胛内侧膈俞穴以下,宜用直线刮法、重手法刮拭。

（3）肩后部刮痧:先用直线轻刮法由内向外刮拭肩胛冈上下,然后用弧线刮法刮肩关节后缘的腋后线。

（4）肩前部刮痧:采用弧线刮法刮拭腋前线。

（5）肩外侧刮痧:术者一手握住患者前臂手腕处,使上肢外展45°,刮拭肩关节外侧的三角肌正中及两侧缘,用重刮、直线刮法刮拭。

4. 背腰部

（1）背腰部正中刮痧:从上向下刮拭背腰部正中(督脉)。采用轻刮法。身体消瘦、椎体棘突明显突出者,宜用刮痧板的边角,由上向下依次点压每一个椎间隙 3~5 次,以局部有酸胀感为宜。

（2）背腰部脊柱两侧刮痧:从上向下刮拭背腰部膀胱经第一、第二侧线之间的区域。从上向下采用直线重刮法刮拭。

5. 胸部

（1）胸部正中刮痧:从天突穴向下刮至剑突处(任脉)。采用轻刮法。

（2）胸部两侧刮痧:用刮痧板薄面边缘,采用轻刮法、角刮法由内向外刮拭,每一肋间隙刮拭 10~20 次为宜,从上向下依次刮至乳根,乳头部位跳过。

6. 腹部

（1）腹部正中刮痧:分别从上脘穴向下刮至中脘穴、下脘穴,从气海穴向下刮至关元穴、中极穴(任脉)。从上向下刮拭,中间绕开肚脐。

（2）腹部两侧刮痧:从肋缘向下刮至小腹部,由内向外依次刮拭肾经、胃经和脾经循行区域。

7. 上肢

（1）上肢外侧刮痧:由上向下依次刮拭大肠经、三焦经和小肠经循行区域。合谷穴、外关穴可采用点压法、按揉法。

（2）上肢内侧刮痧:由上向下依次刮拭肺经、心包经和心经循行区域。内关穴、神门穴可采用点压法、按揉法。

8. 下肢

（1）下肢外、后侧刮痧：以膝关节为界分上下两段分别刮拭，由上向下依次刮拭胃经、胆经和膀胱经循行区域。环跳穴、承山穴可采用点压法、按揉法、弹拨法，委中穴可采用击打法、挑痧法。

（2）下肢内侧刮痧：以膝关节为界分上下两段分别刮拭，由上向下依次刮拭脾经、肝经和肾经循行区域。三阴交、血海穴可采用点压法、按揉法。

（六）刮痧的刺激量

刮痧刺激量与刮拭时的按压力及刮拭的时间、速度有着密切的联系。按压力大、刮拭速度快、作用时间长，则刮拭刺激量大，反之则刺激量小。

1. 刮痧的补泻方法

（1）补法：刮痧时，刮痧板按压力小，刮拭速度较慢，刮痧时间相对较长，刮拭多顺着经脉循行方向，刮拭后常加艾灸。宜用于体弱多病、久病虚弱的虚证患者，或对疼痛敏感者。

（2）泻法：刮痧时，刮痧板按压力大，刮拭速度较快，刮拭时间相对较短，刮拭多逆着经脉循行方向，刮拭后常加拔罐。宜于身体强壮、疾病初期的实证患者以及骨关节疼痛患者。

（3）平补平泻法：介于刮痧补法和刮痧泻法之间。刮痧板按压力度和移动速度适中，时间因人而异。宜用于虚实夹杂体质的患者，尤其适宜于亚健康人群或健康人群的保健刮痧。

2. 刮痧的时间　临床患者病情各异，病程长短不同，病性有寒热虚实之分，亦有年龄、体质等不同，应根据患者具体情况制定不同的刮痧方案。一般每个部位 20～30 次，以患者能耐受或出痧为度，局部刮痧 10～20 分钟，全身刮痧宜 20～30 分钟。初次刮拭时间不宜过长，手法不宜过重。两次刮痧之间宜间隔 3～6 天，或以皮肤上痧退、手压皮肤无痛感为宜，若刮痧部位的痧斑未退，不宜在原部位进行刮拭。急性病以痊愈为止，一般慢性病以 7～10 次为一疗程。

3. 刮痧的力度　刮痧时注意用力要均匀，由轻到重，按力量大小可以分为轻刮法和重刮法。另外，还应注意点、线、面结合，在疏通经脉的同时，加强重点穴位的刺激，并掌握一定的刮拭宽度。

（1）轻刮法：刮痧板接触皮肤时，下压刮拭的力量小，被刮者无疼痛及其他不适感觉，轻刮后皮肤仅出现微红，无瘀斑。此法宜于老年体弱者以及虚证的患者。

（2）重刮法：刮痧板接触皮肤时，下压刮拭的力量较大，以患者能耐受为度。此法宜于腰背部脊柱两侧、下肢软组织较丰富处、青壮年体质较强者以及实证、热证的患者。

4. 刮痧的速度

（1）快刮法：刮拭的频率在 30 次/分钟以上。宜于体质强壮者，主要用于刮拭背部、四肢以及急症、外感病症的患者。

（2）慢刮法：刮拭的频率在 30 次/分钟以内。宜于体质虚弱，主要用于刮拭面部、胸部、腹部、下肢内侧等部位以及慢性、体虚内伤患者。

（3）颤刮法：用刮痧板的边角与体表接触，向下按压，并做快速有节奏的颤动，100 次/分钟以上；或在颤动时逐渐移动刮痧板。宜用于痉挛性疼痛的病症，如胁痛、胃痛、小腹痛和小腿抽筋等。

5. 出痧的程度 一般刮至皮肤出现潮红、紫红色等颜色变化,或出现粟粒状、丘疹样斑点,或片状、条索状斑块等形态变化,并伴有局部热感或轻微疼痛。对一些不易出痧或出痧较少的患者,不可强求出痧。

（七）刮痧后反应

由于体质与病情不同,刮痧部位会出现鲜红色、暗红色、紫色及青黑色的散在、密集分布的斑点、斑块,重者皮下深层能触及大小不一的包块硬结。一般数天后可自行消退。个别患者出痧后 1～2 天有疲劳、低热现象,局部皮肤轻度疼痛、发痒、体表有蚁形感或自感体表向外冒冷气、热气,皮肤表面出现风疹样变化等情况。痧消退的时间与患者体质、病情、出痧部位、痧色深浅有关,一般 5～7 天可消退。

一般情况下,血瘀之证出痧多,实证、热证、出痧多;虚证、寒证出痧少。服药过多者,特别是服用激素类药物不易出痧;肥胖者与肌肉丰满的人不易出痧;阴经较之阳经不易出痧;室温低时不易出痧。

三、刮痧的作用和临床应用

（一）刮痧的作用

刮痧具有调和阴阳、扶正祛邪、疏通经络、活血化瘀、开窍泻热、通达阳气、泻下秽浊、排出毒素等作用。

（二）刮痧的临床应用

刮痧的临床应用范围较广,适用于内、外、妇、儿、五官等各科疾病,还可用于预防疾病和保健强身。如可用于感冒、头疼、失眠、发热、颈肩腰腿痛、黄褐斑、痤疮、耳鸣等病证,还可用于减肥、美容等。尤其对实热或湿热引起的急性"痧症",或因气机闭阻、经络瘀滞所致的疼痛、酸胀类病症效果较好。

四、注意事项和禁忌

（一）注意事项

1. 因人而异 对于初次接受刮痧治疗的患者,应做解释工作,消除其恐惧心理,取得患者配合;勿在病人过饥、过饱及过度紧张的情况下进行刮痧治疗;婴幼儿及老年人,刮拭手法用力宜轻。

2. 刮痧部位或穴位处需暴露皮肤,且刮痧时皮肤汗孔开泄,如遇风寒之邪,邪气可从开泄的毛孔入里,引发新的疾病。故刮痧前要选择空气流通清新的治疗场所,注意保暖,夏季不可在有过堂风的地方刮痧。

3. 体位选择 选择舒适的刮痧体位,以利于刮拭和防止晕刮。

4. 消毒 施术者的双手要消毒。刮痧工具也要严格消毒,防止交叉感染。

5. 刮痧手法 刮拭前须仔细检查刮痧工具,以免刮伤皮肤。刮拭时,被刮拭部位的皮肤要保持润滑,要一边刮拭一边蘸取适量的介质,切忌干刮。刮拭手法要用力均匀,手法由轻到重,以患者能忍受为度,达到出痧为止。不可一味追求出痧而用重手法或延长刮痧时间。痧斑未退的部位,不宜反复刮拭。再次刮痧时间需间隔 3～6 天,以原痧斑消退为准。

6. 晕刮的处理 刮拭过程中,要经常询问患者感受。如遇晕刮,出现精神疲惫、头晕目眩、面色苍白、恶心欲吐,出冷汗、心慌、四肢发凉或血压下降时,应立即停止刮痧,抚慰患者勿紧张,助其平卧,注意保暖,饮温开水或糖水。密切注意血压、心率变化,严重时按晕厥处理。

7. 刮痧后宜饮温水一杯,休息片刻。应禁食生冷、辛辣、油腻之品。为避免风寒之邪侵袭,须待皮肤毛孔闭合恢复原状后,方可洗浴,一般为 3 小时左右。

（二）禁忌

1. 严重心脑血管疾病、肝肾功能不全等疾病出现浮肿者。

2. 有出血倾向的疾病,如严重贫血、血小板减少紫癜、血友病等。

3. 局部有疖肿、痈疮、瘢痕、溃烂、传染性皮肤病等疾病。

4. 新发生的骨折部位、静脉曲张部位、皮下不明原因的包块及未合的小儿囟门等处。

5. 刮痧不配合者,如醉酒、精神分裂症、抽搐等。

6. 特殊部位,如眼睛、口唇、舌体、耳孔、鼻孔、乳头、肚脐、前后二阴以及大血管显现处等部位,孕妇的腹部、腰骶部。

附篇：砭石疗法

砭与针连称,称"箴砭"或"砭箴",或称"针砭"或"砭针"。这说明二者既有区别又有联系。一般认为,"针"由"砭"发展而来。"砭"是一种带有尖头的石刀,《说文》:"砭,以石刺病也"。砭石疗法在《黄帝内经》中与针、灸、药、导引、按跷疗法并列为中医的五大疗法。

砭石疗法又称为砭术,是指使用砭石制品为主进行按摩、温熨等操作的养生保健技术。砭石是一类具有良好生物物理学特性、适合于医疗保健为目的的特殊石头。

一、砭石疗法的起源和发展

砭石疗法是使用砭具进行的医疗方法。早在旧石器时代,古人多在患病及身体不适时,信手抓起一块石头在患部压、擦、刺、刮之后病痛有时竟能缓解,到了新石器时,古人掌握了一些打磨技术,能够制作出比较精致的石器,经过特殊加工制作的"砭石"就成为一种专门的医疗工具,砭石在古代文献中同时具有砭具和砭术的含义。由于制作砭具佳石的匮乏等原因,砭术自东汉以后逐渐失传。20 世纪 90 年代砭术被重新挖掘出来,并诞生了新砭具和新砭石疗法,在山东古泗水流域、安徽灵璧等地所产的优质岩石,原用于制磬,后发现具有一定生物物理学效应,具有医疗保健作用,主要包括微晶结构、超声波和远红外三种特性,且砭石疗法已经形成一套完整的技术。

二、砭具

砭具是各种不同形状的砭石及砭石与其他材料如木材、电子器件、机械振动器件等组合而成的医疗保健工具的总称。根据使用的方法,可分为按摩类砭具、温熨类砭具、割刺类砭具和佩戴类砭具。还可根据砭具的形状和组合方式分为板形砭具、锥棒形砭具、块形砭具、球形砭具、复合砭具、电热砭具和振动砭具等。不同类型的砭具适用于不同的方法和部位,可产生不同的功效,是砭术的主要特色之一。

砭石是优质岩石,含有 30 多种对人体有益的微量元素,锶的含量很高,放射性物质含量极微。微晶灰岩是其主要成分,含量最多的是锶、氧化钙。砭石内部含有巨大的能量场,具有远红外辐射作用和超声波良性调节作用,作用于人体可以产生空化、冲流现象及红外热像,可以加快局部微循环血流速度,作用于远程和深层的组织,达到防病治病的目的。

各种砭具中的砭石部分,其表面应保证平整、光滑,不得有深度裂纹和凹窝,以免在操作时造成人体皮肤的划伤,与其他材料(如木制手柄)的衔接部位应牢固,与电子和机械器件的衔接应安全可靠。用热水浸泡加热砭块时,水温应在 60 ~ 70℃,用电加热砭石时,砭石表面的温度应控制在 37 ~ 53℃。

三、砭术

(一)施术前准备

准备好治疗时所需要的砭具,用 75% 医用乙醇擦拭消毒,大块砭石可用温水擦洗清洁,对电热温熨类砭具要提前加热。指导病人采取合适的体位;加强与病人之间的交流,使其解除不必要的思想顾虑。实施砭术前,首先要使背部等施术部位充分暴露,皮肤保持清洁干燥,无破损、溃疡以及化脓性皮肤病等影响操作的情况。使用砭具操作一般不需要润滑类介质,特殊情况下,可根据病情选择合适的介质,实现辅助作用的效果,可选择红花油、刮痧油、植物油等。

(二)操作方法

砭术操作方法可分为五大类:即摩擦类、摆动类、挤压类、叩击类和熨敷类。摩擦类方法包括刮法、推法、抹法、摩法、擦法;摆动类方法包括揉法、缠法、滚法、划法、拨法;挤压类方法包括点法、按法、振法、拿法;叩击类方法包括拍法、叩法、刹法;熨敷类方法包括温法、清法、感法,此外还有电热砭石温熨法。

(三)治疗时间与疗程

砭石手法治疗时间一般每次 20 ~ 30 分钟,电热砭石温法在达到设定温度后可继续治疗 30 ~ 60 分钟。可根据病情、体质、砭具情况来确定疗程。

四、砭石疗法的作用与注意事项

砭石具有疏通经络、温助阳气、宣导气血、逐寒祛湿、祛瘀止痛、解毒消肿等功效。砭石疗法已广泛应用于内、外、妇、儿、五官等临床各科疾病的治疗及医疗保健当中。

施术时集中注意力,手法要由轻到重,逐渐增加,切忌使用暴力。颈部的侧面进行点揉按压时,颈动脉不可持续按压。不宜使用砭术的情况包括:某些感染性疾病或急性传染病,如丹毒、骨髓炎、急性肝炎、肺结核;有出血倾向者,如血友病或外伤出血者;手法操作区域有烫伤、皮肤病或化脓性感染的病人;急性脊柱损伤诊断不明者,或者不稳定性脊柱骨折以及脊柱重度滑脱的患者;肌腱或韧带完全或部分断裂的患者;妊娠妇女的腰骶部、臀部和腹部在怀孕前 3 个月和后 3 个月应慎施砭术。

学习小结

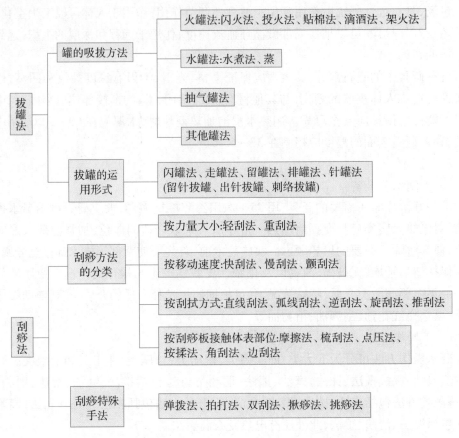

（陈泽林　杨旭光）

【复习思考题】

1. 常用火罐法的操作方法有哪些？各有何特点？
2. 刺络拔罐法在临床上应如何操作？
3. 试举例说明拔罐法的临床应用有哪些？
4. 刮痧的具体操作方法有哪些？简述刮痧时刮拭的顺序与方向。

第五章

特种针具刺法

 学习目的

　　通过本章的学习,使学生掌握三棱针法、皮肤针法、皮内针法、火针法、芒针法、鍉针法的
操作方法、适用范围;熟悉其注意事项;了解各种针法的作用原理以及粗针、浮针、银质针、锋
勾针疗法的操作方法及适用范围。

　　学习要点

　　三棱针法、皮肤针法、皮内针法、火针法、芒针法、鍉针法的操作方法与适用范围;常见病
不同刺法的选择与应用;不同针刺方法的注意事项。

　　针刺不同方法建立在不同针具的基础上,古代医家为了适应临床的需要,研制发明了"九针"。九针的问世,是针具、刺法发展的里程碑,对后世针具与刺法的继承、发扬奠定了基础。在针刺方法中,除毫针刺法外,还有三棱针、皮肤针、皮内针、火针、芒针、鍉针等多种针刺用具及其各自不同的刺法,称之为特种针具刺法。它们各有所长,各具特色,为临床辨证施治、审病选法提供了物质基础。

　　本章就现代临床常用的三棱针法、皮肤针法、皮内针法、火针法、芒针法、鍉针法等特种针具刺法分节介绍。

第一节　三　棱　针　法

　　三棱针法也称刺络泻血法,是用三棱针刺破血络或腧穴,放出适量血液或挤出少量液体,或挑断皮下纤维组织,以治疗疾病的方法。其中放出适量血液以治疗疾病的方法属刺络法或刺血法,又称放血疗法。

　　三棱针由古代九针之一的锋针发展而来。锋针,在古代主要是用于泻血排脓。《灵枢·九针论》中记载锋针"可以泻热出血"。《灵枢·九针十二原》曰:"锋针者,刃三隅以发痼疾"。古人对刺络泻血法非常重视,《素问·血气形志》载:"凡治病必先去其血。"《灵枢·九针十二原》亦云:"宛陈则除之。"《灵枢·官针》中更有"络刺"、"赞刺"、"豹文刺"等法,虽针具、方法不尽相同,但都属于刺络泻血法的范畴。《灵枢·血络论》还进一步阐明了刺络泻血疗法的应用范畴,如血脉"盛坚横以赤","小者如针",

"大者如筋"等。并指出,有明显瘀血现象的才能"泻之万全",可见古人对刺络泻血疗法是有丰富经验的。

一、针具

三棱针一般用不锈钢制成,分为大、中、小三种型号,大号规格 2.6mm×65mm,中号规格 2mm × 65mm,小号规格 1.6mm×65mm,针柄较粗呈圆柱形,针身呈三棱形,尖端三面有刃,针尖锋利(图5-1)。新的针具在使用前应在细磨石上磨至锐利,称为"开口"。三棱针用久会变钝,也应磨至锐利,以减轻进针时病人的痛苦。现在临床多使用一次性三棱针,或使用一次性注射针头和采血针代替。

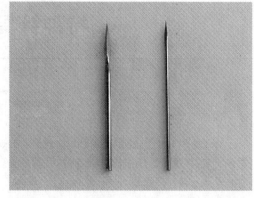

图5-1 三棱针

二、操作方法

(一)操作前准备

针具使用前应行高压消毒,或用 75% 乙醇浸泡 30 分钟。施针前在局部皮肤用 2% 碘酊进行消毒,再用酒精棉脱碘。医者双手先用肥皂水清洗干净,再用 75% 酒精棉球擦拭后戴一次性手套。

现在临床上为了避免因消毒不严引起的交叉感染,多选择一次性针具,或采用一次性注射针头代替三棱针。

(二)持针姿势

一般以右手持针,用拇、食两指捏住针柄中段,中指指腹紧靠针身侧面,露出针尖 2 ~ 3mm(图5-2)。

(三)操作方法

三棱针的操作方法一般分为点刺法、散刺法、挑刺法三种。

1. 点刺法　此法是用三棱针点刺腧穴或血络以治疗疾病的方法。

(1)点刺穴位:即点刺腧穴出血或挤出少量液体的方法(图5-2)。

针刺前,在预定针刺部位上下用左手拇食指向针刺处推按,使血液积聚于点刺部位。常规消毒后,左手拇、食、中三指夹紧被刺部位,右手持针,直刺 2 ~ 3mm,快进快出,轻轻挤压针孔周围,使出血数滴,或挤出少量液体。然后用消毒干棉球按压针孔。为了刺出一定量的血液或液体,点刺穴位的深度不宜太浅。此法多用于指趾末端、面部、耳部的穴位,如十宣、十二井穴等处(图5-3)。

(2)点刺血络:有浅刺和深刺两种。

浅刺:即点刺随病显现的浅表小静脉出血的方法。常规消毒后,右手持针垂直点刺,快进快出,动作要求稳、准、快。一次出血 5 ~ 10ml。此法多用于有小静脉显现的部位,如下肢后面、额部、颞部、足背等部位。

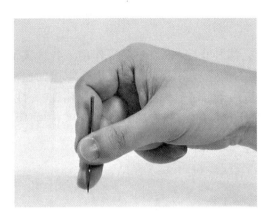

图5-2　持针法

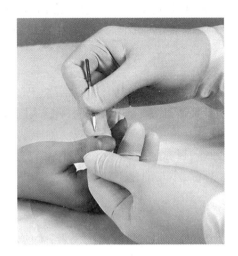

图5-3　点刺法

深刺：即点刺较深、较大静脉放出一定量血液的方法。称为泻血法。先用带子或橡皮管，结扎在针刺部位上端（近心端），然后迅速消毒，针刺时左手拇指压在被针刺部位下端。右手持三棱针对对准被针刺部位的静脉，刺入脉中（1～2mm深）即将针迅速退出，出血停止后，再用消毒棉球按压针孔。本法出血量较大，一次治疗可出血几十甚至上百毫升，多用于肘窝、腘窝的静脉及小静脉瘀滞处（图5-4）。

2. 散刺法　散刺法是在病变局部周围进行点刺的一种方法。根据病变部位大小不同，可刺数针，甚至十余针以上，由病变外缘环形向中心点刺，以促使瘀血或水肿的排泄，达到"宛陈则除之"，通经活络的目的（图5-5）。此法多用于局部瘀血、水肿、顽癣等。针刺深浅根据局部肌肉厚薄、血管深浅而定。

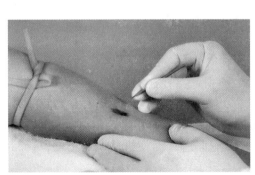

图5-4　泻血法

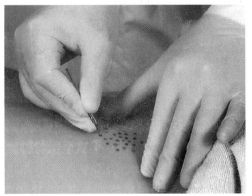

图5-5　散刺法

3. 挑刺法　此法是以三棱针挑断穴位皮下纤维组织以治疗疾病的方法。局部消毒后，左手捏起施术部位皮肤，右手持针先以15°～30°角进入皮肤，挑破皮肤0.2～0.3cm，再将针深入皮下，挑断几根皮下白色纤维组织，并可挤出一定量的血液或少量液体，然后用无菌敷料保护创口以胶布固定。对于一些畏惧疼痛者，可先用2%利多卡因局麻后再挑刺。挑刺的部位可以选用经穴，也可选用奇穴，更多选用阿是穴。在

笔记

选用阳性反应点时,应注意与痣、毛囊炎、色素斑及背俞穴相鉴别。

刺血治疗一般隔2~3天1次,出血量较多的可间隔1~2周1次。

三、适用范围

三棱针刺络法具有通经活络、开窍泻热、消肿止痛、去瘀生新等作用。各种实证、热证、瘀血、疼痛等均可应用,并常用于急症的治疗。采用三棱针放出一定量的血液,有时对疑难杂病有特殊疗效。临床上主要应用于:高热、惊厥、中暑、中风闭证、急性咽喉肿痛、目赤肿痛、头痛、三叉神经痛、高血压、腱鞘炎、顽痹、指(趾)端麻木、痈疖初起、丹毒、小儿消化不良等。

四、注意事项

1. 对于刺血量较大的患者,术前做好解释工作。
2. 注意无菌操作,以防感染。
3. 点刺、散刺时,手法宜轻、浅、快,并根据病症的不同控制出血量(表5-1)。

表5-1　出血量计量

分类	出血量计量
微量	1.0ml 以下(含1.0ml)
少量	1.1~5.0ml(含5.0ml)
中等量	5.1~10.0ml(含10.0ml)
大量	10.0ml 以上

4. 虚证、妇女经期、产后及有自发出血倾向或损伤后出血不止的患者,不宜使用。
5. 避开动脉血管,若误伤动脉出现血肿,以无菌干棉球按压局部止血。
6. 重度下肢静脉曲张处禁用本法。

第二节　皮 肤 针 法

皮肤针法为丛针浅刺法,是以多支短针浅刺人体一定部位(穴位)的一种针刺方法。它是我国古代"半刺"、"浮刺"、"毛刺"、"扬刺"等针法的发展。《灵枢·官针》:"半刺者,浅内而疾发针,无针伤肉,如拔毛状","浮刺者,傍入而浮之,以治肌急而寒者也","毛刺者,刺浮痹皮肤也","扬刺者,正内一,旁内四而浮之,以治寒气之博大者也"。皮肤针法通过叩刺皮部,可以疏通经络、调和气血,促使机体恢复正常,从而达到防治疾病的目的。

一、针具

皮肤针是针头呈小锤形的一种针具,一般针柄长15~19cm,一端附有莲蓬状的针盘,下边散嵌着不锈钢短针。针柄有软柄和硬柄两种类型。根据所嵌针数的不同,又分别称之为梅花针(五支针)、七星针(七支针)、罗汉针(十八支针)等。针尖不宜太锐,应呈松针形。针柄要坚固,全束针尖应平齐,防止偏斜、钩曲、锈蚀和缺损。针具的检查,可用干脱脂棉轻沾针尖,如果针尖有钩或有缺损时则棉絮易被带动(图5-6)。

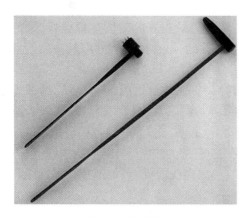

图5-6　七星针

二、操作方法

（一）操作前准备

针刺前针具灭菌，或以75%乙醇浸泡30分钟消毒。施针前在局部皮肤用2%碘酊进行消毒，再用酒精棉脱碘。

（二）持针姿势

软柄和硬柄皮肤针的持针姿势不同（图5-7），分述如下。

1. 硬柄皮肤针　用右手握针柄，以无名指、小指将针柄末端固定于小鱼际处，一般针柄末端露出手掌后2~5cm，以拇中二指夹持针柄，食指置于针柄中段上面。

2. 软柄皮肤针　将针柄末端置于掌心，拇指居上，食指在下，余指呈握拳状固定针柄末端。

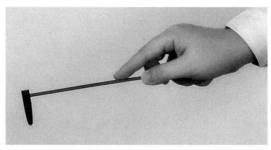

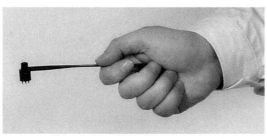

图5-7　硬、软柄皮肤针的持针姿势

（三）叩刺方法

皮肤常规消毒后，针尖对准叩刺部位，运用灵活的腕力垂直叩刺，即将针尖垂直叩击在皮肤上，并立刻弹起。如此反复进行。叩刺时要运用灵活的腕力直刺、弹刺、速刺。不可斜刺、压刺、慢刺、拖刺，避免使用臂力。

（四）刺激强度

根据患者病情、体质、年龄和叩刺部位的不同，可分别采用弱刺激、中等刺激和强刺激。叩刺速度要均匀，防止快慢不一、用力不匀地乱刺。针尖起落要呈垂直方向，即将针垂直地刺下，垂直地提起，如此反复操作；防止针尖斜着刺入和向后拖拉着起针，这样会增加病人的疼痛。针刺部位须准确，按预定应刺部位下针，每一针之间的距离，

笔记

一般在 1.0~1.5cm 之间。

1. 弱刺激　用较轻的腕力叩刺,冲力小,针尖接触皮肤的时间愈短愈好,局部皮肤略见潮红,患者稍有疼痛感觉。适用于年老体弱、小儿、初诊患者,以及头面五官肌肉浅薄处。

2. 强刺激　用较重的腕力叩刺,冲力大,针尖接触皮肤的时间可稍长,局部皮肤可见出血,患者有明显的疼痛感觉。适用于年壮体强,以及肩、背、腰、臀、四肢等肌肉丰厚处。

3. 中等刺激　叩刺的腕力介于强、弱刺激之间,冲力中等,局部皮肤潮红,但无出血,患者觉疼痛。适用于多数患者,除头面五官等肌肉浅薄处,其他部位均可选用。

（五）叩刺部位

可分为三种,循经叩刺、穴位叩刺和局部叩刺三种。

1. 循经叩刺　指沿着与疾病有关的经脉循行路线叩刺。主要用于项、背、腰、骶部的督脉和膀胱经,其次是四肢肘、膝以下的三阴、三阳经。可治疗相应脏腑经络病变。

2. 穴位叩刺　指选取与疾病相关的穴位叩刺。主要用于背俞穴、夹脊穴、某些特定穴和阳性反应点。

3. 局部叩刺　指在病变局部叩刺。如治疗头面五官疾病、关节疾病、局部扭伤、顽癣等疾病可叩刺病变局部。

各部位的具体叩刺顺序:

（1）头部:按督脉、膀胱经、胆经各经的循行,由前发际刺至后发际之脑户、玉枕、风池穴。两侧颞部由上向下叩刺。

（2）项部:由脑户刺至大椎穴之上;由风池穴、天柱穴刺至第六颈椎棘突两旁。

（3）颈部:第一线刺胸锁乳突肌后缘;第二线由胸锁乳突肌前缘向下刺;第三线从下额角后向前刺。

（4）肩胛部:先由肩胛骨内缘从上向下刺,其次在肩胛冈上缘由内向外叩刺;最后由肩胛冈下缘,从内向外叩刺。如举臂困难可着重刺腋窝后上方和前上方的肩关节周围处。脊背部:第一行刺脊柱两侧膀胱经第一侧线;第二行刺脊柱两侧膀胱经第二侧线。

（5）骶部:由尾骨尖向外上方叩刺,每一侧刺三行。

（6）上肢:按手三阴、三阳经循经叩刺,在关节周围可进行环形叩刺。

（7）面部:按局部叩刺。

（8）眼部:第一行从眉头沿眉毛向眉梢部刺;第二行由目内眦经上眼睑刺至瞳子髎;第三行由目内眦经眶下缘刺至瞳子髎。

（9）鼻部:以两侧鼻翼上方软骨部为重点。

（10）耳部:以耳垂后和耳前为重点。

三、适用范围

本法主要用于头痛、鼻塞、失眠、面瘫、斑秃、疱疹后遗痛、哮喘、荨麻疹、肩背痛、腰痛、痹症、痿证、肌肤麻木、呃逆、胃脘痛、腹痛、遗尿、遗精、痛经、小儿惊风、脑瘫等病症。

四、注意事项

1. 注意检查针具,当发现针尖有钩毛或缺损、针锋参差不齐者,须及时处理。

2. 针具及针刺局部皮肤(包括穴位)均应消毒。重刺后,局部皮肤需用酒精棉球消毒并应注意保持针刺局部清洁,以防感染。

3. 操作时运用灵活的腕力垂直叩刺,并立即抬起。避免斜刺、拖刺、压刺。

4. 局部皮肤有创伤、溃疡及瘢痕者,不宜使用本法。

第三节　皮内针法

皮内针法是以皮内针刺入并固定于腧穴部位的皮内或皮下,进行较长时间刺激以治疗疾病的方法。本法源于《素问·离合真邪论》"静以久留"的方法,适用于需要持续留针的慢性疾病以及经常发作的疼痛性疾病。

一、针具

皮内针是用不锈钢制成的小针,有图钉型和麦粒型两种。

（一）图钉型

针身长 2 ~ 3mm,直径 0.28 ~ 0.32mm,针柄呈圆形,其直径 4mm,针身与针柄垂直(图 5-8)。临床以针身长度为 2mm 和针身直径为 0.28mm 者最常用。图钉型也称揿钉型。

（二）麦粒型

针身长 5 ~ 10mm,针身直径 0.28mm,针柄呈圆形,其直径为 3mm,针身与针柄在同一平面(图 5-8)。麦粒型也称颗粒型。

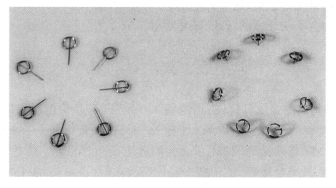

图 5-8　麦粒型皮内针与图钉型皮内针

二、操作方法

（一）操作前准备

针刺前针具灭菌,或以 75% 乙醇浸泡 30 分钟消毒。施针前在局部皮肤用 2% 碘酊进行消毒,再用酒精棉脱碘。

（二）针刺方法

图钉型和麦粒型皮内针的针刺方法有所差异。

1. 图钉型皮内针法　以镊子或持针钳夹住针柄,将针尖对准选定的穴位垂直刺入,然后以 10mm×10mm 胶布将针柄固定于皮肤。此外,也可将针柄放在预先剪好的如前大小的胶布上粘住,用镊子捏起胶布的一角,针尖对准穴位直刺按压固定。此法常用于耳穴和面部穴位。

2. 麦粒型皮内针法　左手拇、食指将穴位的皮肤向两侧撑开绷紧,右手用镊子夹住针柄,针尖对准穴位将针平刺入穴位的真皮。针刺入后,在针柄和相应的皮肤之间,贴一小胶布,然后再用一块较大的胶布覆盖在针柄上。这样就可以保护针身固定于真皮内,以防针具移动或脱落。此法适用于多数穴位。

（三）针刺强度

皮内针埋针的时间,一般为 1～2 天,多者 6～7 天,暑热天不宜超过 2 天,平时注意检查,以防感染。埋针期间,可每天按压数次,以增强刺激量。

三、适用范围

本法适用于一些慢性疾病以及经常发作的疼痛性疾病,如偏头痛、三叉神经痛、面肌痉挛、高血压病、神经衰弱、支气管哮喘、胃脘痛、胆绞痛、关节痛、软组织损伤、月经不调、痛经、小儿遗尿等病症。此外,还可用于戒毒和减肥等。

四、注意事项

1. 埋针宜选用较易固定和不妨碍肢体运动的穴位。
2. 埋针后,若患者感觉局部刺痛,应将针取出重埋或改用其他穴位。
3. 埋针期间,针处不要着水,以免感染。
4. 热天出汗较多,埋针时间不宜过长。
5. 若发现埋针局部感染,应将针取出,并对症处理。
6. 溃疡、炎症、不明原因的肿胀,禁忌埋针。

第四节　火　针　法

火针法是将特制的金属针烧红,迅速刺入一定部位,并快速退出以治疗疾病的方法。火针古称"燔针",火针刺法称为"焠刺"。《灵枢·官针》曰:"焠刺者,刺燔针则取痹也。"张仲景在《伤寒论》中论述了火针的适应证和禁忌证。唐代孙思邈《千金翼方》有"外疖痈疽,针惟令极热"的记载。明代高武在《针灸聚英》中总结了明以前用火针治疗疾病的经验,他不仅详细论述了火针刺法的针具选材、制作、加热方法、刺法、注意事项及其适应证、禁忌证,而且阐述了火针刺法的功效机制等内容。

本法具有温经散寒、通经活络、祛腐生新作用,临床常用于治疗风寒湿痹、痈疽、瘰疬、痣疣等疾病。

一、针具

针具多选用能耐高温的钨合金材料制作,针柄以耐热的非金属材料制成。针体较粗,针头较钝。常用的有单头火针、三头火针。单头火针又有粗细不同,可分为细火针(针头直径约0.5mm)和粗火针(针头直径约1.2mm)。作为针具,以高温下针体硬度高、针柄不易导热为优(图5-9)。

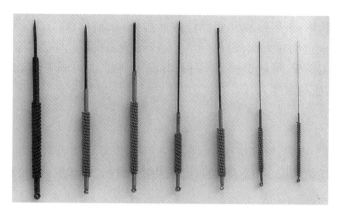

图5-9 火针

二、操作方法

(一)选穴与消毒

1. 选穴 选穴宜少,多以局部穴位为主。

2. 消毒 施针前在穴位局部皮肤常规消毒。

(二)烧针与针刺

1. 烧针 烧针是使用火针的关键步骤。《针灸大成·火针》明确指出:"灯上烧,令通红,用有功。若不红,不能去病,反损于人。"因此,在使用火针前必须将针烧红,可先烧针身,后烧针尖(图5-10)。火针烧灼的程度有三种,根据治疗需要,可将针烧至白亮、通红或微红。若针刺较深,需烧至白亮,否则不易刺入,也不易拔出,而且剧痛。若针刺较浅,可烧至通红。若针刺表浅,烧至微红便可。

2. 针刺 可用左手拿点燃的酒精灯,右手持针,尽量靠近施治部位,烧针后对准穴位垂直点刺,速进速退,用无菌棉球按压针孔,以减少疼痛并防止出血。要求术者全神贯注,动作熟练敏捷。火针的要点是"红"、"准"、"快"。"红"即针一定要烧红,这样的火针具有穿透力强、阻力小的特点,并能缩短进针的时间,减少病人的痛苦。

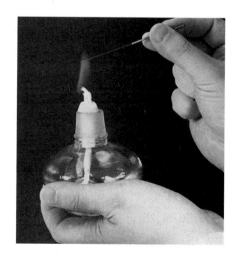

图5-10 烧针

"准"即进针要准,因火针进针后不能再变动,因此进针一定要准确。"快"就是指进针和出针时迅速而敏捷,给患者造成的痛苦少。

3. 出针 起针时医生要手拿消毒干棉球,以备出血。当火针进到一定深度时,应

笔记

迅速出针,目的是减少患者的痛苦。不扩大针孔以免小瘢痕形成。

4. 出针后处理 针孔的处理,视针刺浅深而定,若针刺 1~3 分,一般不需要特殊的处理,若针刺 4~5 分深,可用消毒纱布敷贴,胶布固定 1~2 天。

（三）针刺的深度

应根据病情、体质、年龄和针刺部位的肌肉厚薄、血管深浅、神经分布而定。《针灸大成·火针》说:"切忌太深,恐伤经络,太浅不能去病,惟消息取中耳。"一般而言,四肢、腰腹部针刺稍深,可刺 2~5 分深;胸背部针刺宜浅,可刺 1~2 分深;至于痣疣的针刺深度以其基底的深度为宜。

三、适用范围

本法主要用于痹病、带状疱疹、外阴白斑、中风恢复期和后遗症期、下肢静脉曲张、神经性皮炎、慢性结肠炎、阳痿、痛经、痛疽、痔疮、瘰病、网球肘、腱鞘囊肿、腋臭、象皮腿、疳积和疣、痣等。

四、注意事项

1. 除治疗痣、疣外,面部禁用火针。
2. 有大血管、神经干的部位禁用火针。
3. 血友病和有出血倾向的患者禁用火针。
4. 糖尿病的患者禁用火针,因为其局部创面不易愈合。
5. 针刺后局部呈现红晕或红肿,应避免洗浴;局部发痒,不宜搔抓,以防感染。
6. 对初次接受火针治疗的患者,应做好解释工作,消除恐惧心理,以防晕针。

第五节 芒 针 法

芒针法是用芒针针刺穴位以治疗疾病的方法。芒针出九针之一的长针发展而来,用不锈钢丝制成,因其针身细长如麦芒,故名。常用芒针的长度为 5~8 寸。

芒针刺法有别于其他刺法,操作手法较为复杂,施术者必须练好基本功,掌握穴位局部解剖,操作时双手协同,准确地把握针刺的角度和深度。

本法一般适用于普通毫针难以取得显著疗效,必须用长针深刺的疾病。

一、针具

芒针针体采用不锈钢制成,光滑坚韧,富于弹性。芒针的结构与毫针一样,分为五个部分,即针尖、针体、针根、针柄和针尾。目前临床使用的芒针有 12.5cm、15cm、17.5cm、20cm、25cm、37.5cm 等数种,以长度 12.5~20cm、直径 0.35~0.45mm 的针具最为常用。

二、操作方法

芒针的操作方法应强调双手协同,灵巧配合。针刺的基本步骤如下:

（一）进针

进针采用夹持进针法,避免或减少疼痛。施术时,一方面要分散病人的注意力,消除恐惧心理,另一方面针刺技术必须熟练,以减少患者疼痛。

针刺前穴位局部皮肤常规消毒后,应用毫针的夹持进针法,即刺手持针柄的下段,押手拇食两指用消毒干棉球捏住针体下段,露出针尖,并将针尖对准穴位。当针尖贴近穴位皮肤时,双手配合,压捻结合,迅速刺透表皮,并缓慢将针刺至所需深度(图5-11)。穿皮时手法动作要求敏捷,压手切勿提插,这样可减少患者的疼痛。

（二）手法

芒针的行针多采用捻转法,捻转宜轻巧,捻转的角度不宜过大,一般在180°～360°之间,行针不可单向捻转,否则针体容易缠绕肌纤维和皮肤,产生疼痛。

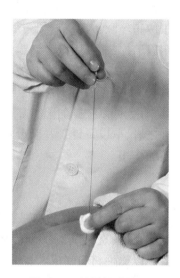

在运用芒针刺法时,还可采用多向刺法,即芒针针刺到一定深度后,变换针刺的角度和方向。在运用多向刺时,可根据穴位局部解剖的不同,用押手的动作改变针刺的角度和方向,以增加刺激强度,提高治疗效果。还可采用透刺法,即从某一穴位进针后,根据穴位的解剖特点和治疗上的需要,采用点(直)刺深透、横刺沿皮斜刺平透等透刺方法。

（三）出针

施术完毕,即可退针。出针的动作应轻柔、缓慢。方法是左手持消毒干棉球轻压在针旁皮肤上,

图5-11　芒针的进针法

右手轻轻捻转,慢慢地提至皮下,然后将针提出,并用干棉球按压针孔,防止出血。

进针、出针是芒针刺法的主要过程之一。进针采用夹持进针法,要求压捻结合,做到灵巧、无痛或微痛。而出针应当提捻交替,以轻柔、缓慢为宜。在整个操作过程中,注意双手的协同,灵活地运用指力和腕力,针体始终处于捻转的状态,以减轻疼痛。

三、适用范围

本法的适用范围与毫针刺法一样,范围较广。又因为芒针体长,其法刺深,所以特别适用于毫针刺法难以取效,必须用长针深刺才能见效的疾病。临床常用于血管性头痛、脑血管病、支气管哮喘、溃疡病、胃下垂、关节炎、多发性神经炎、急性脊髓炎、重症肌无力、三叉神经痛、坐骨神经痛、肩周炎、前列腺肥大、外伤性截瘫、癫痫等。

四、注意事项

1. 对初次接受芒针治疗的病人,应做好解释工作,消除恐惧心理。

2. 选穴宜少,手法宜轻,双手协同。

3. 针刺时动作必须缓慢,切忌快速提插,以免造成损伤血管、神经或内脏等。

4. 由于芒针针体长,刺入深,进针后嘱患者不可移动体位,以免滞针、弯针或断针。

5. 过饥、过饱、过劳、醉酒、年老体弱、孕妇儿童,以及某些难以配合治疗的患者忌针。

6. 针刺项部及背部正中线第一腰椎以上水平的穴位要掌握一定的角度和深度,

以免伤及脑干或脊髓。

7. 医者态度要严肃认真，不可马虎轻率，以免针刺事故的发生。

第六节 锝 针 法

锝针法是以锝针按压经脉和穴位以治疗疾病的方法。锝针为古代九针之一，临床用于按压经脉、穴位，不刺入皮肤。因操作时以推按穴位为主，故又称为推针。本法既可用以治疗，又可用以经络腧穴按压辅助诊断。

《灵枢·九针十二原》说："三曰锝针，长三寸半……锋如黍粟之锐，主按脉勿陷以致其气"。关于锝针的结构和作用，《灵枢·九针论》又进一步明确："……必大其身而员其末，令可以按脉勿陷，以致其气，令邪气独出。"且《灵枢·官针》说："病在脉，气少当补之者，取以锝针于井荥分输。"可见用锝针按压经脉、腧穴，有疏导经络气血、补虚泻实的作用。

一、针具

锝针针体长3.5寸，按古代周尺计算，约合8cm，针身呈圆柱体，针头圆钝光滑呈半球体，针头直径以2~3mm为宜（图5-12）。制针材料多选用金属如不锈钢、黄铜、银等。以磁性材料制成者称磁锝针。形状、长度与小锝针相似，只是针体与针柄间加有微型弹簧，使针体部可根据需要伸缩，称为弹簧锝针。

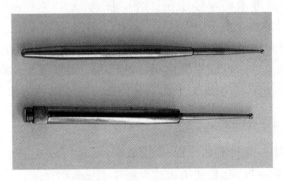

图5-12 锝针

二、操作方法

（一）锝针刺法

以刺手拇、食、中三指持钢笔姿势，紧握针柄。持拿方法是以刺手横握针柄，拇食指用力捏持针柄前部，针体与所按压的经脉或穴位皮肤垂直，每次按压持续1~10分钟，可结合捻转或震颤法。按压后轻轻揉按凹陷。有弱刺激和强刺激两种。

（二）刺激强度

1. 弱刺激 按压用力较小，形成的凹陷浅，按压部位周围发生红晕，治疗时间短，局部有酸胀感。按压时结合捻转法。

2. 强刺激 按压用力较大，形成的凹陷深，局部有胀痛感，并可向一定的方向传导，治疗时间较长。按压时结合震颤法。

每日治疗 1~2 次,重症可 3~4 次,10 次为 1 疗程。由于该法的操作较简单,可嘱患者自己使用。

三、适用范围

常用于一般外科病症如小血管瘤、疣赘、色素痣、老年斑、外痔、久不愈合溃疡面、肛裂、瘘管等。弹簧镵针主要用于治疗扁桃体炎、化脓性扁桃体炎、慢性咽炎、咽后壁滤泡异常等。

其他如高血压病、胃脘痛、肩周炎、网球肘、肋间神经痛、腹痛、头痛、牙痛、呕吐、消化不良、痛经、失眠等。也可用于经络辨证时探查病变的经络、穴位,在灵龟八法和子午流注针法的开穴时亦可选用本法。

四、注意事项

1. 选用针头呈半球体的镵针,其针头不宜过尖,否则易产生疼痛。
2. 不可刺激过强,以防晕针。
3. 垂直按压,不宜斜刺。
4. 用力适度,勿损伤皮肤。

附1:锋勾针法

锋勾针疗法是以中医理论及经络学说为指导,通过使用锋勾针点刺、勾割、松解人体穴位或某些部位来达到防病治病目的的一种疗法。

一、针具

锋勾针是由针柄、针头和针体三部分组成。一套有六种型号。针尖三侧钝圆,一侧富有刃面,可在体内进行剥离粘连、刮出赘生物等操作;针体呈圆柱形,有不同弯度的钩形针头,头部具有治疗需要的特殊造型;针柄上有一圆点标记,便于操作者辨别勾针入皮后的针尖及刃面位置。其制作材料以优质不锈钢材为佳,整体长 17cm,针身两头末端勾尖部分为针头,长 3mm,两面有刃,且与针身成 135°。具有泄热排毒,引邪外出,疏通经络,松解粘连,理筋活络的作用,在治疗热证、痛证、筋络病证等方面疗效显著。

二、操作方法

(一)针刺前准备

选择患者舒适、医者便于操作的施术体位。根据病情需要和操作部位不同选择不同型号的勾针。针刺前针具灭菌,或以 75% 乙醇浸泡 30 分钟消毒。施针前在局部皮肤用 2% 碘酊进行消毒,再用酒精棉脱碘。

(二)操作手法

1. 勾割法　用左手食指、中指绷紧所刺部位皮肤,右手持针迅速将针头垂直刺入皮下,随后将针体扭正与皮肤垂直,挑起皮下白色纤维;上下提动针柄,进行勾割,此时可听到割断皮下纤维的吱吱声(一般勾割 3~4 针);勾割完毕将针体恢复到进针角度,将针尖顺孔而出并按压针孔。

2. 点刺法　用左手拇食指绷紧所刺部位的皮肤,右手持锋勾针,使针尖与皮肤成

90°,然后迅速翻转手腕点刺穴位,血即随针而出。

3. 挑刺法　左手拇食指将反应点周围的皮肤肌肉绷紧,右手持锋勾针对准反应点,迅速而敏捷地挑刺所需部位,并挤出血点。

三、适用范围

锋勾针疗法对急性炎症、实证性疾病治疗作用显著,主要适用于有固定性痛点的局部功能性障碍,或久而不愈的顽固性疼痛。

四、注意事项

1. 消除患者的紧张心理,做好患者的解释工作。

2. 熟练掌握操作技术,避免患者疼痛。

3. 注意慎刺、禁刺的部位。如严重感染、溃疡和创伤的局部暂不适用锋勾针治疗;尚未愈合的手术部位,瘢痕、恶性肿瘤部位,严重静脉曲张、血友病患者,自发性出血或损伤后出血不止者,小儿囟门未闭合者,均禁用锋勾针治疗。对重要脏器、较大血管部位、妊娠期妇女当慎刺。

4. 禁忌证。患有骨结核、骨肿瘤、局部手术未愈者禁用本法治疗。

附2：粗针法

粗针疗法,即应用粗针针刺腧穴后刺络泻血或透刺腧穴以治疗疾病的一种手法。它具有取穴少,透穴多,刺激强,感应明显等特点。

一、针具

粗针,又称"巨针"。系由《内经》中"九针"中的大针演化而来,因其针体特粗而名之。粗针的结构与毫针一样,分为针尖、针体、针根、针柄和针尾五部分,有直径0.3~2mm、针长3~40寸等多种规格型号。

二、操作方法

(一)针刺前准备

针刺前针具灭菌,或以75%乙醇浸泡30分钟消毒。施针前在局部皮肤用2%碘酊进行消毒,再用酒精棉脱碘。

(二)针刺方法

1. 粗针进针法有夹持、指切、舒张、提捏四种方法。根据针体的长短及穴位所在的位置而选取适宜的进针法。

2. 粗针补泻手法除遵循毫针的6种补泻手法外,还有自身的特点。粗针针体粗,刺激量大,常进针后即有较强的感觉。因其针感强而具有"泻"的含义。常用的手法宜少做提插,多行震颤,少捻转,多循按,行针、出针时均宜缓慢。

3. 粗针除对于顽固性疼痛、肌肉萎缩等需要留针外,一般不需留针。

三、适用范围

主要用于神经系统和运动系统疾病,如偏瘫,小儿麻痹后遗症,三叉神经痛,末梢神经炎,风湿痛,风湿性关节炎,肌肉疼痛等;还可用于胃下垂,慢性肠炎,支气管哮喘,支气管炎,神经衰弱等。对于皮肤疾患如急性皮肤感染、疔毒、疖肿、痈肿、荨麻疹等效果亦比较显著。

四、注意事项

1. 粗针对机体组织破坏性较大,引起损伤较严重,需熟练掌握人体各部的形态结构和相关解剖知识,避免刺伤内脏、神经及大血管

2. 粗针与皮肤、组织接触面积相对较大,医生的手、针具需严格消毒,否则易导致感染而引起不良后果。

3. 对初次接受粗针治疗的病人,宜做好解释工作,手法宜轻,防止晕针。对饥饿、大汗、大泻、大吐、大出血及过度疲劳者宜禁用粗针,小儿头部、孕妇也禁用本法。

4. 肌肉丰厚处如臀部可深刺,肌肉浅薄处和深部有重要脏器的部位宜浅刺或沿皮透刺;急性病宜用强刺激不留针,慢性病宜留针但不加大刺激。神经反应迟钝者宜强刺激,神经敏感者宜弱刺激,宜速刺速出针。

附3:浮针法

浮针法是用一次性的浮针在局限性病痛周围的皮下疏松结缔组织进行扫散手法的针刺疗法,具有痛苦极小、无副作用、见效快、适应证广等特点。是传统针灸学和现代医学相结合的产物。其优点在于疗效显著,每次只需要一两个进针点,治疗的次数大为缩短,一般慢性病变3~4次即可。

一、针具

浮针由不锈钢针芯、软套管和保护套管构成。不锈钢针芯材料为 Cr18Nig(或其他奥氏体不锈钢)材料制成,针尖呈斜坡形,可使浮针有足够的刚性以快速进入人体。其针座为聚丙烯,软套管材料为 teflon 或 Vialon 等专门医用材料,此两者是浮针的主要结构,使浮针具有足够的柔软度以利长时间留针(图5-13)。保护套管为聚丙烯,为了保持无菌状态。

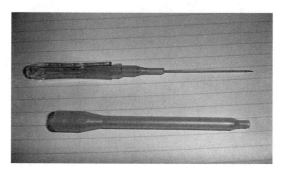

图 5-13 浮针

浮针的规格主要指针芯的粗细和长短。长短主要有 24mm、32mm、40mm,而粗细主要有 0.9mm、0.6mm、0.3mm。因留置体内的时间长,所有浮针都是一次性使用。

二、操作方法

1. **体位选择** 如体位选择不当,在施术过程中病人紧张,医生进针、行针不便,给病人造成痛苦。因此,治疗时必须根据治疗所选进针点的具体部位,选择适当的体位,便于病人放松,同时便于施术操作。

2. 明确病痛点（MTrP） MTrP 即 Myofascial trigger point，肌筋膜触发点（激痛点）。

MTrP 特点：①软组织存在结节或条索，或仅仅是局部紧张；②在结节、条索或者局部紧张的部位上有定位明确的压痛点；③按压压痛点时可产生远离部位的疼痛；④通过压痛点按摩或注射等方法可减缓疼痛；⑤受累肌肉伸直受限或无力。

MTrP 分为：潜在性 MTrP 和活动性 MTrP，两者皆有疼痛，区别在于：在没有受压时，前者没有疼痛，而后者伴有疼痛。明确 MTrP 所在是浮针疗法不可或缺的重要方面。初学者要用心体会，认真把握规律。

3. 进针点的选择

（1）小范围病痛进针点近，大范围、多痛点的远。

（2）多数情况下，选择在病痛部位上、下、左、右处，特殊的部位如在肋间，不必拘泥上下左右，可以斜取进针点。

（3）避开皮肤上的瘢痕、结节、破损、凹陷、突起等处，尽量避开浅表血管，以免针刺时出血。

（4）进针点与病痛处之间不要有关节。

4. 进针步骤

（1）消毒：用安尔碘消毒以进针点为中心直径 10～15cm 范围内的皮肤。

（2）进针：右手持针操作，主要是以拇、食、中三指夹持针柄，状如斜持毛笔，食、中两指分别紧贴针芯座和软套管后座，针尖搁置在皮肤上，针体与皮肤夹角 15°～25°，快速透皮，略达肌层（图5-14）。

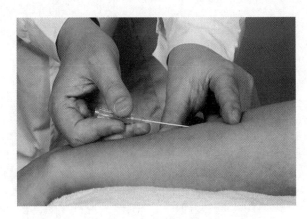

图5-14 浮针进针

（3）运针、扫散：进针后，将针退于皮下，再放倒针身，右手持针沿皮下向前推进。推进时稍稍提起，使针尖勿向下深入。针体完全平置于进皮下后，皮肤呈线状隆起。持针座使针尖做扇形运动，角度控制在 25°～30° 之间。扫散时以拇指为支点；动作要稳、匀、柔；每个进针点扫散时间一般为 2 分钟，次数为 200 次。

5. 留管 扫散后，抽出针芯，以胶布贴附于针座，固定留于皮下的软套管。留管时间为 5～8 小时，期间针刺局部保持干洁，防止感染；并嘱患者勿剧烈运动，若因针体移动,引起局部刺痛,可自行起管,告诉病人起管时可能出血。

6. 起管 由患者自行起管。起管时按压进针点前方 1～2cm 的部位,防止出血;出管即刻按压进针点 3 秒(头部浮针按压时间要稍长)。

三、适用范围

主要用于各种疼痛性疾患,也可用于内脏病症,如:慢性头痛、颈椎病、肩周炎、网球肘、腱鞘炎、腕管综合征、腰椎间盘突出症、腰肌劳损、膝关节炎、踝关节陈旧性损伤、带状疱疹后遗痛、胆囊炎胆石症、慢性胃痛、泌尿道结石、附件炎、宫颈炎、痛经等。

四、注意事项

1. 患者过于饥饿、疲劳、精神紧张时,不宜立即针刺;常有自发性出血或损伤后出血不止者,或皮肤有感染、溃疡、瘢痕或肿瘤的部位,均不宜针刺。妇女怀孕 3 个月或 3 个月以上者,腹部、腰骶部不宜针刺;小儿囟门未闭,头顶部勿针刺。

2. 针刺的部位一般应选在对日常生活影响较小的部位,对于腹部皮肤松弛的部位,要嘱患者少活动。且进针点与疼痛的部位之间不能有关节,否则效果较差。

3. 浮针器具只能一次性使用,同时要注意消毒。留针期间,应注意针口密封和针体固定,嘱患者避免剧烈活动和洗澡,以免汗液和水进入机体引起感染。

附4：银质针法

密集型压痛点银质针疗法是在软组织外科学理论指导下,借鉴中医温针灸,运用银质针针对椎管外软组织损害性疼痛无菌性炎症病灶部位压痛点,从皮肤、病变软组织浅层直至其骨骼附着处进行针刺,并同时进行针尾加热,结合了针刺和热疗效应,起到消除无菌性炎症和治疗软组织疼痛以及相关征象的目的,是中西医结合的一种疗法。

一、针具

银质针系 80% 白银加 20% 红铜、锌、镍融化的合金拉丝制成,具有相当的柔韧度和坚韧度。针身直径为 1.1mm,由针球、针柄、针身和针尖等四部分组成。按照银质针的总长度分为四种型号:Ⅰ号 24cm、Ⅱ号 21cm、Ⅲ号 18cm、Ⅳ号 16cm,适用于深浅各层软组织的针刺。

二、操作方法

(一) 布针原则

远离重要血管神经和内脏的安全部位。银质针是有创针具,银质针疗法是有创操作,必须选择安全有效的部位进行针刺操作,在取得疗效的同时,首先要保证针刺的安全。

(二) 针刺方法

1. 直刺 针身垂直水平线刺入皮肤、皮下组织、筋膜和骨骼肌肌腹直达骨骼的骨膜或肌腱附着处。

2. 斜刺 针身与水平线成角刺入皮肤、皮下组织、筋膜和骨骼肌肌腹直达骨骼的骨膜或肌腱附着处。

3. 平刺　针身平行水平线成角刺入皮肤、皮下组织、筋膜和骨骼肌肌腹直达骨骼的骨膜或肌腱附着处。

4. 骨膜下刺　选择病灶区的软组织较薄部位，先做进入皮肤、肌肉和筋膜等的直刺，抵达骨骼后再改做斜刺，将针尖沿骨凹面的炎性骨膜下继续推进而直达病灶区域。

5. 围刺　围绕一个病灶区为中心，四周相隔适当距离，做扇形斜刺或多针骨膜下刺。

6. 钻刺　一手捏住针柄向下做快速的左右旋转，配合捏住下段针身的手指连旋带压地刺入单手用力无法直刺穿透的皮肤或筋膜。钻刺只适用于进针时难以刺入的变性的皮肤和筋膜，不适用于其下各层病变组织。

（三）针刺要点

1. 小幅度提插　小幅度提插是银质针针刺基本功。银质针触及骨面后，小幅度提插起针尖，变换角度后再刺入，以找到特强针感部位并触及毁损局部炎性神经末梢。一般每次提插幅度以不超过 0.5cm 为宜。

2. 骨膜下刺　骨膜下刺是让刺至骨面的针尖在炎性骨膜与骨面之间滑行推进，以达到撬起骨膜和使针体与骨面接触面积增大的目的。这样可更好地松解和消除骨面局部软组织的无菌性炎症病变，缩短治疗时间并使患者治疗后疗效更稳定。

（四）操作步骤

1. 体位　根据针刺的部位，患者可以采取仰卧位、俯卧位或侧卧位等。银质针治疗从定点开始到治疗完成需要 40~50 分钟，合适的治疗体位可以充分暴露需要施治的针刺部位，并保证患者的舒适放松，更便于针刺医生的各种操作。

2. 定点　通过诊断性查体确定需要施治部位后，在确定针刺部位用龙胆紫标记进针点，为局部麻醉和针刺打好基础。定点准确可以使针进入皮肤后很容易找到相应的骨面，便于针尖在骨面上的操作。

3. 消毒　以碘伏棉球消毒标记治疗区域进针点皮肤，由中间区域向周围消毒，消毒范围超过其边缘10cm。

4. 进针点局部麻醉　以 0.25%~0.5% 的利多卡因注射液做皮内注射形成直径约 1cm 大小的皮丘，以确保银质针进针时及小幅度提插时不会产生皮肤疼痛。尽量以最小的麻药量解决进针时的皮肤刺痛及艾球燃烧时的烧灼感。老年患者应用局部麻药时应注意其平时的心脑血管病用药情况，避免意外情况的发生。

5. 针刺　将银质针针尖由打过皮丘的标记点刺入皮肤，直至骨面附着处的软组织损害性压痛点，并向四周骨骼上做小幅度提插，发掘出病变软组织中特强针感的痛点后再次停针，依次完成其余病灶部位痛点的针刺治疗。治疗过程中可根据不同的病灶部位、软组织变性的程度等选择不同的进针方法。根据不同针刺部位选择合适型号的银质针，针刺至病灶区骨面痛点后留于体外的针身长度以 10cm 为宜。

6. 针间垫布　为防止艾球燃烧时的辐射热或艾球燃烧时掉落火星灼伤皮肤，在各银质针间垫以消毒的柔软纯棉布，垫牢压实，勿留缝隙。针刺部位周围垫大块消毒纯棉布，防止火星溅落衣物上。

7. 装艾球　将制备好的直径约2cm 的艾球在银质针的针尾上安装套牢，针尾密的地方不必每个针尾都装艾球，避免艾球燃烧时热量集中而灼伤皮肤，装艾球时要以一手扶持针体，减少针体晃动产生过多的针感刺激。

8. 注燃料 用装有 95% 医用乙醇的容器将适量乙醇均匀滴注在艾球上,使艾球成半湿状。乙醇过少不易点燃且产生大量的烟,乙醇过多易沿针体流下,点火时会引燃垫布。

9. 点燃艾球 将注有助燃乙醇的艾球点燃。点燃时要将灌注清水的灭火器具放在手边,以备火星溅落或燃烧过程中艾球掉落时灭火用。

10. 去除艾灰和垫布 艾球燃尽,针身冷却后,去除艾灰,撤去垫布。

11. 出针 一手持无菌敷料按压针孔周围皮肤,另一手沿针体方向将银质针快速拔出并按针孔以止血。

12. 针孔消毒 银质针拔出后,用碘伏棉球对针孔消毒,可完全暴露或用无菌敷料覆盖,48 小时不与水或不洁物接触。

13. 治疗后运动 消毒完毕,嘱患者下床运动,四肢关节区域治疗后可由医师帮助进行适度关节活动后进行主动运动,观察针刺后的反应和进行即时效果评定。

(五)软组织损害部位的经典针刺顺序

1. 原发性躯干下部软组织损害的针刺顺序 ①腰骶后部;②臀旁侧结合;③大腿根部;④臀后侧结合;⑤臀内侧;⑥腰部深层肌;⑦膝关节;⑧踝关节。如果腰部深层肌损害较重,可在腰骶后部针刺后进行腰部深层肌的针刺治疗。

2. 原发性躯干上部软组织损害的针刺顺序 ①枕颈后部;②颈椎棘突旁;③胸椎柱上段;④胸椎柱下段;⑤肩胛骨背面或结合;⑥冈上窝;⑦肩前外方;⑧肘内侧;⑨肘外侧。

(六)银质针治疗操作注意事项

1. 治疗前应将治疗流程、可能的不适反应、疗效情况等向患者交代清楚,消除其紧张情绪,获得理解和配合。

2. 持针姿势应双上臂下垂、近胸、双肘屈曲,放松肌肉,双手持针,保持外露针体不变形。左拇指末节的螺纹面与示、中指末节螺纹面相对紧捏针身的远侧端,距离针尖 2～3cm 处;以右手相同三指末节螺纹面相对地紧捏针身与针柄的交接处,同时以右手无名指末节的背面抵正针身制动。

3. 银质针治疗是有创性治疗,必须注意无菌操作,银质针高温高压蒸汽灭菌,操作时戴无菌手套。

4. 从安全区进针,以最近的距离刺到骨面,采用小幅度提插致病变最严重处,操作过程始终不离骨面。如果要调整进针方向,可将针退至皮下,再行刺入,不可在肌肉中提插,以免引起血肿。

5. 如果行针用力不当出现折针、弯针,应更换针具,并及时修复弯折的针具,以保证下次安全使用。

6. 进针一定深度而未达到预计病灶骨面时,不可盲目深刺,以避免针刺意外。

7. 针刺部位较多时,需分次治疗。同一部位针刺要间隔 5～7 天。

8. 针刺后需进行适度的体育锻炼。针刺治疗后需在体育锻炼中诱发潜在病灶并补针治疗。

三、临床应用

本法主要适用于治疗各种软组织慢性损害引起的严重或顽固性头、颈、背、肩、臂、手、腰、骶、臀、腿、膝、踝等疼痛以及软组织损害引起的呼吸系统、消化系统、循环系统、泌尿系统、内分泌系统等的相关征象。

四、注意事项

1. 严重心脑血管病、糖尿病、多器官功能不全患者。
2. 癫痫和重症精神病患者。
3. 血小板减少等血液疾病或有出血倾向者。
4. 局部皮肤过敏或感染性疾病以及发热者。
5. 妊娠以及其他不能配合者。

学习小结

1. 学习内容

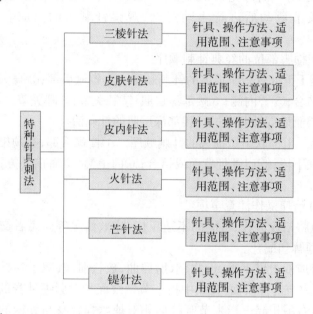

2. 学习方法

本章要结合临床实际理解6种特殊针具的运用规律,从针具、操作方法、临床应用及注意事项等几个方面掌握,并结合实训操作练习和临床见习等来加强对针法运用的理解。

(冯淑兰 冯玲媚 杜艳军)

【复习思考题】

1. 三棱针、皮肤针、皮内针、火针、芒针、鍉针的刺法各有几种,如何操作?
2. 三棱针、皮肤针、皮内针、火针、芒针、鍉针在临床应用方面都有哪些特点? 有什么区别和联系? 体现在哪些方面?
3. 三棱针、皮肤针、皮内针、火针、芒针、鍉针在操作方面各有哪些注意事项?

笔记

第六章

特定部位刺法

📖 学习目的

　　通过本章的学习,有助于学生掌握更多的治疗疾病的手段与方法。通过学习,要理解人体适宜针刺等刺激手段的特定部位有多种选择方式,而不仅仅局限于传统的腧穴理论;同时,由于刺激部位的不同,其刺激形式与传统的针刺技术,乃至于针刺感应等方面也必然有一定的区别,进而明确针灸腧穴理论是在不断地发展完善之中,其针刺刺激技术也是在不断地发展完善,从而更加深刻地领会中医学一贯倡导的继承与创新的辩证关系。

学习要点

　　耳穴分区、头针治疗线、腕踝针进针点、眼针分区的分布规律以及定位与主治;各个特定部位的刺法与临床应用。

　　特定部位刺法是指有别于传统毫针针刺选穴规律、在人体的某些特定部位进行针刺的方法,其应用前提是特定部位的确定。特定部位主要是依托于目前比较认同的生物全息理论、大脑皮质功能定位、人体骨骼解剖位置关系以及古代中医经典理论等而确定的,但又有别于传统的十四经腧穴理论,并呈现出点、线、面等不同的形式。其刺法也是在遵循传统针刺方法的基础上,结合特定部位的解剖位置以及独特的针感要求而有所不同。目前可应用于针刺的特定部位很多,临床应用比较广泛的主要是耳针、头皮针、腕踝针、眼针以及舌针等。

第一节　耳　针　法

　　耳针法是使用一定方法刺激耳穴以防治疾病的一类方法。

　　耳针治病之法,早在春秋战国即有记载,如《灵枢·五邪》:"邪在肝,则两胁中痛……取耳间青脉起者去其掣"。其后,以耳郭诊断疾病,用针刺、按摩和塞药等方法刺激耳郭以防治疾病等有关叙述更是散见于历代医书之中。

　　20 世纪 50 年代末,法国医学博士诺基尔(P. Nogier)提出的 42 个耳穴点和形如胚胎倒影的耳穴图,推动了耳针疗法在我国的普及和发展。迄今为止,采用耳针疗法治疗的疾病种类已达 200 余种,涉及内、外、妇、儿、五官、皮肤、骨伤等临床各科。为促进耳穴应用的发展与研究,国家质量监督检验检疫总局和国家标准化管理委员会分别于 1992 年和 2008 年两次颁布和实施了《耳穴名称与定位》的国家标准。

一、理论基础

中医理论认为耳与经络、脏腑关系密切。十二经脉中，手太阳、手足少阳经的经脉入耳中，手阳明经的经别入耳中，足阳明、足太阳经的经脉分别上耳前、至耳上角。六条阴经虽不直接入耳或分布于耳郭周围，但均通过经别与阳经相合，与耳相联系。奇经八脉中阴跷、阳跷脉并入耳后，阳维脉循头入耳。所以《灵枢·口问》说："耳者，宗脉之所聚也。"根据《内经》、《难经》等著作记载，耳与脏腑在生理、病理上相互联系、相互影响。如《灵枢·脉度》记载："肾气通于耳，肾和则耳能闻五音矣。"《素问·脏气法时论》也有"肝病者……虚则耳无所闻……气逆则头痛，耳聋不聪"等记载。《难经·四十难》记载："肺主声，故令耳闻声。"后世医著在论述耳与脏腑的关系时更为详细，《证治准绳》记载："肾为耳窍之主，心为耳窍之客。"《厘正按摩要术》中进一步将耳背分为心、肝、脾、肺、肾五部，其云："耳珠属肾，耳轮属脾，耳上轮属心，耳皮肉属肺，耳背玉楼属肝。"

现代解剖学表明，耳郭内富含神经组织和各种神经感受器部分。主要有来自脊神经颈丛的耳大神经和枕小神经，来自脑神经的耳颞神经、面神经、舌咽神经、迷走神经的分支等。耳与体液也有一定的关系，即使将耳郭的全部神经切除，耳穴的电阻点也没有完全消除，说明体液也参与了耳穴与内脏联系的作用过程。

全息理论认为，耳郭就是一个相对独立的全息元，从形式上成为人体整体的缩影，并包含了人体各部分的主要信息。人体各部位的异常，可以通过全息反射路在耳部引起相应的变化，为耳穴诊断疾病提供依据；对耳穴实施的各种刺激，也可以通过全息反射路传达给身体相应的器官，从而调节其功能，使其向正常的功能转化，达到防治疾病的目的。

二、刺激部位

耳针刺激部位即为耳穴，是耳郭表面与人体脏腑经络、组织器官、躯干四肢相互沟通的特定部位。耳穴既是疾病的反应点，更是防治疾病的刺激点。

（一）耳郭表面解剖

1. 耳郭正面（图6-1，表6-1）

表6-1　耳郭正面解剖

名称	部位
耳垂	耳郭下部无软骨的部分
耳垂前沟	耳垂与面部之间的浅沟
耳轮	耳郭外侧边缘卷曲的部分
耳轮脚	耳轮深入耳甲的部分
耳轮脚棘	耳轮脚和耳轮之间的软骨隆起
耳轮脚切迹	耳轮脚棘前方的凹陷处
耳轮结节	耳轮后上部的膨大部分
耳轮尾	耳轮向前下移行于耳垂的部分
轮垂切迹	耳轮和耳垂后缘之间的凹陷处
耳轮前沟	耳轮与面部之间的浅沟
对耳轮	与耳轮相对呈"丫"字形的隆起部，由对耳轮体、对耳轮上脚和对耳轮下脚组成

笔记

124

续表

名称	部位
对耳轮体	对耳轮下部呈上下走向的主体部分
对耳轮上脚	对耳轮向上分支的部分
对耳轮下脚	对耳轮向前分支的部分
轮屏切迹	对耳轮与对耳屏之间的凹陷处
耳舟	耳轮与对耳轮之间的凹沟
三角窝	对耳轮上、下脚与相应耳轮之间的三角形凹窝
耳甲部分	部分耳轮和对耳轮、对耳屏、耳屏及外耳门之间的凹窝。由耳甲艇、耳甲腔两部分组成
耳甲艇	耳轮脚以上的耳甲部
耳甲腔	耳轮脚以下的耳甲部
耳屏	耳郭前方呈瓣状的隆起
屏上切迹	耳屏与耳轮之间的凹陷处
上屏尖	耳屏游离缘上隆起部
下屏尖	耳屏游离缘下隆起部
耳屏前沟	耳屏与面部之间的浅沟
对耳屏	耳垂上方,与耳屏相对的瓣状隆起
屏间切迹	耳屏和对耳屏之间的凹陷处
外耳门	耳甲腔前方的孔窍

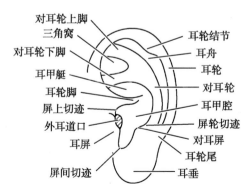

图 6-1　耳郭表面解剖部位名称

2. 耳郭背面(图 6-2,表 6-2)

表 6-2　耳郭背面解剖

名　称	部　位
耳轮背面	耳轮背部的平坦部分
耳轮尾背面	耳轮尾背部的平坦部分
耳垂背面	耳垂背部的平坦部分
耳舟隆起	耳舟在耳背呈现的隆起
三角窝隆起	三角窝在耳背呈现的隆起
耳甲腔隆起	耳甲腔在耳背呈现的隆起
对耳轮上脚沟	对耳轮上脚在耳背呈现的凹沟
对耳轮下脚沟	对耳轮下脚在耳背呈现的凹沟
对耳轮沟	对耳轮体在耳背呈现的凹沟
耳轮脚沟	耳轮脚在耳背呈现的凹沟
对耳屏沟	对耳屏在耳背呈现的凹沟

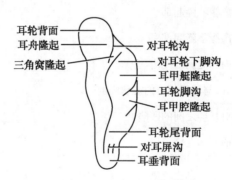

图 6-2　耳郭背面解剖部位名称

3. 耳根(表 6-3)

表 6-3　耳郭耳根解剖

名称	部　位
上耳根	耳郭与头部相连的最上部
下耳根	耳郭与头部相连的最下部

（二）耳穴的分布规律

耳穴在耳郭的分布有一定规律。耳穴在耳郭的分布犹如一个倒置在子宫内的胎儿(头部朝下,臀部朝上)。其分布的规律是:与面颊相应的穴位在耳垂;与上肢相应的穴位在耳舟;与躯干相应的穴位在对耳轮体部;与下肢相应的穴位在对耳轮上、下脚;与腹腔相应的穴位在耳甲艇;与胸腔相应的定位在耳甲腔;与消化道相应的穴位分布在耳轮脚周围等(图 6-3)。

笔记

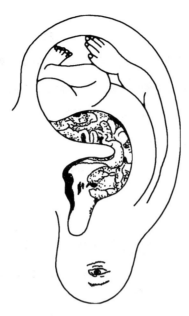

图6-3　耳穴分布规律示意图

（三）耳郭区划定位标准与耳穴

1. 耳郭基本标志线的划定（图6-4，表6-4）

表6-4　耳郭基本标志线的划定

名称	部位
耳轮内缘	即耳轮与耳郭其他部分的分界线。是指耳轮与耳舟、对耳轮上、下脚、三角窝及耳甲等部的折线
耳甲折线	是指耳甲内平坦部与隆起部之间的折线
对耳轮脊线	是指对耳轮体及其上、下脚最凸起处的连线
耳舟凹沟线	是指沿耳舟最凹陷处所作的连线
对耳轮耳舟缘	即对耳轮与耳舟的分界线，是指对耳轮（含对耳轮上脚）脊与耳舟凹沟之间的中线
三角窝凹陷处后缘	是指三角窝内较低平的三角形区域的后缘
对耳轮三角窝缘	即对耳轮上、下脚与三角窝的分界线，是指对耳轮上、下脚脊与三角窝凹陷处后缘之间的中线
对耳轮耳甲缘	即对耳轮与耳甲的分界线，是指对耳轮（含对耳轮下脚）脊与耳甲折线之间的中线
对耳轮上脚下缘	即对耳轮上脚与对耳轮体的分界线，是指从对耳轮上、下脚分叉处向对耳轮耳舟缘所作的垂线
对耳轮下脚后缘	即对耳轮下脚与对耳轮体的分界线，是指从对耳轮上、下脚分叉处向对耳轮耳甲缘所作的垂线
耳垂上线（亦作为对耳屏耳垂缘和耳屏耳垂缘）	即耳垂与耳郭其他部位的分界线，是指过屏间切迹与轮垂切迹所作的直线

名称	部 位
对耳屏耳甲缘	即对耳轮与耳甲的分界线,是指对耳屏内侧面与耳甲的折线
对耳屏前缘	即对耳屏外侧面与面部的分界线,是指对耳屏内侧面与耳甲的折线
耳屏前缘	即耳屏外侧面与面部的分界线,是指沿耳屏前沟所作的直线
耳轮前缘	即耳轮与面部的分界线,是指沿耳轮前沟所作的直线
耳垂前缘	即耳垂与面颊的分界线,是指沿耳垂前沟所作的直线

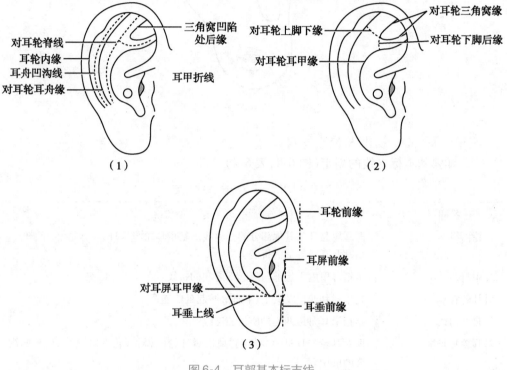

图 6-4　耳郭基本标志线

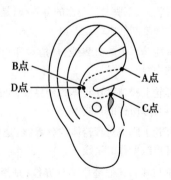

图 6-5　耳郭分区标志点

2. 耳郭标志点线的设定(图 6-5,表 6-5)

表6-5 耳郭标志点线的设定

名称	部位
A 点	在耳轮的内缘上,耳轮脚切迹至对耳轮下脚间中、上 1/3 交界处
D 点	在耳甲内,由耳轮脚消失处向后作一水平线与对耳轮耳甲缘相交点处
B 点	耳轮脚消失处至 D 点连线的中、后 1/3 交界处
C 点	外耳道口后缘上 1/4 与下 3/4 交界处
AB 线	从 A 点向 B 点作一条与对耳轮耳甲艇缘弧度大体相仿的曲线
BC 线	从 B 点向 C 点作一条与耳轮脚下缘弧度大体相仿的曲线
BD 线	B 点与 D 点之间的连线

3. 常用耳穴的部位与主治

（1）耳轮穴位:耳轮总计 12 区 13 穴（图6-6,表6-6）。耳轮脚为耳轮 1 区。耳轮脚切迹到对耳轮下脚上缘之间的耳轮分为 3 等分,自下而上依次为耳轮 2 区、耳轮 3 区、耳轮 4 区。对耳轮下脚上缘到对耳轮上脚前缘之间的耳轮为耳轮 5 区。对耳轮上脚前缘到耳尖之间的耳轮为耳轮 6 区。耳尖到耳轮结节上缘为耳轮 7 区。耳轮结节上缘到耳轮结节下缘为耳轮 8 区。耳轮结节下缘至轮垂切迹之间的耳轮分为 4 等分,自上而下依次为耳轮 9 区、耳轮 10 区、耳轮 11 区、耳轮 12 区。

表6-6 耳轮穴位

穴名	定位	主治
耳中（HX_1）	在耳轮脚处,即耳轮 1 区	呃逆,荨麻疹,皮肤瘙痒等
直肠（HX_2）	在耳轮脚棘前上方的耳轮处,即耳轮 2 区	便秘,腹泻,脱肛,痔疮
尿道（HX_3）	在直肠上方的耳轮处,即耳轮 3 区	尿频,尿急,尿痛,尿潴留
外生殖器（HX_4）	在对耳轮下脚前方的耳轮处,即耳轮 4 区	睾丸炎,阴道炎,外阴瘙痒等
肛门（HX_5）	三角窝前方的耳轮处,即耳轮 5 区	痔疮,肛裂
耳尖前（HX_6）	在耳尖的前部,即耳轮 6 区	发热,结膜炎
耳尖（$HX_{6,7i}$）	在耳郭向前对折的上部尖端处,即耳轮 6 区、7 区交界处	发热,高血压,急性结膜炎,麦粒肿,痛症,风疹,失眠
耳尖后（HX_7）	耳尖的后部,即耳轮 7 区	发热,结膜炎
结节（HX_8）	在耳轮结节处,即耳轮 8 区	头晕,头痛,高血压
轮 1（HX_9）	在耳轮结节下方的耳轮处,即耳轮 9 区	扁桃体炎,上呼吸道感染,发热
轮 2（HX_{10}）	在轮 1 区下方的耳轮处,即耳轮 10 区	扁桃体炎,上呼吸道感染,发热
轮 3（HX_{11}）	在轮 2 区下方的耳轮处,即耳轮 11 区	扁桃体炎,上呼吸道感染,发热
轮 4（HX_{12}）	在轮 3 区下方的耳轮处,即耳轮 12 区	扁桃体炎,上呼吸道感染,发热

笔记

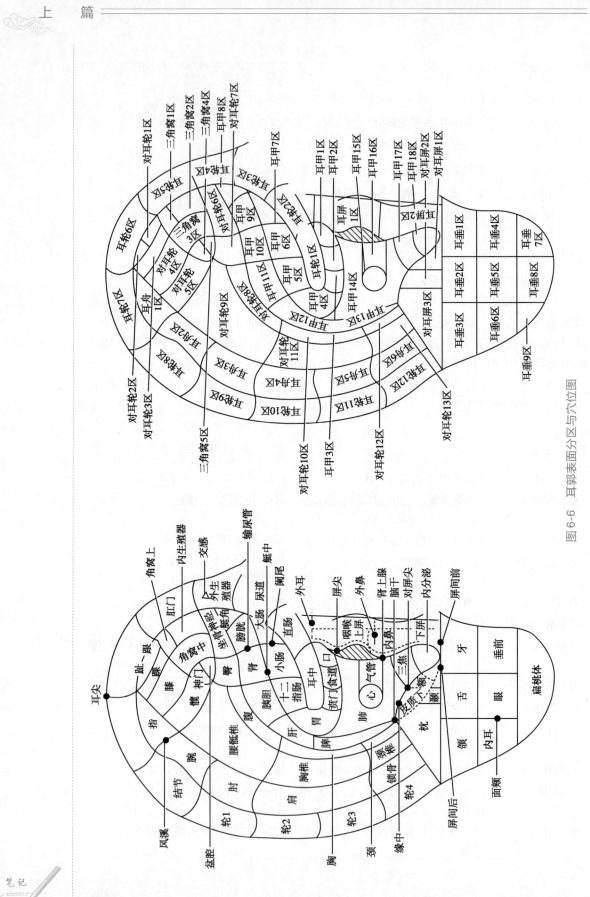

图6-6　耳郭表面分区与穴位图

笔记

（2）耳舟穴位：耳舟总计6区6穴（图6-6，表6-7）。耳舟分为6等分，自上而下依次为耳舟1区、2区、3区、4区、5区、6区。

表6-7 耳舟穴位

穴名	定位	主治
指（SF$_1$）	在耳舟上方处，即耳舟1区	甲沟炎，手指疼痛和麻木
腕（SF$_2$）	在指区的下方处，即耳舟2区	腕部疼痛
风溪（SF$_{1,2i}$）	在耳轮结节前方，指区与腕区之间，即耳舟1区、2区交界处	荨麻疹，皮肤瘙痒，过敏性鼻炎，哮喘
肘（SF$_3$）	在腕区的下方处，即耳舟3区	肱骨外上髁炎，肘部疼痛
肩（SF$_{4,5}$）	在肘区的下方处，即耳舟4、5区	肩关节周围炎，肩部疼痛
锁骨（SF$_6$）	在肩区的下方处，即耳舟6区	肩关节周围炎

（3）对耳轮穴位：对耳轮总计13区14穴（图6-6，表6-8）。对耳轮上脚分为上、中、下3等分，下1/3为对耳轮5区，中1/3为对耳轮4区，再将上1/3分为上、下两等分，下1/2为对耳轮3区，再将上1/2分为前后两等分，后1/2为对耳轮2区，前1/2为对耳轮1区。

对耳轮下脚分为前、中、后3等分，中、前2/3为对耳轮6区，后1/3为对耳轮7区。将对耳轮体从对耳轮上、下脚分叉处至轮屏切迹分为5等分，再沿对耳轮耳甲缘将对耳轮体分为前1/4和后3/4两部分，前上2/5为对耳轮8区，后上2/5为对耳轮9区，前中2/5为对耳轮10区，后中2/5为对耳轮11区，前下1/5为对耳轮12区，后下1/5为对耳轮13区。

表6-8 对耳轮穴位

穴名	定位	主治
跟（AH$_1$）	在对耳轮上脚前上部，即对耳轮1区	足跟痛
趾（AH$_2$）	在耳尖下方的对耳轮上脚后上部，即对耳轮2区	甲沟炎，足趾部疼痛麻木
踝（AH$_3$）	在趾、跟区下方处，即对耳轮3区	踝关节扭伤，踝关节炎
膝（AH$_4$）	在对耳轮上脚中1/3处，即对耳轮4区	膝关节肿痛
髋（AH$_5$）	在对耳轮上脚下1/3处，即对耳轮5区	髋关节疼痛，坐骨神经痛，腰骶部疼痛
坐骨神经（AH$_6$）	在对耳轮下脚的前2/3处，即对耳轮6区	坐骨神经痛，下肢瘫痪
交感（AH$_{6a}$）	在对耳轮下脚末端与耳轮内缘相交处，即对耳轮6区前端	胃肠痉挛，心绞痛，胆绞痛，肾绞痛，自主神经功能紊乱，心悸、多汗、失眠等
臀（AH$_7$）	在对耳轮下脚的后1/3处，即对耳轮7区	坐骨神经痛，臀部疼痛

续表

穴名	定位	主治
腹（AH$_8$）	在对耳轮体前部上 2/5 处,即对耳轮 8 区	腹痛,腹泻,急性腰扭伤,痛经,产后宫缩痛
腰骶椎（AH$_9$）	在腹区后方,即对耳轮 9 区	腰骶部疼痛
胸（AH$_{10}$）	在对耳轮体前部中 2/5 处,即对耳轮 10 区	胸胁疼痛,胸闷,乳痛,乳少
胸椎（AH$_{11}$）	在胸区后方,即对耳轮 11 区	胸胁疼痛,经前乳房胀痛、产后乳少,乳痛
颈（AH$_{12}$）	在对耳轮体前部下 1/5 处,即对耳轮 12 区	落枕,颈项强痛
颈椎（AH$_3$）	在颈区后方,即对耳轮 13 区	落枕,颈椎病

（4）三角窝穴位:三角窝总计 5 区 5 穴(图 6-6,表 6-9)。将三角窝由耳轮内缘至对耳轮上、下脚分叉处分为前、中、后 3 等分,中 1/3 为三角窝 3 区,再将前 1/3 分为上、中、下 3 等分,上 1/3 为三角窝 1 区,中、下 2/3 为三角窝 2 区,再将后 1/3 分为上、下 2 等分,上 1/2 为三角窝 4 区,下 1/2 为三角窝 5 区。

表 6-9 三角窝穴位

穴名	定位	主治
角窝上（TF$_1$）	在三角窝前 1/3 的上部,即三角窝 1 区	高血压
内生殖器（TF$_2$）	在三角窝前 1/3 的下部,即三角窝 2 区	痛经,月经不调,白带过多,功能性子宫出血,遗精,阳痿,早泄
角窝中（TF$_3$）	在三角窝中 1/3 处,即三角窝 3 区	哮喘,咳嗽,肝炎
神门（TF$_4$）	在三角窝后 1/3 的上部,即三角窝 4 区	失眠,多梦,各种痛症,咳嗽,哮喘,眩晕,高血压,过敏性疾病,戒断综合征
盆腔（TF$_5$）	在三角窝后 1/3 的下部,即三角窝 5 区	盆腔炎,附件炎

（5）耳屏穴位:耳屏总计 4 区 9 穴(图 6-6,表 6-10)。耳屏外侧面分为上、下 2 等分,上部为耳屏 1 区,下部为耳屏 2 区。将耳屏内侧面分为上、下 2 等分,上部为耳屏 3 区,下部为耳屏 4 区。

表 6-10 耳屏穴位

穴名	定位	主治
上屏（TG$_1$）	在耳屏外侧面上 1/2 处,即耳屏 1 区	咽炎,单纯性肥胖症
下屏（TG$_2$）	在耳屏外侧面下 1/2 处,即耳屏 2 区	鼻炎,单纯性肥胖症
外耳（TG$_{1u}$）	在屏上切迹前方近耳轮部,即耳屏 1 区上缘处	外耳道炎,中耳炎,耳鸣

续表

穴名	定位	主治
屏尖（TG$_{1p}$）	在耳屏游离缘上部尖端、即耳屏 1 区后缘处	发热,牙痛,腮腺炎,咽炎,扁桃体炎,结膜炎
外鼻（TG$_{1,2i}$）	在耳屏外侧面中部,即耳屏 1、2 区之间	鼻疖,鼻部痤疮,鼻炎
肾上腺（TG$_{2p}$）	在耳屏游离缘下部尖端,即耳屏 2 区后缘处	低血压,风湿性关节炎,腮腺炎,哮喘,休克,鼻炎,急性结膜炎,咽炎,过敏性皮肤病等
咽喉（TG$_3$）	在耳屏内侧面上 1/2 处,即耳屏 3 区	声音嘶哑,咽炎,扁桃体炎
内鼻（TG$_4$）	在耳屏内侧面下 1/2 处,即耳屏 4 区	鼻炎,副鼻窦炎,鼻血
屏间前（TG$_{21}$）	在屏间切迹前方,耳屏最下部,即耳屏 2 区下缘处	眼病

（6）对耳屏穴位:对耳屏总计 4 区 8 穴（图 6-6,表 6-11）。由对屏尖及对屏尖至轮屏切迹连线的中点,分别向耳垂上线做两条垂线,将对耳屏外侧及其后部分成前、中、后 3 区,前为对耳屏 1 区,中为对耳屏 2 区,后为对耳屏 3 区。对耳屏内侧面为对耳屏 4 区。

表 6-11 对耳屏穴位

穴名	定位	主治
额（AT$_1$）	在对耳屏外侧面的前部,即对耳屏 1 区	额窦炎,头痛,头晕,失眠,多梦
屏间后（AT$_{11}$）	在屏间切迹后方,对耳屏前下部,即对耳屏 1 区下缘处	眼病
颞（AT$_2$）	在对耳屏外侧面的中部,即对耳屏 2 区	偏头痛
枕（AT$_3$）	在对耳屏外侧面的后部,即对耳屏 3 区	头痛,眩晕,哮喘,癫痫,神经衰弱
皮质下（AT$_4$）	在对耳屏内侧面,即对耳屏 4 区	痛症,神经衰弱,假性近视,胃溃疡,腹泻,高血压病,冠心病,心律失常等
对屏尖（AT$_{1,2,4i}$）	在对耳屏游离缘的尖端,即对耳屏 1、2、4 区交点处	哮喘,腮腺炎,皮肤瘙痒,睾丸炎,附睾炎
缘中（AT$_{2,3,4i}$）	在对耳屏游离缘上,对屏尖与轮屏切迹之中点处,即对耳屏 2、3、4 区交点处	遗尿,内耳眩晕症,功能性子宫出血
脑干（AT$_{3,4i}$）	在轮屏切迹处,即对耳屏 3、4 区之间	头痛,眩晕,假性近视

（7）耳甲穴位:耳甲总计 18 区 21 穴（图 6-6,表 6-12）。将 BC 线前段与耳轮脚下缘间分成 3 等分,前 1/3 为耳甲 1 区,中 1/3 为耳甲 2 区,后 1/3 为耳甲 3 区。ABC 线前方,耳轮脚消失处为耳甲 4 区。将 AB 线前段与耳轮脚上缘及部分耳轮内缘间分成

3 等分,后 1/3 为耳甲 5 区,中 1/3 为耳甲 6 区,前 1/3 为耳甲 7 区。

将对耳轮下脚下缘前、中 1/3 交界处与 A 点连线,该连线前方的耳甲艇部为耳甲 8 区。将 AB 线前段与对耳轮下脚下缘间耳甲 8 区以后的部分,分为前、后 2 等分,前 1/2 为耳甲 9 区,后 1/2 为耳甲 10 区。在 AB 线后段上方的耳甲艇部,将耳甲 10 区后缘与 BD 线之间分成上、下 2 等分,上 1/2 为耳甲 11 区,下 1/2 为耳甲 12 区。由轮屏切迹至 B 点作连线,该线后方、BD 线下方的耳甲腔部为耳甲 13 区。以耳甲腔中央为圆心,圆心与 BC 线间距离的 1/2 为半径做圆,该圆形区域为耳甲 15 区。过 15 区最高点及最低点分别向外耳门后壁作两条切线,切线间为耳甲 16 区。15 区、16 区周围为耳甲 14 区。将外耳门的最低点与对耳屏耳甲缘中点相连,再将该线下的耳甲腔部分为上、下 2 等分,上 1/2 为耳甲 17 区,下 1/2 为耳甲 18 区。

表 6-12　耳甲穴位

穴名	定位	主治
口(CO_1)	在耳轮脚下方前 1/3 处,即耳甲 1 区	面瘫,口腔炎,胆囊炎,胆石症,戒断综合征,牙周炎,舌炎
食道(CO_2)	在耳轮脚下方中 1/3 处,即耳甲 2 区	食管炎,食管痉挛
贲门(CO_3)	在耳轮脚下方后 1/3 处,即耳甲 3 区	贲门痉挛,神经性呕吐
胃(CO_4)	耳轮脚消失处,即耳甲 4 区	失眠,牙痛,胃炎,胃溃疡,消化不良、恶心呕吐等
十二指肠(CO_5)	在耳轮脚及部分耳轮与 AB 线之间的后 1/3 处,即耳甲 5 区	十二指肠球部溃疡,胆囊炎,胆石症,幽门痉挛等
小肠(CO_6)	在耳轮脚及部分耳轮与 AB 线之间的中 1/3 处,即耳甲 6 区	消化不良,腹痛,心动过速,心律不齐
大肠(CO_7)	在耳轮脚及部分耳轮与 AB 线之间的前 1/3 处,即耳甲 7 区	腹泻,便秘,痢疾,咳嗽,痤疮
阑尾($CO_{6,7i}$)	在小肠区与大肠区之间,即耳甲 6、7 区交界处	单纯性阑尾炎,腹泻,腹痛
艇角(CO_8)	在对耳轮下脚下方前部,即耳甲 8 区	前列腺炎,尿道炎
膀胱(CO_9)	在对耳轮下脚下方中部,即耳甲 9 区	膀胱炎,遗尿,尿潴留,腰痛,坐骨神经痛,后头痛
肾(CO_{10})	在对耳轮下脚下方后部,即耳甲 10 区	耳鸣,水肿,哮喘,遗尿症,月经不调,遗精,阳痿,早泄,五更泻,腰痛,神经衰弱等
输尿管($CO_{9,10i}$)	在肾区与膀胱区之间,即耳甲 9、10 区交界处	输尿管结石绞痛
胰胆(CO_{11})	在耳甲艇的后上部,即耳甲 11 区	胆囊炎,胆石症,胰腺炎,口苦,胁痛,偏头痛,中耳炎,耳鸣,听力减退,带状疱疹等
肝(CO_{12})	在耳甲艇的后下部,即耳甲 12 区	胁痛,眩晕,经前期紧张症,月经不调,围绝经期综合征,高血压病,单纯性青光眼等

续表

穴名	定位	主治
艇中（CO$_{6,10i}$）	在小肠区与肾区之间，即耳甲 6、10 区交界处	腹痛，腹胀，腮腺炎
脾（CO$_{13}$）	在 BD 线下方，耳甲腔的后上部，即耳甲 13 区	腹胀，腹泻，便秘，食欲不振，功能性子宫出血，白带过多，内耳眩晕症，水肿，痿证等
心（CO$_{15}$）	在耳甲腔正中凹陷处，即耳甲 15 区	心动过速，心律不齐，心绞痛，无脉症，自汗盗汗，癔病，口舌生疮，心悸，怔忡，失眠，健忘等
气管（CO$_{16}$）	在心区与外耳门之间，即耳甲 16 区	咳嗽，气喘，急慢性咽炎
肺（CO$_{14}$）	在心、气管区周围处，即耳甲 14 区	咳喘，胸闷，声音嘶哑，痤疮，皮肤瘙痒，荨麻疹，扁平疣，便秘，戒断综合征，自汗盗汗，鼻炎
三焦（CO$_{17}$）	在外耳门后下方，肺与内分泌区之间，即耳甲 17 区	便秘，腹胀，水肿，耳鸣，耳聋，糖尿病
内分泌（CO$_{18}$）	在屏间切迹内，耳甲腔的前下部，即耳甲 18 区	痛经，月经不调，围绝经期综合征，痤疮，间日疟，糖尿病

（8）耳垂穴位：耳垂总计 9 区 8 穴（图 6-6，表 6-13）。在耳垂上线至耳垂下缘最低点之间划两条等距离平行线，于该平行线引两条垂直等分线，将耳垂分为 9 区，上部由前到后依次为耳垂 1 区、2 区、3 区；中部由前到后依次为耳垂 4 区、5 区、6 区；下部由前到后依次为耳垂 7 区、8 区、9 区。

表 6-13　耳垂穴位

穴名	定位	主治
牙（LO$_1$）	在耳垂正面前上部，即耳垂 1 区	牙痛，牙周炎，低血压
舌（LO$_2$）	在耳垂正面中上部，即耳垂 2 区	舌炎，口腔炎
颌（LO$_3$）	在耳垂正面后上部，即耳垂 3 区	牙痛，颞颌关节功能紊乱症
垂前（LO$_4$）	在耳垂正面前中部，即耳垂 4 区	神经衰弱，牙痛
眼（LO$_5$）	在耳垂正面中央部，即耳垂 5 区	假性近视，目赤肿痛，迎风流泪
内耳（LO$_6$）	在耳垂正面后中部，即耳垂 6 区	内耳眩晕症，耳鸣，听力减退
面颊（LO$_{5,6i}$）	在耳垂正面，眼区与内耳区之间，即耳垂 5、6 区交界处	周围性面瘫，三叉神经痛，痤疮，扁平疣
扁桃体（LO$_{7,8,9}$）	在耳垂正面下部，即耳垂 7、8、9 区	扁桃体炎，咽炎

（9）耳背穴位：耳背总计 5 区 6 穴（图 6-7，表 6-14）。分别过对耳轮上、下脚分叉处耳背对应点和轮屏切迹耳背对应点作两条水平线，将耳背分为上、中、下 3 部，上部为耳背 1 区，下部为耳背 5 区，再将中部分为内、中、外 3 等分，内 1/3 为耳背 2 区，中部 1/3 为耳背 3 区，外 1/3 为耳背 4 区。

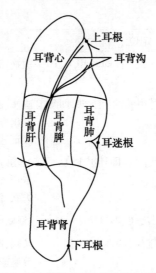

图6-7　耳背及耳根部分区与耳穴

表6-14　耳背穴位

穴名	定位	主治
耳背心(P_1)	在耳背上部,即耳背1区	心悸,失眠,多梦
耳背肺(P_2)	在耳背中内部,即耳背2区	咳喘,皮肤瘙痒
耳背脾(P_3)	在耳背中央部,即耳背3区	胃病,消化不良,食欲不振,腹胀,腹泻
耳背肝(P_4)	在耳背中外部,即耳背4区	胆囊炎,胆石症,胁痛
耳背肾(P_5)	在耳背下部,即耳背5区	头痛,眩晕,神经衰弱
耳背沟(P_s)	在对耳轮沟和对耳轮上、下脚沟处	高血压,皮肤瘙痒

(10)耳根穴位(图6-7,表6-15)

表6-15　耳根穴位

穴名	定位	主治
上耳根(R_1)	在耳根最上处	鼻衄,哮喘
耳迷根(R_2)	在耳轮脚后沟的耳根处	胆囊炎,胆石症,胆道蛔虫症,鼻炎,心动过速,腹痛,腹泻
下耳根(R_3)	在耳根最下处	低血压,下肢瘫痪

　　注:耳穴括号中大写字母表示该穴位所在解剖分区英文缩写;下标数字为该穴位所在分区标号;小标字母代表含义分别为:i—该穴区交界,a—该穴区前端,p—该穴区后缘,1—该穴区下缘,u—该穴区上缘

三、操作技术

(一)操作前准备

　　1. 体位与选穴　一般采用坐位,根据耳穴选穴原则或采用耳穴探查法进行选穴组方。

2. 消毒　在针刺耳穴时,必须严格消毒,除了针具和医者手指的消毒,耳穴局部皮肤应用75%乙醇或碘伏消毒。

（二）刺激方法

1. 毫针法选用直径 0.25~0.3mm,长度 15~25mm 的毫针。进针时,押手拇食指固定耳郭,中指托着针刺部的耳背,刺手拇、食、中指持针,以单手进针法速刺进针,刺入皮内 0.1~0.3cm,但不宜穿透耳郭。多用捻转、刮法或震颤法行针,刺激强度视患者病情、体质等因素决定;得气以热、胀、痛,或局部充血红润为多见。针刺得气后可出针,或留针 15~30 分钟,慢性病、疼痛性疾病留针时间可适当延长。出针时押手托住耳背,刺手出针,并用消毒干棉球压迫针孔片刻。

2. 埋针法　将耳穴局部消毒,押手固定耳郭,绷紧埋针处皮肤,刺手用镊子或止血钳夹住消毒的撳针型皮内针,轻轻刺入所选穴位皮内,一般刺入针体的 2/3,用胶布固定。一般仅埋患侧单耳,必要时可埋双耳,每次选用 2~3 穴,每日自行按压 2~3 次,留针 1~3 天。

3. 压丸法　压丸法所选材料,以王不留行籽、磁珠、磁片为主,或油菜籽、小绿豆、莱菔子等表面光滑、硬度适宜、直径 2mm 左右的球形物为宜,清洁、消毒后备用。应用时,将所选压豆贴于 0.5cm×0.5cm 小方块胶布中央,然后敷贴于耳穴上,并给予适当按压,使耳郭有发热、胀痛感。一般每天患者可自行按压数次,2~4 天更换 1 次。本法疗效类同于毫针法、埋针法,而且安全无痛,不易引起耳软骨膜炎,适用于老年、儿童及惧痛的患者。临床较常用。

4. 电针法　选用直径 0.25~0.3mm,长度 15~25mm 的毫针,押手固定耳郭,刺手速刺进针,行针得气后连接电针仪,选用主穴为电极刺激点,在其邻近点选用一个配穴作为另一电极的连接点。刺激波形和刺激强度根据病情需要和体质决定,可参考电针法,通电时间 15~20 分钟。起针时,先取下导线,押手固定耳郭,刺手持针速出,并用消毒干棉球压迫针孔片刻。

5. 刺血法　刺血前宜按摩耳郭使所刺部位充血,常规消毒后,押手拇、示二指固定耳郭,刺手按三棱针刺法点刺耳穴,按压使之适量出血,隔日 1 次,急性病可 1 日 2 次。

6. 灸法　可选用艾条灸、线香灸、灯心草灸等法。艾条灸可灸整个耳郭或较集中的部分耳穴,线香灸可灸单个耳穴,可将艾条或卫生线香点燃后,对准选好的耳穴施灸,灸火距皮肤 1~2cm,以局部有温热感为度,每穴灸 3~5 分钟;灯心草灸,即将灯心草的一端浸蘸香油后,用火柴点燃,对准耳穴迅速点灸,每次 1~2 穴,两耳交替使用。

7. 按摩法　包括全耳按摩、手摩耳轮和提捏耳垂等法。全耳按摩,是用两手掌心依次按摩耳郭前后两侧至耳郭充血发热为止;手摩耳轮,是两手握空拳,以拇食两指沿着外耳轮上下来回按摩至耳轮充血发热为止;提捏耳垂,是用两手由轻到重提捏耳垂,按摩时间以 15~20 分钟,双耳充血发热为度。

四、临床应用

（一）辅助诊断疾病

当人体发生病变时耳部相应部位会出现不同的病理变化，如皮肤色泽、形态改变、局部痛阈降低、电阻改变等，可以借助耳穴检测方法加以判定，结合临床症状、体征，从而起到辅助诊断疾病的作用。常用的耳穴检查方法有以下几种：

1. 望诊观察法　在自然光线下，用肉眼或借助放大镜观察耳部形态、色泽有无改变，如脱屑、水泡、丘疹、结节、充血，以及血管形状、颜色的改变等，以确定所在区域与脏腑的关系。

2. 压痛测定法　围绕全耳或在与疾病相关耳穴的周围，用探棒或三棱针柄等工具以均匀的压力按压耳穴，当触压某穴区时，患者出现眨眼、皱眉、躲闪、拒按等反应，即可确定为压痛点。

3. 皮肤电阻测定法　用特制的电子仪器测定耳穴皮肤电阻、电位、电容的变化，当特定的电子仪器的探棒以一定压力触及敏感点时，可以通过患者反应、仪表显示、音响提示等不同的方式提示该区电阻、导电量等异常改变情况。

（二）治疗疾病

1. 适用范围

（1）疼痛性病症：如头痛、神经性疼痛；各种扭伤、挫伤等。

（2）炎症性和传染性疾病：如急性结膜炎、咽喉炎、扁桃体炎、面神经炎等。

（3）功能紊乱性病症：如心律不齐、高血压病、肠功能紊乱、月经不调、神经衰弱等。

（4）过敏与变态反应性疾病：如过敏性鼻炎、支气管哮喘、荨麻疹等。

（5）内分泌代谢性疾病：如单纯性肥胖症、甲状腺功能亢进、围绝经期综合征等。

（6）其他：如手术麻醉，预防感冒、晕车、晕船、戒烟、戒毒等。

2. 选穴原则

（1）相应部位取穴：根据临床诊断属于某病，选用相应的耳穴。如眼病选眼穴及屏间前、屏间后穴；胃病取胃穴。

（2）辨证取穴：根据中医的脏腑、经络学说辨证选用相关耳穴。如皮肤病，按"肺主皮毛"的理论，选用肺穴。也可根据十二经脉循行和其病候选取穴位，如前额头痛选取"胃"穴等。

（3）对症取穴：根据现代医学的生理病理知识，对症选用有关耳穴，如月经不调选内分泌，神经衰弱选皮质下等。也可根据中医理论对症取穴，如耳中与膈相应，可以治疗呃逆，又可凉血清热，用于治疗血证和皮肤病。

（4）经验取穴：临床实践发现有些耳穴具有治疗本病以外疾病的作用，如外生殖器穴可以治疗腰腿痛。

五、注意事项

1. 施术部位应防止感染。耳穴部位有脓肿、溃疡、冻疮处禁针。

2. 紧张、疲劳、虚弱患者宜卧位针刺以防晕针。

3. 湿热天气,耳穴压丸、耳穴埋针留置时间不宜过长,耳穴压丸宜 2~3 天,耳穴埋针宜 1~2 天。

4. 耳穴压丸、耳穴埋针留置期间应防止胶布脱落或污染。对普通胶布过敏者改用脱敏胶布。

5. 耳穴刺血施术时,医者避免接触患者血液。凝血机制障碍患者禁用耳穴刺血法。

6. 妊娠期间慎用耳针。

第二节　头　针　法

头针法又称头皮针法,是指采用毫针或其他针具刺激头部特定部位,以治疗全身疾病的一种方法。

针刺头部腧穴治疗疾病的方法由来已久,历代典籍对头部腧穴的定位、功能、主治范围以及数目都有较明确的记载,但头针疗法成为一种有别于传统腧穴定位、刺激方法特殊的治疗手段则是在 20 世纪 50 年代初至 70 年代间。迄今为止,采用各种头针疗法治疗的疾病种类已达百余种,涉及内、外、妇、儿、五官、皮肤、骨伤等临床各科,尤其对脑源性疾病效果显著。

头针学术派流纷呈,在国际针灸界颇有影响。为促进头针应用的发展与研究,1984 年世界卫生组织西太区会议通过了中国针灸学会依照"分区定经,经上选穴,结合传统穴位透刺方法"的原则,拟定了《头皮针穴名标准化国际方案》。2008 年国家质量监督检验检疫总局和国家标准化管理委员会再次颁布和实施了《头针》针灸技术操作规范以及头针穴名国际标准化方案。

一、理论基础

20 世纪 70 年代至今,围绕头针应用原理的探索在不断深入,目前主流观点一是根据传统的经络脏腑理论;二是根据大脑皮质的功能定位在头皮的投影,选取相应的头穴线。

头与经脉、脏腑的关系密切。《素问·脉要精微论》指出:"头者,精明之府"、"头为诸阳之会"。手足六阳经循行皆上至头面;六阴经中手少阴心经与足厥阴肝经循行可上行至头面部,阴经经别相合于其相表里的阳经经脉而上达头面;督脉可上至风府、入脑上巅,阳维脉至项后与督脉会合,阳跷脉至项后合于足少阳胆经。表明人体经气通过经脉、经别、皮部等联系均汇聚于头面部,故气街学说中将"头之气街"列为首位。

头面部是经气汇集的重要部位,明代张介宾曰:"五脏六腑之精气皆上注于面而走空窍。"说明头与人体脏腑组织器官借助经络在生理病理上均有密切联系。如顶中线能治疗肝阳上亢型的眩晕,与足厥阴肝经及督脉经密切相关。

头针与大脑皮质功能定位区的关联度密切。大脑皮质的功能在相应的头皮部位存在一定的折射关系,主要表现为采用针刺等方法刺激相应的头皮,可影响相对应的大脑皮质功能(图 6-8)。

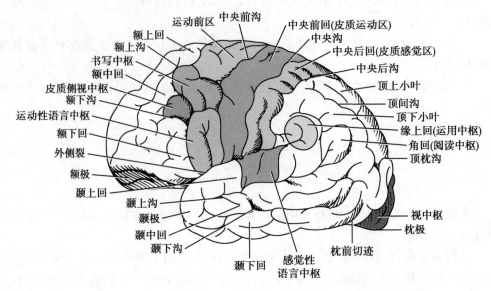

图 6-8　左侧大脑半球外侧面结构及功能区示意图

　　临床试验表明,顶颞前斜线的主治作用以运动功能障碍为主,而顶颞前斜线即相当于大脑中央前回运动中枢在头皮的投影;顶颞后斜线的主治作用以感觉障碍为主,顶颞后斜线则相当于感觉中枢在头皮的投影;这两条治疗线的主治顺序也与大脑运动中枢、感觉中枢的代表顺序一致,间接地表明头针穴位的主治和投影与其对应的大脑皮质功能关联密切。

二、头针标准治疗线

(一)额区标准治疗线(图6-9,表6-16)

表 6-16　额区标准治疗线

穴名	定位	与经脉的关系	主治
额中线	在额部正中,前发际上下各0.5寸,即自神庭穴起,向下1寸	属督脉	头痛、失眠、健忘、多梦等神志病症
额旁1线	在额部,额中线外侧直对目内眦角,发际上下各0.5寸,即自眉冲穴起,向下1寸	属足太阳膀胱经	冠心病、心绞痛、支气管哮喘、支气管炎等上焦病证
额旁2线	在额部,额旁1线的外侧,直对瞳孔,发际上下各0.5寸,即自头临泣穴起,向下1寸	属足少阳胆经	各种胃肠疾病、肝胆疾病等中焦病证
额旁3线	在额部,额旁2线的外侧,自头维穴内侧0.75寸处,发际上下各0.5寸,共1寸	属足少阳胆经和足阳明胃经之间	功能性子宫出血、阳痿、遗精、子宫脱垂、尿频、尿急等下焦病证

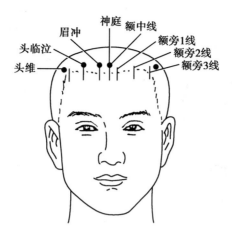

图 6-9　额区标准治疗线

（二）顶区标准治疗线（图 6-10、图 6-11、图 6-12，表 6-17）

表 6-17　顶区标准治疗线

穴名	定位	与经脉的关系	主治
顶中线	在头顶正中线上,自百会穴向前 1.5 寸至前顶穴	属督脉	腰腿足病证,如瘫痪、麻木、疼痛等,皮质性多尿、高血压、头顶痛等
顶颞前斜线	在头部侧面,从前神聪穴起至悬厘穴的连线	斜穿督脉、足太阳膀胱经、足少阳胆经	对侧肢体中枢性运动功能障碍。将全线分为 5 等分,上 1/5 治疗对侧下肢中枢性瘫痪;中 2/5 治疗对侧上肢中枢性瘫痪;下 2/5 治疗对侧中枢性面瘫、运动性失语等
顶颞后斜线	在头部侧面,从百会穴至曲鬓穴的连线	斜穿督脉、足太阳膀胱经和足少阳胆经	对侧肢体中枢性感觉障碍。将全线分为 5 等分,上 1/5 治疗对侧下肢感觉异常;中 2/5 治疗对侧上肢感觉异常;下 2/5 治疗对侧头面部感觉异常
顶旁 1 线	在头顶部,顶中线左右各旁开 1.5 寸的两条平行线,自通天穴起向后针 1.5 寸	属足太阳膀胱经	腰腿足病证,如瘫痪、麻木、疼痛等
顶旁 2 线	在头顶部,顶旁 1 线的外侧,两线相距 0.75 寸,距正中线 2.25 寸,自正营穴起沿经线向后针 1.5 寸	属足少阳胆经	肩、臂、手病证,如瘫痪、麻木、疼痛等

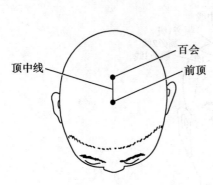

图 6-10　顶区标准治疗线 1

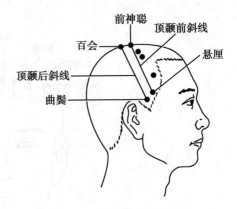

图 6-11　顶区标准治疗线 2

（三）颞区标准治疗线（图6-12，表6-18）

表6-18　颞区标准治疗线

穴名	定位	与经脉的关系	主治
颞前线	在头部侧面,颞部两鬓内,从额角下部向前发际处颔厌穴至悬厘穴	属足少阳胆经	偏头痛、运动性失语、周围性面神经麻痹及口腔疾病等
颞后线	在头部侧面,颞部耳上方,耳尖直上率谷穴至曲鬓穴	属足少阳胆经	偏头痛、眩晕、耳聋、耳鸣等

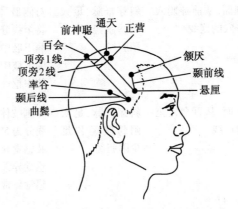

图 6-12　颞区标准治疗线

（四）枕区标准治疗线（图6-13，表6-19）

表6-19　枕区标准治疗线

穴名	定位	与经脉的关系	主治
枕上正中线	在枕部,枕外粗隆上方正中的垂直线,自强间穴起至脑户穴	属督脉	眼病
枕上旁线	在枕部,枕上正中线平行向外0.5寸	属足太阳膀胱经	皮质性视力障碍、白内障、近视眼、目赤肿痛等眼病
枕下旁线	在枕部,从膀胱经玉枕穴,向下引一直线,长2寸	属足太阳膀胱经	小脑疾病引起的平衡障碍、后头痛、腰背两侧痛

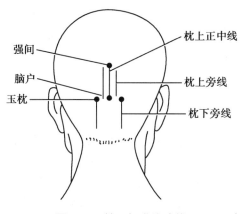

图 6-13 枕区标准治疗线

三、操作技术

（一）针前准备

根据拟刺激标准治疗线的长度选择不同型号的毫针,一般应选择较细针具以减少疼痛。初诊患者应选择卧位,通常情况下选择坐位更便于针刺操作。针刺前,医生用手拨开患者头发、暴露头皮,选用 75% 的乙醇棉球或棉签充分消毒。

（二）进针方法

进针深度宜根据患者具体情况和处方要求决定。一般情况下,多选择快速插入进针法,呈约 30°角斜向进针,针刺入帽状腱膜下层后,稍卧倒,针身推进约 3cm 为宜。临床也可采用指切进针,沿皮快速刺入。

（三）行针方法

行针主要分为捻转、抽提、进插、震颤、弹拨等五种方法。

1. 捻转手法 进针至适当深度后,医生刺手食指第一、二节呈半屈曲状,用食指第一节的桡侧面与拇指第一节的掌侧面持住针柄,然后食指掌指关节做伸屈运动,使针体快速旋转,一般捻转频率为 200 次/分钟左右,持续 1 ~ 2 分钟。

2. 抽提法 将针刺入帽状腱膜下层后,针体平卧,用右手拇、食指紧捏针柄,左手按压进针处以固定头皮,用爆发力将针迅速向外抽提 3 次,然后再缓慢地将针向内退回原处;根据病情需要,再以此法操作数遍。此法偏于泻。

3. 进插法 将针刺入帽状腱膜下层后,针体平卧,用右手拇、食指紧捏针柄,左手按压进针处以固定头皮,用爆发力将针迅速向内进插 3 次,然后再缓慢地将针向外退回原处;根据病情需要,再以此法操作数遍。此法偏于补。

4. 震颤法 进针至适当深度后,医生刺手采用拇食指夹持式持针做小幅度快速提插,持续 1 ~ 2 分钟。

5. 弹拨法 在头针留针期间,可用手指弹拨针柄,用力宜适度,速度不应过快。

（四）留针方法

一般分为静留针与动留针两种。静留针的一般留针时间为 15 ~ 30 分钟,并可辅用电针以加强刺激效果。动留针则是在 15 ~ 30 分钟的留针时间内,间歇行针 2 ~ 3 次,每次 2 分钟左右。

（五）出针方法

根据刺入深浅的不同,酌情选用快速出针法或分段出针法,出针后均应加力按压针孔 1 ~ 2 分钟,以防出血。

四、临床应用

（一）适用范围

1. 中枢神经系统疾患　如脑血管疾病所致偏瘫、失语、假性球麻痹等,小儿神经发育不全和脑性瘫痪,颅脑外伤后遗症,脑炎后遗症,以及癫痫、舞蹈病和震颤麻痹等。

2. 精神疾患　如精神分裂症、癔病、考场综合征、抑郁症等。

3. 疼痛和感觉异常等病症如头痛、三叉神经痛、颈项痛、肩痛、腰背痛、坐骨神经痛、胆绞痛、胃痛、痛经等各种急慢性疼痛病症;以及肢体远端麻木、皮肤瘙痒症等病症。

4. 皮质内脏功能失调所致疾患　如高血压病、冠心病、溃疡病、性功能障碍和月经不调,以及神经性呕吐、功能性腹泻等。

 知识链接

　　焦氏头针是由山西运城头针研究所焦顺发医师于 1970 年提出,该疗法依据大脑皮质功能定位理论,考证其与头皮表面的投影关系而确定了独特的十四条头针刺激区,并以针刺方法为主要手段治疗各种脑源性疾病及相关疾病,譬如:①运动区相当于大脑皮质中央前回在头皮上的投影;主治对侧肢体瘫痪;以及中枢性面瘫、运动性失语,流涎、发音障碍等病症。②感觉区相当于大脑皮质中央后回在头皮上的投影部位;主治对侧肢体疼痛、麻木、感觉异常以及头项疼痛、头鸣等病症。③舞蹈震颤控制区主治舞蹈病、震颤麻痹综合征等病症。④晕听区主治眩晕、耳鸣、听力减退等病症。⑤言语二区主治命名性失语等病症。⑥言语三区主治感觉性失语等病症。⑦运用区主治失用证等病症。⑧足运感区主治对侧下肢疼痛、麻木、瘫痪、急性腰扭伤、皮质性多尿、夜尿、子宫脱垂等病症。⑨视区主治皮质性视力障碍等病症。⑩平衡区主治小脑性平衡障碍等病症。还有胃区、胸腔区、生殖区等特定的刺激区分别主治对应的脏器病症。

　　总之,该疗法具有取穴便捷,见效快、疗效好等特点,在针法上强调以"三快"为特色,影响巨大。

（二）处方选穴原则

1. 交叉选穴法　单侧肢体病,一般选用病症对侧刺激区;双侧肢体病,同时选用双侧刺激区;内脏病症,选用双侧刺激区。

2. 对应选穴法　针对不同疾病在大脑皮质的定位,选用定位对应的刺激区为主;根据兼证选用其他有关刺激区配合治疗。

五、注意事项

1. 婴幼儿或颅骨有缺损的患者不适宜应用头针。

2. 头颅手术部位、头皮严重感染、溃疡、瘢痕者不适宜应用头针。

3. 头针刺激性较强,要预防晕针。

4. 脑血管疾病急性期或血压、病情不稳定者不适宜应用头针;发热、急性炎症和心力衰竭患者谨慎应用头针。

5. 针刺的深浅和方向,应根据治疗要求,并结合患者年龄、体质及敏感性决定。

6. 头皮血管丰富,破损后不易止血,故出针时应用无菌干棉球加力按压为宜,出针后应仔细检查出血情况。

第三节　腕踝针法

腕踝针法是指采用毫针在人体手腕或足踝部相应的进针点进行皮下浅刺以治疗全身疾病的一种方法。

《内经》的经络理论为腕踝针的形成提供了重要的理论依据,如《灵枢·根结》指出,足六经之"根"在四肢末端井穴,《灵枢·卫气》论述了十二经的标与本,"本"在四肢,"标"在头面、胸腹部。根结理论不仅说明了人体四肢与头身的关系,更强调四肢为经气的根与本。经过几千年的临床实践,针灸理论不断深化,在 20 世纪 60 年代,有人在传统经络学说的启发下,总结电刺激疗法和传统针刺疗法的经验,经过反复实践,逐步摸索规律,创立了腕踝针疗法,简称腕踝针法。

一、理论基础

腕踝针疗法将人体的胸腹侧和背腰侧分为阴阳两个面,属阴的胸腹侧划为 1 区、2 区、3 区,属阳的背腰侧划为 4 区、5 区、6 区,并以胸膈为界,将人体分为上、下两段,符合十二经脉及皮部的分布规律。如手少阴经分布于上肢内侧后缘,足少阴经分布于下肢内侧后缘及胸腹部第 1 侧线,与腕踝针的 1 区相合。由此绕躯体从前向后,依次为厥阴、太阴、阳明、少阳、太阳经,大体相当于从 1 区到 6 区的划分。上 1、2、3 区在上肢内侧,相当于手三阴经的皮部;上 4、5、6 区在上肢外侧,相当于手三阳经皮部。下 1 区至 6 区也相当于足三阴和足三阳的皮部。腕踝针进针时针尖所达部位是皮下,正是络脉之气散布之所在,刺之可调整相应经脉之气及与之相联属脏腑的功能,起到祛邪扶正的治疗作用。

腕踝针的十二个刺激点均位于四肢肘、膝以下的腕、踝关节的附近,相当于十二经脉的本部、根部,体现了标本、根结理论,针刺这些部位的腧穴易于激发经气,调节脏腑经络的功能。

二、人体体表分区

（一）人体体表分区

将人体体表划分为六个纵行区和上下两段(图 6-14、图 6-15、图 6-16)。

1. 纵行六区　纵行六区包括头、颈和躯干六区和四肢六区两部分。

（1）头、颈和躯干六区:以前后正中线为标线,将身体两侧面由前向后分为 6 个纵行区。

1 区:从前正中线开始,向左、向右各旁开 1.5 同身寸所形成的体表区域,分别称之为左 1 区、右 1 区。临床常把左 1 区与右 1 区合称为 1 区,以下各区亦同。

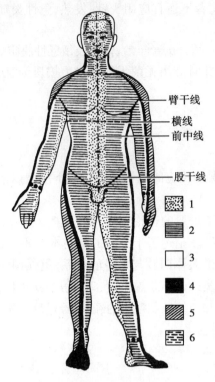

图 6-14　躯干定位分区（正面）

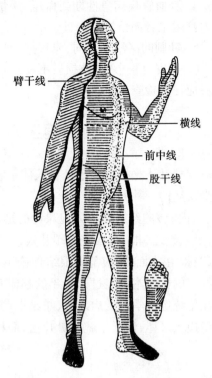

图 6-15　躯干定位分区（侧面）

2 区：从 1 区边线到腋前线之间所形成的体表区域，左右对称。

3 区：从腋前线至腋中线之间所形成的体表区域，左右对称。

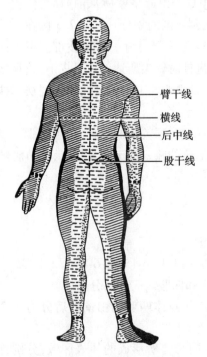

图 6-16　躯干定位分区（背面）

4 区：从腋中线至腋后线之间所形成的体表区域，左右对称。

5 区：从腋后线至 6 区边线之间所形成的体表区域，左右对称。

6 区：从后正中线向左、向右各旁开 1.5 同身寸所形成的体表区域，分别称之为左 6 区、右 6 区。

（2）四肢的分区：以臂干线和股干线为四肢和躯干的分界。臂干线（环绕肩部三角肌附着缘至腋窝）作为上肢与躯干的分界，股干线（腹股沟至髂嵴）为下肢与躯干的分界。当两侧的上下肢处于内侧面向前的外旋位置，使四肢的阴阳面和躯干的阴阳面处在同一方向并互相靠拢时，以靠拢处出现的缘为分界，在前面的相当于前中线，在后面的相当于后中线，这样四肢的分区就可按躯干的分区类推。

上肢六区：将上肢的体表区域纵向六等分，从上肢内侧尺骨缘开始，右侧顺时针、左侧逆时针,依次为1区、2区、3区、4区、5区、6区,左右对称。

下肢六区:将下肢的体表区域纵向六等分,从下肢内侧跟腱缘开始,右侧顺时针、左侧逆时针,依次为1区、2区、3区、4区、5区、6区,左右对称。

2. 上下两段　以胸骨末端和两侧肋弓的交接处为中心,划一条环绕身体的水平线称横膈线。横膈线将身体两侧的六个区分成上下两段。横膈线以上各区分别称为上1区、上2区、上3区、上4区、上5区、上6区;横膈线以下的各区分别称为下1区、下2区、下3区、下4区、下5区、下6区。如需标明症状在左侧还是右侧,在上还是在下,又可记作右上2区或左下2区等。

（二）腕踝针进针点

1. 腕部进针点、定位和适应证　左右两侧共6对（图6-17,表6-20）,约在腕横纹上2寸（相当于内关穴与外关穴所在的水平）位置上,环前臂做一水平线,从前臂内侧尺骨缘开始,沿前臂内侧中央,前臂内侧桡骨缘,前臂外侧桡骨缘,前臂外侧中央,前臂外侧尺骨缘顺序六等分,每一等分的中点为进针点,并分别称之为上1、上2、上3、上4、上5、上6。

表6-20　腕部穴名、定位和适应证

穴名	定位	适应证
上1	在小指侧的尺骨缘与尺侧腕屈肌腱之间	前额、眼、鼻、口、舌、咽喉、胸骨、气管、食管及左上肢、右上肢1区内的病症。如前额痛、目赤肿痛、咽喉肿痛、胸痛、呃逆、小指疼痛麻木以及失眠、更年期综合征等
上2	在腕掌侧面中央,掌长肌腱与桡侧腕屈肌腱之间,相当于内关穴处	额角、眼、肺、乳房、心（左上2区）及左上肢、右上肢2区内的病症。如眼睑下垂、颈胸胁痛、缺乳、心悸、腕关节屈伸不利等
上3	在桡动脉与桡骨缘之间	面颊、侧胸及左上肢、右上肢3区内的病症。如偏头痛、急性腮腺炎、牙痛、耳鸣、侧胸痛、肩关节疼痛、拇指和食指扭挫伤等
上4	在拇指侧的桡骨内外缘之间	颞、耳、侧胸及左上肢、右上肢4区内的病症。如耳后痛、耳鸣、侧胸痛、肩关节疼痛、腕关节疼痛、桡骨茎突炎等
上5	在腕背中央,即外关穴处	后头部、后背部、心、肺及左上肢、右上肢5区内的病症。如后头痛、颈椎病、眩晕、冠心病、腕关节屈伸不利、中指和无名指疼痛等
上6	在距小指侧尺骨缘1cm处	后头部、脊柱颈胸段及左上肢、右上肢6区内的病症。如后头痛、颈项强痛、胸背痛、腕关节肿痛、小指麻木不仁等

2. 踝部进针点、定位和适应证　左右两侧共6对（图6-18,表6-21）,约在内踝高点与外踝高点上3寸（相当于悬钟穴与三阴交穴所在的水平）位置上,环小腿做一水平线,并从小腿内侧跟腱缘开始,沿小腿内侧中央,小腿内侧胫骨缘,小腿外侧腓骨缘,小腿外侧中央,小腿外侧跟腱缘的顺序六等分,每一等分之中点为进针点,并分别称之为下1、下2、下3、下4、下5、下6。

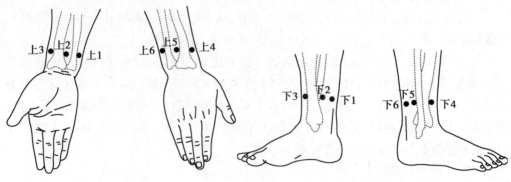

图 6-17　腕部进针点　　　　　　　　图 6-18　踝部进针点

表 6-21　踝部穴名、定位和适应证

穴名	定位	适应证
下 1	靠跟腱内缘	胃、膀胱、子宫、前阴及左下肢、右下肢 1 区内的病症。如胃痛、脐周痛、淋证、痛经、阳痿、遗尿、膝关节肿痛、跟腱疼痛、足跟疼痛等
下 2	在内侧面中央,靠胫骨后缘	胃、脾、肝、大小肠及左下肢、右下肢 2 区内的病症。如胸胁胀满、便秘、腹股沟疼痛、膝关节炎、内踝扭挫伤等
下 3	在胫骨前嵴向内 1cm 处	肝、胆、脾、胁部及左下肢、右下肢 3 区内的病症。主治胁痛、髋关节屈伸不利、膝关节炎、踝关节扭挫伤等
下 4	在胫骨前嵴与腓骨前缘的中点	胁部、肝、脾及左下肢、右下肢 4 区内的病症。如侧腰痛、股外侧皮神经炎、膝关节炎、踝关节扭挫伤、坐骨神经痛等
下 5	在外侧面中央,靠腓骨后缘	腰部、肾、输尿管、臀及左下肢、右下肢 5 区内病症。如肾绞痛、腰痛、臀下皮神经炎、坐骨神经痛、膝关节屈伸不利或疼痛、外踝扭挫伤等
下 6	靠跟腱外缘	脊柱腰骶部、肛门及左下肢、右下肢 6 区内的病症。如腰痛、痔疮、坐骨神经痛等

三、操作技术

(一)进针

多选用(0.25～0.30)mm×40mm 的毫针。患者一般可采用坐位或卧位。选定进针点后,进行皮肤常规消毒,医者以押手固定在进针点的下部,并且拉紧皮肤,刺手拇指在下,食指、中指在上夹持针柄,针与皮肤呈 15°～30°角,快速刺入皮下,然后将针平放,使针身约呈水平位沿真皮下进入约 1.2～1.4 寸(图 6-19),若患者感到针下有酸、麻、胀、重等感觉时,说明针已刺入到筋膜下层,须将针退至皮下,重新沿真皮下缓慢刺入。以医者针下有松软感、患者自觉针下无任何不适为宜,不捻针。如此主要

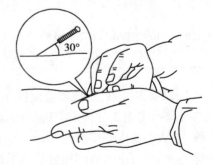

图 6-19　腕踝针的进针法

症状会得到一定的改善或消失。

（二）留针

一般情况下留针 20～30 分钟。若病情较重或病程较长者,可适当延长留针时间
1 至数小时,但最长不超过 24 小时。长时间留针时,针柄需用胶布进行固定,留针期
间不行针。

四、临床应用

（一）适用范围

在腕踝针疗法中,每个区所治疗的病症大致包括两方面,一是同名区域内所属脏
腑、组织、器官等所引起的各种病症,二是主要症状能反映在同名区域内的各种病症。
总体而言,本法适用范围广。

（二）选穴原则

1. 上病取上,下病取下　此法主要依据以横膈线为界,将人体分为上、下两段而
言。即上肢和横膈线以上的病症取对应腕部区穴,下肢和横膈线以下的病症取对应踝
部区穴。

2. 左病取左,右病取右　主要针对左、右对称的 6 个体表区域而言。即以前后正
中线为界,左侧肢体和躯干的病症选左侧对应腕部区穴或对应踝部区穴,右侧肢体和
躯干的病症选右侧对应腕部区穴或对应踝部区穴。

3. 区域不明,选双上 1　主要针对无法确定病症在体表的区域或病因复杂且涉及
多个区域的疾病而言。

4. 上下同取　主要针对患者的主要病症位于横膈线上下而言。即对应区域的
上、下部进针点同取。

5. 左右共针　患者的主要症状表现在躯干部的 1 区时,临床治疗应取双上 1 或
双下 1。患者的主要症状表现在躯干部的 6 区时,临床治疗应取双上 6 或双下 6。

五、注意事项

1. 腕踝针法的针感一般不痛不胀不麻。如出现痛、麻、胀等感觉,说明进针过深,
须调至患者针下不痛不胀、医者针下有松软感为宜。

2. 把握准确的针刺方向。即病症表现在进针点上部者,针尖须向心而刺;反之,
病症表现在进针点下部者,针尖须离心而刺。

3. 有几种症状同时存在时,要分析症状的主次,先主后次;如有疼痛症状时,多以
疼痛表现所在区域为选点依据。

第四节　眼　针　法

眼针法是指采用毫针或其他针具刺激眼部特定部位,以诊断和治疗全身疾病的一
种方法。

以眼诊治疾病有悠久的历史,早在《内经》中就有目部五脏分属的观点。《灵枢·
口问》:"目者,宗脉之所聚也。"《灵枢·大惑论》亦提及"五脏六腑之精气,皆上注于
目而为之精。"晋代皇甫谧的《针灸甲乙经》就有针刺睛明、攒竹等眼周穴位治疗疾病

的记载。历代医学文献也有介绍不同针刺方法来防治疾病和以望、触眼周穴位诊断疾病的记载,为眼针的形成奠定了理论基础和提供了实验依据。近年来制定了《眼针》国家标准,为眼针的发展提供良好的契机。

一、理论基础

眼与经脉、脏腑的关联密切。《灵枢·口问》说:"目者,宗脉之所聚也。"《灵枢·邪气脏腑病形》说:"十二经脉,三百六十五络,其血气皆上于面而走空窍,其精阳气上走于目而为睛。"可见眼睛主要依靠经络直接或间接的贯通,才得到气血、津液的濡养而发挥正常的功能。《灵枢·经别》说:"夫十二经脉者,人之所以生,病之所以成,人之所以治,病之所以起,学之所始,工之所止也;粗之所易,上之所难也。"明确了以十二正经为主体的经络理论对人体整体与局部组织眼(目)的生理、病理、诊断、治疗等方面的重要影响,眼针治疗的主要取穴方法就是根据经络所通,主治所及的疾病所主的原则而确定的。

《灵枢·五癃津液别》说:"五脏六腑之津液,尽上渗于目。"《灵枢·五脏生成论》说:"肝气通于目,肝和则目能辨五色矣。"这些论述说明了其与脏腑关系密切,眼受五脏六腑精气濡养。总之,《内经》相关论述为后世医家所遵循,亦是"眼(目)络脏腑,通调全身"思想的核心。

眼与五轮学说关系密切,基于眼与脏腑关系的论述,中医学讲眼球从外到内分为5个部分,即肉轮、血轮、气轮、风轮、水轮。肉轮属脾,精结胞睑,血轮属心,精结血络,气轮属肺,精结白睛,风轮属肝,精结黑睛,水轮属肾,精结瞳神。五轮学说阐明了眼的生理、病理及与脏腑的关系,对于指导临床观眼识病、治病具有指导意义。

二、刺激部位

眼针的刺激部位即为眼穴,是眼周眶区与人体脏腑经络、组织器官、躯体四肢相互沟通的特定部位。眼穴既是疾病的反应点,也是防治疾病的刺激部位。

(一)眼周围表面解剖

眼为视觉器官,又名目。由眼珠、眼睑、泪泉、眼带、眼眶等组成。眼珠包括黑睛、白睛、黄仁、神水及瞳神。

(二)眼穴的确定分布规律

眼穴的位置均在眼眶缘内及眼眶和眼球之间或距离眼眶内缘2mm以内的眼眶上。眼周分成8个区,具体划分方法是眼平视,经瞳孔中心划十字交叉线并分别延伸过内、外眦及上、下眼眶,将眼廓分为4个象限;再将每一个象限2等分,成8个象限,即为8个分区,分别对应不同的脏腑(图6-20、表6-22)。

表6-22 眼周分区

名称	部位	名称	部位
1区	肺、大肠	5区	中焦
2区	肾、膀胱	6区	心、小肠
3区	上焦	7区	脾胃
4区	肝胆	8区	下焦

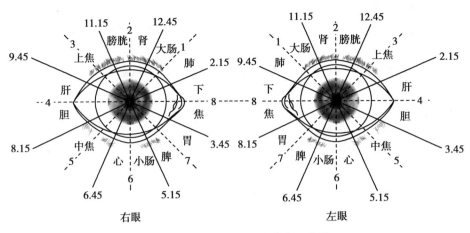

图 6-20   双眼 8 区 13 穴分布示意图

（三）眼穴的划定与眼穴

总计 8 区 13 穴,眼针穴位的具体定位:距眼眶内缘外侧 2mm 的眶缘上,长度为 1/16 弧长;或对应位置的眼眶内缘中心点上(图 6-20、表 6-23)。

表 6-23   各区域眼针取穴

名称	部位
肺区眼针取穴	在瞳孔内上方,相当于 22.5°~45°之间眼眶内缘的中点取穴
大肠区眼针取穴	在瞳孔内上方,相当于 45°~67.5°之间眼眶内缘的中点取穴
肾区眼针取穴	在瞳孔内上方偏内侧,相当于 67.5°~90°之间眼眶内缘的中点取穴
膀胱区眼针取穴	在瞳孔内上方偏外侧,相当于 90°~112.5°之间眼眶内缘的中点取穴
上焦区眼针取穴	在瞳孔外上方,相当于 112.5°~157.5°之间眼眶内缘的中点取穴
肝区眼针取穴	在瞳孔外侧偏上,相当于 157.5°~180°之间眼眶内缘的中点取穴
胆区眼针取穴	在瞳孔外侧偏下,相当于 180°~202.5°之间眼眶内缘的中点取穴
中焦区眼针取穴	在瞳孔外下方,相当于 202.5°~247.5°之间眼眶内缘的中点取穴
心区眼针取穴	在瞳孔下方偏外侧,相当于 247.5°~270°之间眼眶内缘的中点取穴
小肠区眼针取穴	在瞳孔下方偏内侧,相当于 270°~292.5°之间眼眶内缘的中点取穴
脾区眼针取穴	在瞳孔内下方,相当于 292.5°~315°之间眼眶内缘的中点取穴
胃区眼针取穴	在瞳孔内下方,相当于 315.5°~337°之间眼眶内缘的中点取穴
下焦区眼针取穴	在瞳孔内侧,相当于 337.5°~22.5°之间眼眶内缘的中点取穴

三、操作技术

（一）操作前准备

1. **体位与选穴**   患者多取坐位或仰卧位,闭目,根据眼穴选穴原则进行选穴组方。

2. **消毒**   在针刺眼穴时,必须严格消毒,眼穴局部皮肤先用 2% 的碘酒消毒,再用

笔记

75% 的乙醇脱碘,或直接用络合碘消毒。

3. 针具选择　通常选择以规格 0.25mm×(13~25)mm 的毫针为宜。

（二）针刺方法

进针前,嘱患者闭目,左手将眼球推开并固定,以充分暴露针刺部位。

进针时,针沿眶骨边缘缓缓进入 8~20mm,最深不可超过 40mm。

进针后,一般不提插捻转。

出针时,动作要轻缓,慢慢地出针。

出针后,用消毒干棉球压迫针孔 2~3 分钟,防止出血。

四、临床应用

（一）辅助诊断疾病

当人体发生病变时眼部相应部位出现不同的病理变化,如皮肤色泽、形态改变,局部痛阈降低、电阻改变等,可以借助眼穴检测方法加以判定,结合临床症状、体征,从而起到诊断疾病的作用。常用的眼穴检查方法有以下几种。

1. 压痛法测定法　用点眼棒或三棱针柄,在"眼周眶区穴"范围内均匀地用力、轻轻按压出现酸、麻、胀、重或发热发凉或微痛,这些现象都是穴位的反应点。此时可以稍用力加压,使皮肤出现一个凹陷,以便作为针刺的标志。也有一些人不出现任何感觉反应,此时采用何种取穴方法而行针刺,就靠医者的临床处置经验。

2. 皮肤电阻测定法　用经络测定仪找穴,探索导子按压时,仪表上指针读数最高的就是穴位。

（二）治疗疾病

1. 适用范围

（1）神经系统疾病:如帕金森病、中风偏瘫、面肌痉挛、头痛、吉兰-巴雷综合征等。

（2）五官科疾病:近视,干眼症,眼肌麻痹,伴眼睑下垂者等眼病及耳聋、美容等五官科疾病。

（3）消化系统疾病:胆绞痛,消化功能不良,便秘等。

（4）呼吸系统疾病:支气管哮喘等。

（5）循环系统疾病:高血压,心律失常等。

（6）内科杂病:顽固性呃逆、急性腰扭伤、肩周炎、软组织损伤等。

2. 选穴原则

（1）相应部位取穴:治疗眼科疾病局部取穴。软组织损伤时取眼球区血管变化最明显的经区。头痛时取球结膜血管形态和颜色明显变化的穴位。

（2）辨证取穴:根据中医的脏腑、经络学说辨证选用相关穴位。如针刺肝区穴,可以治疗头痛、眩晕、中风、痉病、厥证、郁证、胁痛、不寐及各种眼病等病症;针刺心区穴对心悸、怔忡、胸闷、胸痛、癫狂、不寐、眼病等有明显疗效;针刺脾区穴,对水肿、泄泻、呃逆、呕吐、噎膈、胃痛、吐血、便血、便秘、月经不调、眼病等效果明显;针刺肺区穴,可以治疗感冒、咽痛、咽痒、咳嗽、哮证、喘证、肺痈、肺痨、肺痿、咯血、眼疾等病症;针刺肾区穴,对眩晕、中风、腰痛、水肿、遗精、阳痿、不孕不育、耳鸣、耳聋、遗尿、小便失禁、痛经、月经不调,眼疾等效果明显。

（3）对症取穴：治疗小孩遗尿选用膀胱区。

（4）经验取穴：从现有报道看，眼针对血压的调整，选穴以肝区为主；治疗肩周炎多选用双上焦区、双肝区。

五、注意事项

1. 针刺时要避开血管，防止眼周皮下出血。

2. 进针时，按找好的穴位向皮内快速进针，留针时间要短，最长应不超过 15 分钟，以防止因留针时间长而引起皮下出血。

3. 起针时，左手持干棉球，轻轻放在针穴上，待拔出针后，轻轻按压穴位 2～3 分钟，以防出血。

4. 有习惯性流产史的孕妇应禁针。

5. 患有严重器质性病变和伴有高度贫血者不宜针刺，对年老体弱的高血压患者不宜行强刺激法。

第五节　舌　针　法

舌针法是指采用毫针或其他针具刺激舌体部的特定部位，以诊断和治疗全身疾病的一种针刺方法。

在舌局部刺血或者针刺诊疗疾病可以追溯到《黄帝内经》时期，如《素问·刺疟》记载："十二疟者，其发各不同时，察其病形，以知其何脉之病。先其发时如食顷而刺之，一刺则衰，二刺则知，三刺则已，不已刺舌下两脉出血"。其后，《针灸甲乙经》《千金要方》等古代医籍都对舌局部刺血或者针刺做了不同的记载。虽然其由来已远，但真正提出舌针，使其成为针灸学的一部分却始于现代。20 世纪 70 年代，在生物全息理论及微小针刺系统理论影响下，不同针灸学家先后提出舌针疗法和舌针穴位分布，为舌针的形成和发展奠定了理论基础。

一、理论基础

舌与脏腑、经络关系密切。舌为心之苗，又为脾之外候。《灵枢·脉度》云："心气通于舌，心和则舌能知五味"。心又为五脏六腑之大主，脾为人体后天之本，因此舌与五脏经脉都有着直接或者间接的联系，如《灵枢·经脉》云："手少阴之别，系舌本"、"肝者，筋之合也，而脉络于舌本也"、"足太阴之脉，连舌本，散舌下"、"肾足少阴之脉，入肺中，循喉咙，挟舌本"。此外亦有通过经筋与舌相连，如"足太阳之筋，其支者，别入结于舌本"、"手少阳之筋，系舌本。"《灵枢·营卫生会》云："上焦出于胃上口，上至舌，下足阳明。"由此可见，六腑中的膀胱、三焦和胃等与舌亦相互关联。

另外，舌与脏腑在生理、病理上相互联系，相互影响。如《灵枢·邪气脏腑病形》云："十二经脉，三百六十五络，其血气皆上于面而走空窍……其浊气出于胃，走唇舌而为味。"说明舌不仅是具有辨别滋味、调和声音、搅拌食物、帮助消化等生理功能的器官，也是五脏六腑之外候。因此，五脏六腑合则精气荣于舌，五脏六腑精气衰则病变亦反映于舌。基于此，针刺舌上穴位，可以治疗全身疾病。

二、刺激部位

舌针的主要刺激部位为分布在舌体局部的舌穴。舌通过多条经络与人体的脏腑及四肢相互联系,舌穴即分布于舌体表面,因此,舌穴不仅可以反映疾病,通过对舌穴针刺又可以达到防治疾病的目的。舌穴的确定分布规律与常用舌穴如下:

1. 传统舌穴　主要是传统的经外奇穴分布于舌上的穴位,包括金津、玉液、海泉、聚泉。主治全身及舌局部疾病(图 6-21,表 6-24)。

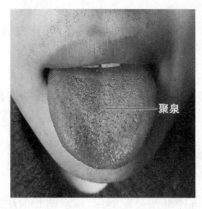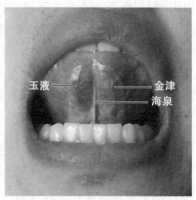

图 6-21　传统舌穴

表 6-24　传统舌穴取穴

名称	部　位
金津、玉液	舌尖向上反卷,上下门齿夹住舌,使舌固定,舌系带两侧静脉上,左名金津,右名玉液
海泉	位于口腔内,当舌下中央系带中点处
聚泉	位于口腔内,当舌背正中缝的中点处

2. 常用舌穴　主要是按照五脏六腑在舌上的分布规律取穴,包括心穴、肺穴、脾穴、肾穴等。主治相应脏腑及组织器官疾病。

共计 21 个舌穴(图 6-22,表 6-25)。

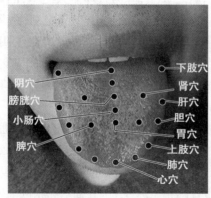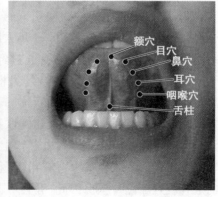

图 6-22　常用舌穴

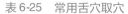

表 6-25 常用舌穴取穴

名称	部 位
心穴	舌尖部
肺穴	心穴两旁 3 分
胃穴	舌面中央,心穴后 1 寸
脾穴	胃穴旁开 4 分
胆穴	胃穴旁开 8 分
肝穴	胆穴后 5 分
小肠穴	胃穴后 3 分
膀胱穴	小肠穴后 3 分
肾穴	膀胱穴旁开 4 分
大肠穴	膀胱穴后 2 分
阴穴	大肠穴后 2 分
上肢穴	肺穴与胆穴之间,舌边缘
下肢穴	阴穴旁开 1 寸,近舌边缘
三焦穴	从聚泉穴、小肠穴及大肠穴各引一横线,三条横线之间,从舌尖向后分别为上焦穴、中焦穴和下焦穴
额穴	将舌向上卷起,舌尖抵上门齿,舌尖正下 3 分
目穴	额穴斜下 3 分
鼻穴	舌边缘与舌下静脉之间,目穴下 2 分
耳穴	鼻穴斜下 2 分
咽喉穴	耳穴正下 2 分
舌柱	舌上举,在舌下之筋如柱上
中矩	舌上举,舌底与齿龈交界处

三、操作技术

（一）操作前准备

1. 体位与选穴　一般选仰靠坐位,其选穴方法应在辨证基础之上,再根据选穴原则进行配穴组方。

2. 消毒　在针刺舌穴时,必须严格消毒。针刺前给予患者 1/5000 高锰酸钾溶液漱口,以此来清洁口腔。使用的针具用 75% 酒精棉球消毒。

（二）针刺方法

1. 毫针刺法　针刺舌面穴位时,嘱患者将舌自然伸出口外;针舌底穴位时,嘱患者将舌卷起,舌尖抵住上门齿,将舌固定,医者亦可用左手垫无菌纱布将舌体固定,进行针刺。

（1）针刺补法:选用 0.30mm×25mm 毫针,在选定的舌穴上,进针 0.5～1 分许,拇指向前小弧度捻转 3 ~ 9 次,稍停,此为一度,一般行三度,多亦不过九度,不留针。

（2）针刺泻法:选用 0.35mm×25mm 毫针,在选定的舌穴上,进针 1 ~ 2 分许,拇指向后大弧度捻转 6 次,稍停,此为一度,一般行六到八度,不留针。泻法因针刺较深且捻转幅度大,出针时注意使用无菌干棉球按压,以防止出血。

2. 舌穴刺血法　选用 0.45mm×25mm 毫针,在选定的舌穴上,快速浅刺放血,放血后可用 1/5000 呋喃西林液漱口以消毒口腔。

四、临床应用

1. 适用范围　主要用于神经、精神系统疾病,心血管系统疾病,代谢及内分泌系统疾病以及五官科疾病等的治疗。

（1）精神系统疾病:如自闭症、抑郁症、癔症等。

（2）神经系统疾病:如小儿脑瘫、智力发育迟缓、脑炎后遗症、脑卒中、脊髓小脑共济运动失调、脑性昏迷、梅尼埃病、老年痴呆、顽固性面瘫等。

（3）心血管系统疾病:如缺血性心肌病、房室阻滞、心律失常、心绞痛、病毒性心肌炎等。

（4）代谢及内分泌系统疾病:如糖尿病、甲状腺相关疾病、更年期综合征等。

（5）五官科疾病:如视神经萎缩、青光眼、视网膜脱落、声带麻痹等。

2. 舌针配穴法　按照传统的"经脉所过、主治所及"及"体舌相应、循经定穴"的基本配穴原则,常用的舌针配穴方法主要包括:

（1）单独运用法:根据脏腑经络学说,按照不同脏腑疾病在舌上不同的对应位置,选择相应舌穴进行治疗。主要适用于脏腑局部及全身病证,如选择心穴、脾穴及金津、玉液治疗心脾积热之口舌糜烂;选择心穴、肾穴治疗心肾不交之不寐等。

（2）内外配穴法:主要适用于舌穴与头面部局部腧穴相配,如选择胆穴配合风池治疗偏头痛;肺穴、聚泉配合天突治疗哮喘等。

（3）上下配穴法:主要适用于舌穴与下肢及任、督经穴相配,如选择膀胱穴配合中极治疗尿频、尿急等;肾穴、阴穴配合命门、关元治疗遗精、阳痿等证。

（4）左右配穴法:主要适用于舌穴与四肢腧穴相配,如选择右侧肺穴、咽喉穴配合右侧少商穴治疗右侧咽喉肿痛;右侧上肢穴、脾穴配合左侧曲池、合谷治疗左上肢瘫痪,手臂肿痛等。

以上各种配穴方法,在临床运用时可以单独选用,也可根据病情需要配合运用,不必拘泥。

五、注意事项

1. 首次进行舌针操作时,要向患者详细解释舌针操作过程,以消除患者紧张情绪。

2. 针刺时严格掌握针刺的深度,针刺补法进针 0.5 ~ 1 分许,针刺泻法进针 1 ~ 2 分许。

3. 针刺前及针刺之后针具及口腔均应严格消毒,避免感染。

4. 患有凝血功能障碍性疾病或者血小板降低的患者,不宜针刺。

5. 中风急性期及昏迷患者应在家属配合下进行针刺,恶性高血压患者慎刺。

学习小结

1. 学习内容

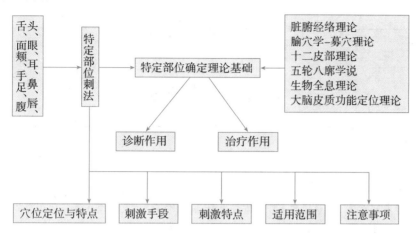

2. 学习方法

本章节内容为近现代针灸学的新成就,与现代医学的关联度也比较多,在具体的学习方法上要体现中西汇通为佳。

本章需结合各种特定部位刺法的理论基础,并从分区或穴位定位、操作技术、临床应用和注意事项等方面进行掌握,注意加强操作技能与技巧的训练,并注意体会与传统针刺方法的异同。

(马铁明　薛聆　雷正权　李晓宁)

【复习思考题】

1. 如何认识全息理论与特定部位刺法之间的关联?
2. 如何认识传统毫针刺法与特定部位刺法之间的异同?
3. 如何理解穴位存在点、线、面的差异,临床如何具体应用?
4. 特定部位的辅助诊断作用与特定穴位的辅助诊断作用有何异同?
5. 如何认识特定部位刺法中适用范围的差异?

笔记

第七章

其他刺灸方法

学习目的

通过本章的学习应该使学生能够掌握电针法、穴位敷贴、穴位埋线等其他刺灸方法,同时了解穴位磁疗法、穴位激光照射法和穴位外红线照射法。

学习要点

电针法的操作方法及临床应用;穴位敷贴的操作方法及临床应用;穴位埋线操作方法及临床应用。

腧穴特种刺激技术是运用现代电、磁、热、特殊光线等物理、化学手段,对经络和腧穴进行有针对性的刺激,从而达到预防和治疗疾病的目的。随着现代科学技术的不断发展,刺灸方法也日益丰富,相关的治疗仪器更新换代速度较快,治疗效果逐渐受到广大患者的认可,在临床应用广泛,可以有效地提高疗效。

第一节 电 针 法

电针法是指在毫针针刺得气的基础上,应用电针仪输出脉冲电流,通过毫针作用于人体一定部位以达到防治疾病的一种针刺方法。电针法是毫针与电生理效应的结合,不但可以提高毫针的治疗效果,减少操作者的持续捻针之需,而且扩大了针灸的治疗范围,已经成为临床普遍使用的针灸治疗方法。

自20世纪50年代电针仪开始在我国有人试制后,众多的临床和实验研究使得电针法逐渐受到人们的重视,并得到了迅速的发展,一直兴旺至今。目前,市售电针仪的型号繁多,如SDZ-Ⅱ型电子针疗仪、G6805-Ⅱ型电针治疗仪、HANS-200穴位神经刺激仪等,刺激原理基本相同,但设计及其刺激参数各有不同。

一、电针仪器

目前我国普遍使用的电针仪均属于脉冲发生器的类型,电针仪种类很多,本节介绍两种比较通用的电针治疗仪。

（一）SDZ-Ⅱ型电子针疗仪

SDZ-Ⅱ型电子针疗仪是在传统SDZ型系列电子针疗仪的基础上,综合同类产品的优点,集现代微电脑高新技术及传统中医针灸学、经络学理论于一体,具有电针治疗和代替人工按摩等作用。该仪器操作安全简便,疗效确信可靠,广泛适用于医院及家庭自我保健。SDZ-Ⅱ型电子针疗仪运用低(频)脉冲电流刺激人体经络穴位,使组织内离子分布状况发生改变,从而调节神经肌肉组织的紧张度,促进周围血液循环,使机体兴奋或使抑制的偏胜偏衰状态得以调整,趋之平衡达到镇痛止痉、消炎消肿,促进组织再生的临床作用。其性能比较稳定,可使用交、直流两用电源,能够输出连续波、疏密波、断续波。连续波频率为 1~100Hz 可调;疏密波其疏波频率是密波频率的 1/5,密波频率为 5~100Hz 可调,疏波时间为 5 秒钟,密波时间为 10 秒钟;断续波其续波频率 1~100Hz 连续可调,断波时间为 5 秒钟,续波时间为 15 秒钟。

（二）HANS-200 穴位神经刺激仪

该仪器功能多样,操作简便,设计精巧,携带方便。本机性能与特点主要有:微电脑控制刺激参数,刺激强度可精确到 0.1mA,并用液晶屏显示;恒流输出对称双向脉冲波,保证两电极间刺激量相同;具有特定时间间隔的 2~100Hz 优选疏密波,治疗效果好;波宽随频率变化,兼具经皮电神经刺激疗法(TENS)与针灸两者的优势;且还有定时、剩余电量显示、按键自动锁定和开机自动复位等功能。该机电源为 9V 直流层叠电池,输出电流 0~50mA(经皮模式)或者 0~9.9mA(经针模式),波形频率 2~100Hz,有疏密、等幅、调幅等 15 种模式,脉冲宽度 0.2~0.6ms,可选择加宽 1.5 倍模式。该机性能在原有基础上有很大提升,既可用作经皮穴位电刺激,又可用作电针使用。

二、操作方法

（一）仪器使用方法

现以 SDZ-Ⅱ型电针治疗仪为例,介绍仪器的使用方法(图 7-1)。

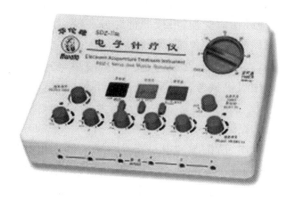

图 7-1 电针治疗仪

该仪器正面有 6 个并排旋钮,每只旋钮调节强度是与相应输出插孔相对应,当治疗时,将电极线插头端插入相应的主机输出插孔,每路输出可以根据临床需要和患者耐受性任意调节。在使用该仪器之前,首先应该逐一检查电针仪各输出旋钮或按键并调整到"零"位,然后将电源插头插入 220V 交流电插座内。

治疗时,电极线输出端两极分别连接于毫针针柄或针体,应确保连接牢靠、导电良好。按电流回路要求,通常电针治疗选穴宜成对,以 1~3 对(2~6 个穴位)为宜。当选择单个腧穴进行治疗时,应使用无关电极,即可选取有主要神经干通过的穴位(如下肢的环跳穴),将针刺入后,接通电针仪的一个电极;另一个电极则用盐水浸湿的纱布裹上,作无关电极,固定在同侧经脉的皮肤上。特别需要注意的是,一般将同一对输出电极连接在身体的同侧,在胸、背部的穴位上使用电针时,更不可将 2 个电极跨接在身体两侧,避免电流回路经过心脏。

临床应用时,通常主穴接负极,配穴接正极。打开电针仪电源开关,选择治疗所需的波形、频率,调节对应输出旋钮,从零位开始逐级、缓慢加大电流强度,调节至合适的刺激强度,避免突然加大电流强度而给患者造成突然的刺激。

如进行较长时间的电针治疗,患者会产生适应性,即感到刺激逐渐变弱,此时可适当增加刺激强度,或采用间歇通电的方法。如有必要在电针治疗过程中对波形、频率进行调整时,应首先调节电流强度至最小,然后再变换波形和频率。电针治疗完成后,应首先缓慢将各个旋钮调至零位,关闭电针仪电源开关,然后从针柄或针体取下电极线。

各种不同疾病的疗程不尽相同,一般 5 ~ 10 天为一疗程,每日或隔日治疗 1 次,急症患者每日可电针 2 次。两个疗程中间可以间隔 3 ~ 5 天。

（二）电针选穴

电针的选穴方法除了按经络辨证、脏腑辨证取穴外,通常还可用神经干通过和肌肉神经运动点取穴。例如:

头面部:选取听会、翳风(面神经);下关、阳白、四白、夹承浆(三叉神经)。

上肢部:选取颈夹脊 6 ~ 7、天鼎(臂丛神经);青灵、小海(尺神经);手五里、曲池(桡神经);曲泽、郄门、内关(正中神经)。

下肢部:选取环跳、殷门(坐骨神经);委中(胫神经);阳陵泉(腓总神经);冲门(股神经)。

腰骶部:选取气海俞(腰神经);八髎(骶神经)。

穴位的配对,若属神经功能受损,可按照神经分布特点取穴。如面神经麻痹,可取下关、翳风为主,皱额障碍配阳白、鱼腰,鼻唇沟变浅配人中、迎香,口角歪斜配地仓、颊车。坐骨神经痛取环跳、大肠俞外,配殷门、委中、阳陵泉等穴。

以上电针腧穴的选用仅供参考,还应根据患病部位、病情需要、腧穴间的距离等进行配对和调整。

（三）刺激参数

电针仪输出的是脉冲电,所谓脉冲电是指在极短时间内出现的电压或电流的突然变化,即电量的突然变化构成了电的脉冲。一般电针仪输出的基本波形即是这种交流电脉冲,常为双向尖脉冲或双向矩形脉冲(图 7-2)。

电针刺激参数包括波形、波幅、波宽、频率和持续时间等,集中体现为刺激量问题。波幅一般指脉冲电压或电流的最大值与最小值之差,也指它们从一种状态变化到另一种状态的跳变幅度值。临床操作时,一般选择可调节的刺激参数是波形、频率、强度和时间。

1. 波形　常见电针刺激仪所设置的脉冲波形有方形波、尖峰波、三角波和锯齿波(图 7-2),也有正向是方形波,负向是尖峰波的。但单个脉冲波根据频率和不同输出方式组合形成了连续波、疏密波、断续波等(图 7-2)。

（1）连续波:连续波是一种时间间隔一样的连续脉冲,有频率可调性。根据频率

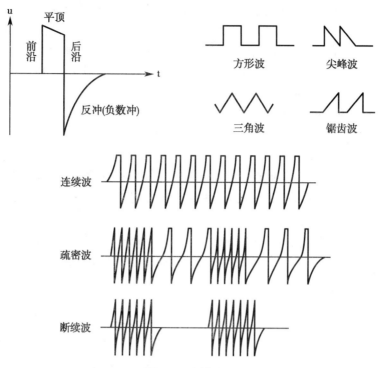

图 7-2　电针波形

变化,又可分为:

疏波:频率低于 30Hz 的连续波一般称为疏波,但临床运用疏波时多采用 10Hz 以下的连续波。疏波刺激作用较强,能引起肌肉收缩,产生较强的震颤感,提高肌肉韧带张力,促进神经肌肉功能的恢复。常用于治疗痿证,慢性疼痛、各种肌肉、关节及韧带的损伤等。

密波:频率高于 30Hz 的连续波一般称为密波,但临床运用密波时多采用 50Hz 以上的连续波。密波能降低神经应激功能,抑制脊髓兴奋性。常用于止痛、镇静、缓解肌肉和血管痉挛等,尤用于急性疼痛。

(2)疏密波:是疏波和密波交替出现的频率固定的组合波,疏密交替持续的时间各约 1.5 秒。该波具有克服单一波形产生电适应的特点,能引起肌肉有节奏的舒缩,刺激各类镇痛介质的释放,加强血液循环和淋巴循环,调节组织的营养代谢,消除炎症水肿等。常用于各种痛症、软组织损伤、关节炎、面瘫、肌肉无力等。

(3)断续波:是有节律的时断时续自动出现的组合波,频率可调。断时无脉冲电输出、续时密波连续输出,一般均在 1.5 秒左右。这种波形对人体有强烈的震颤感,机体不易产生电适应性,能提高肌肉组织的兴奋性,对横纹肌有良好的刺激收缩作用。常用于治疗痿证、瘫痪。

2. 频率　频率是指每秒钟内出现的脉冲个数,其单位为赫兹(Hz)。连续波可通过频率的调整而组合成不同的刺激波形,不同频率的电针可引起中枢释放不同类型的神经递质。就镇痛而言,低频(2Hz)主要刺激高位中枢释放脑啡肽和内啡肽等,而高频(100Hz)刺激脊髓释放强啡肽,因其生物效应不同,临床使用时应根据不同病情适当选择。

3. 强度　电针的刺激强度主要取决于波幅的高低,波幅的计量单位是伏特(V),如电压从 0~30V 间进行反复的突然跳变,则脉冲的幅度为 30V,治疗时通常不超过 20V。也有以电流表示或以电压和电流乘积表示的。波宽即指脉冲的持续时间,脉冲宽度也与刺激强度有关,宽度越大则意味着给患者的刺激量越大。电针仪一般采用适合人体的输出脉冲宽度约为 0.4 毫秒。

电针刺激强度一般通过电极输出端强度调节键实施,当电流开到一定强度时,患者有麻刺感,这时的电流刺激强度称"感觉阈";当电流强度增加,患者产生刺痛感时,这时的电流刺激强度称为"痛阈"。一般适宜的电流刺激强度为介于"感觉阈"和"痛阈"之间。但总体来说,电针刺激时,局部肌肉应呈节律性收缩,但也无需过强刺激,应以患者能接受和耐受的强度为宜。因机体对电流刺激极其适应,作较长时间电针刺激时,一般应作强度调整。

4. 时间　电针单次刺激的时间一般为 15~60 分钟,刺激长短需因病、因人而异,用于镇痛一般需有 30 分钟及以上的电针刺激时间。电针时间过短可能尚未起效,过长则容易产生耐受。

三、临床应用

电针的适用范围和毫针刺法基本相同,可广泛应用于内、外、妇、儿、眼、耳鼻咽喉、骨伤等各种疾病,并可用于针刺麻醉,尤常用于头痛、三叉神经痛、坐骨神经痛、牙痛、痛经、面神经麻痹、多发性神经炎、精神分裂症、癫痫、神经衰弱、视神经萎缩、肩周炎、风湿性关节炎、类风湿关节炎、腰肌劳损、骨质增生、关节扭挫伤、脑血管病后遗症、耳鸣、耳聋、子宫脱垂、遗尿、尿潴留等。

四、注意事项

1. 电针仪使用前必须检查其性能是否良好,输出是否正常。

2. 调节输出量应缓慢,开机时输出强度应逐渐从小到大,切勿突然增大,以免发生意外。

3. 靠近延脑、脊髓等部位使用电针时,电流量宜小,并注意电流的回路不要横跨中枢神经系统,不可过强刺激。

4. 禁止电流直接流过心脏,如不允许左右上肢的两个穴位同时接受一路输出治疗。

5. 电针治疗过程中病人出现晕针现象时,应立即停止电针治疗,关闭电源,按毫针晕针的处理方法处理。

6. 作为温针使用过的毫针,针柄表面往往氧化而不导电,应用时须将输出线夹在毫针的针体上或使用新的毫针。

7. 年老、体弱、醉酒、饥饿、过饱、过劳等,不宜使用电针。

8. 皮肤破损处、肿瘤局部、孕妇腹部、心脏附近、安装心脏起搏器者、颈动脉窦附近禁忌电针。

附:经皮穴位电刺激

经皮穴位电刺激疗法(TEAS),是将欧美国家的经皮电神经刺激疗法(TENS)与针灸穴位相结合,通过皮肤将特定的低频脉冲电流输入人体以治疗疼痛的方法。

一、特点

1. 经皮穴位电刺激克服了针刺和电针产生的可能刺激痛等某些缺点，更易被惧针者和儿童接受，而且便于操作，其相应的刺激仪便于携带。

2. 经皮穴位电刺激仪一般具有明确的频率和电流强度标识和选择，频率范围较宽，多在 2～100Hz；电流强度一般可在 0～50mA 之间选择。

3. 目前市售的经皮穴位电刺激仪基本使用直流电，安全性及其可接受度更高。由于所配置的电极既有用作经皮电刺激的导线，也有用作电针刺激的导线，故可根据实际需要选用。

二、仪器的性能及操作方法

经皮穴位电刺激仪种类繁多，现以韩氏多功能电治疗仪为例介绍经皮穴位刺激仪的性能、使用方法与注意事项。

（一）仪器的性能

该仪器具有多穴位刺激方式，即针刺通电方式（ACU 法）和经皮穴位接触方式（TENS 法、SSP 法）。前者适合于专业医师应用，后者除专业医师使用外，还适合于基层单位和一般家庭普及应用。

（二）操作方法

1. 准备工作　接通电源，见电源红色指示灯闪亮后，将主机左上方并列的 2 个强度旋钮（INTENSITY）均旋至零位，右上方频率调节钮（FREQ）旋至最低数字，左下方波形选择开关置于连续波（CONT）处。根据不同的穴位刺激方式，对主机左侧面的 TENS/ACU 钮进行选择。针刺通电法选择 ACU 侧，皮肤电刺激选择 TINS 侧。通过指示灯闪亮，验证仪器正常工作。

2. 治疗

（1）经皮穴位电刺激疗法（TEAS）：输出导线分别插入导电橡胶（不干胶）电极，可在橡胶（不干胶）电极片与皮肤接触处涂导电膏或生理盐水以加强导电。若使用橡胶电极片，则用弹性绑带或胶布将电极固定于治疗穴位，不干胶电极片则可直接粘贴于穴位皮肤表面。注意一对导线的两枚电极片距离不能过近（一般要大于电极板的直径），更勿使之直接接触。

（2）锥形电极穴位刺激疗法（SSP）：本方法类似于 TEAS 法，属皮肤接触性电刺激方式，但较 TENS 法对穴位点刺激更精确，尤适用于毛发浓密区域，如发际、眉、会阴部的应用。治疗时，将锥形金属电极尖端尽量准确地置于穴位点上，皮肤表面涂以导电膏，妥善固定。将带夹子的输出线一端夹在电极柄上，另一端与主机相连。其他操作与上法相同。

三、临床应用

本法临床应用基本与电针相似，但更多用于疼痛性疾患的治疗。

四、注意事项

1. 本机不能用于埋置有按需式心脏起搏器的患者，以免诱发心律失常。已知有心脏疾病者，必须经医生检查允许或医生亲自操作，方可使用。

2. 对心前区、眼区、颈前区的穴位电刺激要慎重，避免强电刺激。

3. 皮肤电极下出现局部皮肤红肿反应,要及时减小电量或暂停使用。

4. 治疗前,各调节旋钮要调至最低位置;治疗过程中,要逐渐加大电量,切忌先大后小或忽大忽小,使患者难以接受。

第二节　腧穴贴敷法

腧穴贴敷法是指在某些穴位上贴敷药物,通过药物和腧穴的共同作用以治疗疾病的一种方法。其中将一些带有刺激性的药物如毛茛、斑蝥、白芥子、甘遂、蓖麻子等捣烂或研末以贴敷穴位,可以引起局部发泡、化脓如"灸疮",则称为"天灸"或"自灸",现代也称发泡疗法。若将药物贴敷于神阙穴,通过刺激脐部或脐部吸收以治疗疾病时,又称"敷脐疗法"或"脐疗"。若将药物贴敷于涌泉穴,通过足部吸收或刺激足部以治疗疾病时,又称"足心疗法"或"涌泉疗法"。

穴位贴敷法的特点在于具有双重治疗作用——既有穴位刺激作用,又可通过皮肤组织对药物有效成分的吸收,发挥明显的药理效应。药物经皮肤吸收,极少通过肝脏,也不经过消化道,可避免肝脏及各种消化酶、消化液对药物成分的分解破坏,从而使药物保持更多的有效成分,更好地发挥治疗作用;另一方面也避免了因药物对胃肠的刺激而产生的一些不良反应。因此,本法可以弥补药物内治的不足。除极少有毒药物外,本法一般无危险性和毒副作用,较为安全简便,对于老幼体弱者、药入即吐者尤宜。

穴位贴敷法与现代医学的"透皮给药系统"有相似之处,随着现代医学"透皮给药系统"研究的不断深入,中药透皮治疗与经络腧穴相结合将为中医外治法开拓广阔的应用前景。

一、贴敷药物

凡是临床上有效的汤剂、丸剂,一般都可以熬膏或研末用作腧穴贴敷。

（一）药物的选择

吴师机在《理瀹骈文》中指出:"外治之理即内治之理,外治之药亦即内治之药,所异者法耳。"说明外治与内治仅方法不同,而治疗原则是一致的。但与内服药物相比,贴敷用药的选用有以下特点:

1. 多用通经走窜、开窍活络之品　《理瀹骈文》说:"膏中用药,必得通经走络、开窍透骨、拔毒外出之品为引",以领群药开结行滞,直达病所,祛邪外出。常用的有冰片、麝香、丁香、花椒、白芥子、乳香、没药、肉桂、细辛、白芷、姜、葱、蒜等药。

2. 多选气味俱厚、生猛有毒之品　如生南星、生半夏、生川乌、生草乌、巴豆、斑蝥、蓖麻子、大戟等。

3. 选择适当的溶剂调和　选择适当的溶剂调和贴敷药物或熬膏,以达药力专、吸收快、收效速的目的。醋调贴敷药,能起到解毒、化瘀、敛疮等作用,虽用药猛,可缓其性;酒调贴敷药,则有行气、通络、消肿、止痛作用,虽用药缓,可激其性;油调贴敷药,又可润肤生肌。常用溶剂有水、白酒或黄酒、醋、姜汁、蜂蜜、蛋清、凡士林等。此外,还可针对病情应用药物的浸剂作溶剂。

（二）常用剂型

1. 膏剂　将所选药物加入适宜基质中,制成容易涂布于皮肤、黏膜或创面的半固

笔记

体外用制剂。

2. 丸剂　将药物研成细末,用适宜的黏合剂(如水或蜜或药汁等)拌和均匀,制成圆形大小不一的药丸。

3. 散剂　又称粉剂,即将一种或数种药物经粉碎、混匀而制成的粉状药剂。

4. 糊剂　将药物粉碎成细粉,或将药物按所含有效成分以渗漉法或其他方法制得浸膏,再粉碎成细粉,加入适量黏合剂或湿润剂,搅拌均匀,调成糊状。

二、操作方法

(一)选穴处方

穴位贴敷法是以脏腑经络学说为基础,通过辨证选取贴敷的腧穴,腧穴力求少而精。一般选穴有以下特点:

1. 选择病变局部的腧穴以贴敷药物,如贴敷犊鼻穴治疗膝关节炎。

2. 选用阿是穴以贴敷药物,如取病变局部压痛点贴敷药物。

3. 选用经验穴以贴敷药物,如吴茱萸贴敷涌泉穴治疗小儿流涎,威灵仙贴敷身柱穴治疗百日咳等。

4. 选用常用腧穴以贴敷药物,如神阙穴、涌泉穴、膏肓穴等。

(二)贴敷方法

根据所选穴位,采取适当体位,使药物能贴敷牢稳。贴敷药物之前,定准穴位,用温水将局部洗净,或用乙醇棉球擦净,然后敷药。也有使用助渗剂者,在敷药前先在穴位上涂以助渗剂或将助渗剂与药物调和后再用。对于所敷之药,无论是糊剂、膏剂或捣烂的鲜品,均应将其很好地固定,以免移位或脱落,可直接用胶布固定,也可先将纱布或油纸覆盖其上,再用胶布固定。目前有专供贴敷穴位的特制敷料,使用固定都非常方便。

如需换药,可用消毒干棉球蘸温水或各种植物油,或石蜡油轻轻擦去粘在皮肤上的药物,擦干后再敷药。一般情况下,刺激性小的药物,每隔 1~3 天换药 1 次;不需溶剂调和的药物,还可适当延长到 5~7 天换药 1 次;刺激性大的药物,应视患者的反应和发泡程度确定贴敷时间,数分钟至数小时不等;如需再贴敷,应待局部皮肤愈后再贴敷,或改用其他有效穴位交替贴敷。

敷脐疗法每次贴敷 3~24 小时,隔日 1 次,所选用药物不应为刺激性大及发泡之品。冬病夏治穴位贴敷从每年入伏到末伏,每 7~10 天贴 1 次,每次贴 3~6 小时,连续 3 年为一疗程。

色素沉着、潮红、微痒、烧灼感、疼痛、轻微红肿、轻度出水泡属于穴位贴敷的正常皮肤反应。

三、临床应用

本法适用范围相当广泛,既可治疗某些慢性病,又可治疗一些急性病症。治疗病症主要有:感冒、急慢性支气管炎、支气管哮喘、风湿性关节炎、三叉神经痛、面神经麻痹、神经衰弱、胃下垂、胃肠神经官能症、腹泻、冠心病、心绞痛、糖尿病、遗精、阳痿、月经不调、痛经、子宫脱垂、牙痛、口疮、小儿夜啼、厌食、遗尿、流涎等。此外,还可用于防病保健。

四、注意事项

1. 凡用溶剂调敷药物,需随调配随贴敷,以防挥发。

2. 若用膏剂贴敷,膏剂温度不应超过45℃,以免烫伤。

3. 对胶布过敏者,可选用低过敏胶布或用绷带固定贴敷药物。

4. 贴敷后若出现范围较大、程度较重的皮肤红斑、水泡、瘙痒现象,应立即停药,进行对症处理。出现全身性皮肤过敏症状者,应及时到医院就诊。

5. 对于残留在皮肤的药膏等,不宜用刺激性物品擦洗。

6. 对久病、体弱、消瘦、孕妇、幼儿以及有严重心肝肾功能障碍者慎用。

7. 贴敷部位有创伤、溃疡者禁用。

8. 贴敷药物后注意局部防水。

知识拓展

　　夏为阳,冬为阴,"冬病"是指某些好发于冬季或在冬季易加重的虚寒性疾病,由于机体素来阳气不足,又值冬季外界气候阴盛阳衰,以致正气不能祛邪于外,或重感阴寒之邪,造成一些慢性疾病如慢性咳嗽,哮症、喘症、慢性泄泻、关节冷痛、怕冷、体虚易感等反复发作或加重。"夏治"是指在夏季三伏时令,自然界和机体阳气最旺之时,通过温补阳气,散寒驱邪,活血通络等治疗措施,一方面能增强机体抵抗病邪能力,另一方面又有助于祛除阴寒之病邪,从而达到治疗或预防上述冬季易发生或加重的疾病的目的。

　　冬病夏治的方法很多,如根据穴位的主治病证,在人体的特定穴位上进行药物贴敷、药物注射、艾灸、埋线、刮痧、拔罐,或内服药物等,其中最具有代表性的治疗措施为三伏天的药物穴位贴敷(即天灸疗法),因其疗效明显、操作简便、费用低廉、无明显副作用而得到了广泛的应用。经历代中医学家的反复实践发现,在夏季的三伏天用中药穴位贴敷治疗冬天容易发作或加重的疾病疗效显著,三伏是指初伏、中伏、末伏的合称,是一年中最炎热的时候,从夏至后第三个庚日为初伏,第四个庚日为中伏,立秋后第一庚日为末伏。根据具体的病证选用不同的穴位,分别于三伏天各敷一次。病史较长或病情较为顽固者可适当增加贴敷次数,贴敷时间以机体自我感觉可以耐受为度,但一般不超过24小时。不同的体质和不同的病证选用不同的穴位,同时可配合辨证施治的中药内服等治疗措施,冬病夏治的疗程最好连续应用3~5年。

第三节　腧穴埋线法

　　穴位埋线法是将可吸收性外科缝线(常用羊肠线)置入穴位内,利用线对穴位的持续刺激作用,激发经气、调和气血,以防治疾病的方法。在临床上,穴位埋线法根据病症特点,辨证论治,取穴配方,发挥针刺、经穴和"线"的综合作用,具有刺激性强、疗效持久的特点,可广泛应用于临床各科病症。

一、埋线用具

　　常规的埋线用具有皮肤消毒用品、洞巾、注射器、止血钳、镊子,一次性埋线针,或经改制的 12 号腰椎穿刺针(将针芯前端磨平)或 8 号注射针头,0.4mm×50mm 毫针,0~1号铬制羊肠线,2%利多卡因溶液,剪刀、消毒纱布及敷料等(图7-3)。

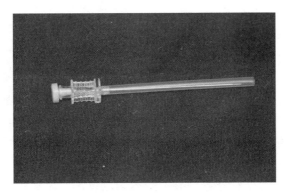

图7-3　一次性埋线针

二、操作方法

(一)选穴处方

一般可根据针灸治疗时的处方原则辨证取穴。穴位埋线常选位于肌肉比较丰厚部位的穴位,以背腰部及腹部穴最常用。如哮喘取肺俞,胃病取脾俞、胃俞、中脘等。选穴原则与针刺疗法相同,但取穴要精简,每次埋线 1~3 穴,可间隔 2~4 周治疗 1 次。

(二)施术方法

1. 专用埋线针埋线法　专用埋线针是根据腰椎穿刺针的原理改制而成,现多为一次性使用。常规消毒局部皮肤,取一段 1~2cm 长已消毒的羊肠线,放置在专用埋线针针管的前端,后接针芯,左手拇食指绷紧或捏起拟进针穴周皮肤,右手持针,刺入穴位,到达所需深度,施以适当的提插捻转手法;当出现针感后,边推针芯,边退针管,将羊肠线埋植在穴位的肌层或皮下组织内。出针后用无菌干棉球(签)按压针孔止血(图7-4)。

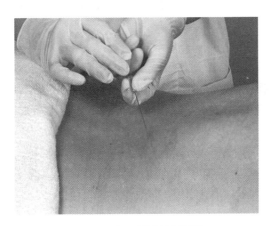

图7-4　专用埋线针埋线法

笔记

2. 简易埋线法　用8号注射针头作套管,0.35mm×50mm长的毫针作针芯,将0-1号羊肠线1~1.5cm放入针头内埋入穴位,操作方法同上。此法为临床所常用(图7-5)。

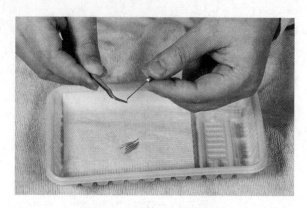

图7-5　简易埋线针埋线法

3. 穿刺针埋线法　常规消毒局部皮肤,取一段1~2cm长已消毒的羊肠线,放置在腰椎穿刺针针管的前端,后接针芯,左手拇食指绷紧或捏起拟进针穴周皮肤,右手持针,刺入穴位,到达所需深度,施以适当的提插捻转手法;当出现针感后,边推针芯,边退针管,将羊肠线埋植在穴位的肌层或皮下组织内。出针后用无菌干棉球(签)按压针孔止血。

此外,还有三角针埋线法、切开埋线法和切开结扎埋线法等。

（三）疗程

治疗间隔及疗程根据病情以及所选部位对线的吸收程度而定,间隔时间可为2个星期至1个月;疗程可为1~5次。

三、临床应用

（一）适用范围

穴位埋线多用于治疗慢性病,如哮喘、胃痛、腹泻、便秘、遗尿、面瘫、鼻渊、阳痿、痛经、癫痫、腰腿痛、瘘证、单性肥胖症、视神经萎缩、神经性皮炎、脊髓灰质炎后遗症、神经症等,也可用于防病保健。

（二）术后反应的处理

1. 在术后1~5天内,由于损伤及线的刺激,埋线局部出现红、肿、痛、热等无菌性炎症反应。少数病例反应较重,伤口处有少量渗出液,此属正常现象,一般不需处理。若渗液较多凸出于皮肤表面时,可将乳白色渗液挤出,用75%酒精棉球擦去,覆盖消毒纱布。

2. 局部出现血肿一般先予以冷敷止血,再行热敷消瘀。

3. 少数病人可有全身反应,即埋线后4~24小时内体温上升,一般在38℃左右,局部无感染现象,持续2~5天后体温可恢复正常。如出现高热不退,应酌情给予消炎、退热药物治疗。

4. 由于埋线疗法间隔较长,宜对埋线患者进行不定期随访,了解患者埋线后的反应,及时给出处理方案。

5. 若病人对线过敏,治疗后出现局部红肿、瘙痒、发热等反应较为严重,甚至切口处脂肪液化,线体溢出,应适当做抗过敏处理,必要时切开取线。

6. 如感觉神经损伤,会出现神经分布区皮肤感觉障碍;运动神经损伤,会出现所支配的肌肉群瘫痪,如损伤了坐骨神经、腓神经,会引起足下垂和蹈趾不能背屈。如发生此种现象,应及时抽出羊肠线,并给予适当处理。

四、注意事项

1. 严格无菌操作,防止感染,线不可暴露在皮肤外面。三角针理线时操作要轻、准,防止断针。

2. 线在使用前可用适当的药液、生理盐水或 75% 乙醇浸泡一定时间,应保证溶液的安全无毒和清洁无菌。

3. 若发生晕针现象应立即停止治疗,按照晕针处理。

4. 根据不同部位,掌握埋线的深度,不要伤及内脏、大血管和神经干(不要直接结扎神经和血管),以免造成功能障碍和疼痛。

5. 皮肤局部有感染或有溃疡时不宜埋线。肺结核活动期、骨结核、严重心脏病或妊娠期等均不宜使用本法。

6. 在一个穴位上做多次治疗时应偏离前次治疗的部位。

7. 术后局部出现轻度红肿、热痛或轻度发热,均属于正常现象,不需处理,一般多在 4～72 小时自行消失。若出现高热或局部剧痛、红肿、瘙痒、出血、感染、功能障碍者(感觉神经、运动神经损伤),应及时做相应处理,如局部热敷、抗感染、抗过敏处理,严重者应及时抽出羊肠线,并给予对症处理。

第四节　腧穴注射法

腧穴注射法是以中医理论为指导,依据穴位作用和药物性能,在腧穴内注入药物以防治疾病的方法,又称"水针"、"穴位注射"。

腧穴注射法是在针刺疗法和现代医学封闭疗法相结合的基础上发展而来,通过针刺对穴位的刺激、中西药物本身对穴位的药理作用和药液对穴位的刺激作用等多重干预作用有机结合的疗法。充分发挥其协同治疗效应,从而可以大大提高临床疗效。本法具有操作简便、用药量小、适应证广、作用迅速等优点,随着现代医学的不断发展,临床选用药物日益丰富,适应病种也日益增多。

一、用具和常用药液

(一)用具

常使用无菌注射器和针头,现在临床多采用一次性注射器。根据使用药物剂量大小及腧穴所在部位,应选用不同规格的注射器和针头,一般使用的型号有 1ml、2ml 和 5ml 注射器,若肌肉肥厚部位,可使用 10ml、20ml 注射器。针头可选用 5～7 号普通注射针头、牙科用 5 号长针头,以及封闭用长针头等。

(二)药物

常用药物有 4 类:

篇

1. 中草药制剂　常用的中草药制剂有丹参注射液、复方当归注射液、川芎嗪注射液、鱼腥草注射液、银黄注射液、柴胡注射液等。

2. 维生素类制剂　如维生素 B_1、维生素 B_6、维生素 B_{12} 注射液,维生素 C 注射液,维丁胶性钙注射液等。

3. 其他常用药物　如 5% ~ 10% 葡萄糖、生理盐水、泼尼松龙、曲安奈德、盐酸普鲁卡因、利多卡因、三磷酸腺苷、辅酶 A、神经生长因子、甲钴胺、硫酸阿托品、山莨菪碱、加兰他敏、氯丙嗪等。

4. 自体血　从肘静脉抽取病人自身静脉血 4 ~ 6ml,或加入一定量抗凝剂以防凝血。

二、操作方法

（一）选穴

在一般针灸治疗处方原则的基础上,穴位注射选穴强调"少"而"精",以 1 ~ 2 个穴位为最好,最多不要超过 4 个穴位,一般选取肌肉比较丰厚的部位施术,多取背腰部的背俞穴、胸腹部募穴以及四肢部五输穴等。

除可以根据针灸治疗时处方原则选穴之外,还常常选用阳性反应点进行诊查从而确定注射部位,一般在压痛点等阳性反应点处进行穴位注射,效果往往会更好。

（二）操作

穴位注射操作之前应根据所选穴位或部位、注射剂量,选择适当的注射器及针头。仔细核对病人的客观情况及用药情况,检查注射器质量,确认无误后将药液吸入针筒,再将注射器内空气排尽。

进针前先揣穴,用手指按压、揣摸或循切的方式探索穴位。局部皮肤常规消毒后,将针头迅速刺入病人穴位处皮肤。进针后,通过针头获得各种不同的感觉,细心分辨出针头在不同组织中的进程情况,然后慢慢推进或上下提插,待针下有得气感后,回抽一下,若回抽无血,即可将药推入,并随时观察病人的反应(图 7-6)。

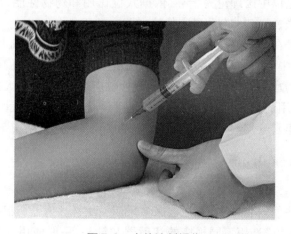

图 7-6　穴位注射操作

一般使用中等速度推入药物;慢性病、体弱者用轻刺激,将药物缓慢轻轻推入;急性病、体强者用强刺激,将药物快速推入。如果注射药物较多时,可以将注射针由深部逐渐退后至浅层,边退针边推药,或将注射器变换不同的方向进行腧穴注射,注射后缓

笔记

170

慢出针,并用无菌棉签或无菌棉球压迫 1 ~ 2 分钟。

（三）针刺角度及深度

根据穴位所在部位与病变组织的不同要求,决定针刺角度和注射的深浅。如头面及四肢远端等皮肉浅薄处的穴位多浅刺,而腰部和四肢肌肉丰厚部位的穴位可深刺。三叉神经痛于面部有触痛点,可在皮内注射形成"皮丘";腰肌劳损的部位多较深,故宜适当深刺注射。

（四）药物剂量

1 次穴位注射的用药总量应小于该药 1 次的常规肌内注射用量,具体用量因注入的部位和药物的种类不同而各异。肌肉丰厚处用量可较大;关节腔、神经根等处用量宜小;刺激性较小的药物如葡萄糖液、生理盐水等用量可较大;刺激性较大的药物如乙醇,特异性药物如阿托品、抗生素等用量宜小。

在 1 次穴位注射中各部位的每穴注射量宜控制在:耳穴 0.1 ~ 0.2ml,头面部穴位 0.1 ~ 0.5ml,腹背及四肢部穴位 1 ~ 2ml,腰臀部穴位 2 ~ 5ml。

（五）疗程

每日或隔日注射 1 次,治疗后反应强烈可以间隔 2 ~ 3 日注射 1 次,可以将穴位分为几组,交替使用。10 次为 1 个疗程,休息 5 ~ 7 天后再进行下 1 个疗程。

三、临床应用

腧穴注射法的适用范围非常广泛,内、外、妇、儿等各科均可以运用。常用于运动系统疾病,如肩周炎、关节炎、腰肌劳损、骨质增生、扭挫伤等;神经精神系统疾病,如三叉神经痛、面神经麻痹、坐骨神经痛、多发性神经炎、头痛、癫痫、神经衰弱等;消化系统疾病,如胃下垂、胃肠神经官能症、肠易激综合征、痢疾等;呼吸系统疾病,如急慢性支气管炎、上呼吸道感染、支气管哮喘、肺结核等;心血管疾病,如高血压、冠心病、心绞痛等;皮肤疾病,如荨麻疹、痤疮、神经性皮炎等;妇科疾病,如子宫脱垂、滞产;儿科疾病,如小儿肺炎、小儿腹泻等。

四、注意事项

1. 向病人做好解释说明工作　腧穴注射前,应向病人详细介绍本疗法的特点和施术后可能出现的正常反应,如局部会出现酸胀感、4 ~ 8 小时内局部会有轻度不适,或不适感持续较长时间,但是一般不超过 1 天。

2. 注意药物的性能、药理作用、剂量、配伍禁忌及毒副作用　凡能引起过敏的药物,如青霉素、普鲁卡因等,必须常规皮试,皮试阳性者不可应用。副作用较严重的药物,使用时应谨慎。某些中草药制剂有时也可能有反应,应用时也要注意。不要使用过期药物,要注意药物的有效期。并注意检查药液有无沉淀变质等情况,如已变质即应停止使用。

3. 操作因人而异　年老体弱及初次接受治疗者,最好取卧位,注射部位不宜过多,药量也可酌情减少,以免晕针。孕妇的下腹部、腰骶部及合谷、三阴交等穴,不宜做腧穴注射,以免引起流产。

4. 药物不宜注入关节腔、血管内和脊髓腔　若药物误入关节腔,可致关节红肿、发热、疼痛;误入脊髓腔,有损伤脊髓的可能,严重者可导致瘫痪。不可在表皮破损的部位进行操作。

5. 应注意避开神经干　在主要神经干通过的部位做腧穴注射时,应注意避开神经干,以免损伤神经。如针尖触到神经干,有触电样的感觉,应及时退针,更不可盲目地反复提插。

6. 注意针刺深度与方向　背部脊椎两侧腧穴注射时,针尖斜向脊椎为宜,避免直刺引起气胸等。体内有重要脏器的部位不宜针刺过深,以免刺伤内脏;在眼区要注意角度和深度,不应做提插捻转等行针手法。

7. 耳穴的穴位注射　耳穴注射应选用易于吸收、无刺激性的药物。

8. 自体血穴位注射　自体血穴位注射选择病人无肝炎病史或其他传染病,同时注意绝不能交叉使用。

第五节　腧穴磁疗法

腧穴磁疗法是运用磁场作用于人体经络腧穴以治疗疾病的一种方法,又称经络磁场疗法,简称"磁疗"。具有镇静、止痛、消肿、消炎、降压等作用。

腧穴磁疗法是在中医磁石治病的基础上发展起来的。中医利用磁石治病已有悠久的历史,宋代严用和的《济生方》,杨士瀛的《直指方》以及后来的《本草纲目》,《医学衷中参西录》等书中,都分别提到磁石入耳可治耳聋的医疗作用。

20 世纪 60 年代初,应用人工磁场治病在我国兴起,至 70 年代磁疗的应用技术有了重大的突破,并且被国内外医学界所重视,临床及实验研究亦逐渐阐明了磁疗的作用机制。近年来磁疗与针灸结合形成腧穴磁疗法,为广大病人所欢迎。

一、磁疗器材

(一)磁片、磁珠、磁带

一般由钡铁氧体、锶铁氧体、铝镍钴永磁合金、铈钴铜永磁合金、钐钴永磁合金等制作而成,磁场强度为 300~3000Gs。从应用情况来看,以锶铁氧体较好,因其不易退磁,表面磁场强度可达 1000Gs 左右。钡铁氧体最为便宜,但表面磁场强度只有数百 Gs,用于老弱病人比较适合。

1. 磁片　磁片有大有小,圆形磁片的直径在 3~30mm,厚度一般为 2~4mm,也有条形和环形,直径 10mm、厚 4mm 左右的常用于腧穴及病变局部的治疗。磁片要求两面光滑,边缘稍钝,注明极性,以利治疗和清洁消毒。磁片放置时不应大力碰击,以免破裂或退磁;两种不同强度的磁片不要互相吸引;两块磁片的同名极不要用力使其靠近;勿用高温消毒,可用 75% 的乙醇消毒。磁片经长期使用而退磁时,可充磁后再用。临床以磁场强度 500~2000Gs 的磁片最为常用。

2. 磁珠　直径 3mm、厚 2mm 的磁片又叫磁珠。磁珠为圆形或者椭圆形,其磁场强度一般为 300Gs 左右,常用于耳穴治疗。

3. 磁带　将多个磁片按一定距离装在布袋上,做成磁带,常用的有磁腰带、磁踝带、磁腕带等,使磁片对准相应部位的穴位进行治疗。

(二)旋转磁疗机

简称旋磁机,是目前使用较多的一种,形式多种多样,但其构造原理比较简单,是用一只小马达(电动机)带动 2 ~ 4 块永磁体旋转,形成一个交变磁场(异名极)或脉动磁场(同名极)。

旋磁机的磁铁柱选用磁场强度较强的钐钴合金永磁体较好,直径为 5 ~ 10mm,长度为 5 ~ 7mm,表面磁场强度可达 3000 ~ 4000Gs。旋磁机转速每分钟一般在 3000 ~ 5000 次。在治疗时转盘与皮肤保持一定距离,对准腧穴进行治疗。

（三）电磁疗机

又称电磁感应磁疗机,是利用电磁感应、脉冲电流产生交变磁场或脉动、脉冲磁场。其原理是由电磁体(电磁线圈或电磁铁)通以电流(直流或交流)产生恒定磁场或者交变磁场,或通以脉冲电流,产生脉冲磁场。临床上所用交流电磁疗机大部分是硅钢或矽钢片上绕以一定量的漆包线,通电后产生一定强度的交变磁场。交变磁场频率一般为 50Hz,磁场强度为 500 ~ 3000Gs。磁头有多种形式,适用于人体不同部分,如圆形的多用于胸腹部和四肢,凹形的常用于腰部,环形的常用于膝关节,条形的适用于常用腧穴或会阴部。

（四）震动磁疗器

又称按摩磁疗器,是在按摩器顶端装入 2 ~ 4 个磁体,使用时接通电源,装入的磁体一起发生震动,形成脉动磁场,这种磁疗器有磁疗和机械按摩两种作用。

（五）磁疗剂量

磁疗和其他疗法一样,治疗剂量很重要,其划分标准有以下几种:

1. 按磁片的表面磁场强度分级

（1）小剂量:每块磁片表面磁场强度为 200 ~ 1000Gs。

（2）中剂量:每块磁片表面磁场强度为 1000 ~ 2000Gs。

（3）大剂量:每块磁片表面磁场强度为 2000Gs 以上。

2. 按人体对磁场强度的总接受量分级,即贴敷作用于人体的各个磁片的磁场强度的总和。

（1）小剂量:磁片的总磁场强度为 4000Gs 以下。

（2）中剂量:磁片的总磁场强度为 4000 ~ 6000Gs。

（3）大剂量:磁片的总磁场强度为 6000Gs 以上。

3. 磁疗治疗剂量和疗效　磁疗和其他疗法一样,治疗剂量是否恰当,会影响到治疗效果,同时还影响到病人是否能够耐受。剂量选择可参考以下情况而定:

（1）病人年龄、体质情况:年老、体弱、久病、儿童可用小剂量,若无不良反应,可逐步增加剂量。年轻体壮者可用中剂量或大剂量。

（2）疾病情况:急性疼痛或急性炎症,如骨折、肾绞痛等可用大剂量,疗程宜短,症状消失即可停止治疗。慢性疾患如高血压、神经衰弱等,可用小剂量,疗程宜长。

（3）治疗部位:头颈、胸腹部宜用小剂量,臀、股等肌肉丰满处,可用大剂量。

二、操作方法

（一）静磁法

静磁法,又称磁珠疗法,即将磁片或磁珠贴敷在腧穴表面,产生恒定的磁场以治疗疾病的方法,其优点是操作简便、疗效持久,如贴敷法、磁针法、磁珠法等。

1. 贴敷法　在临床上常分为直接贴敷法和间接贴敷法两种。

笔记

（1）直接贴敷法：用胶布或无纺胶布将直径为5~20mm、厚3~4mm的磁铁片，直接贴敷在穴位或痛点上，磁铁片表面的磁场强度约为数百至2000Gs，或用磁珠贴敷于耳穴。根据治疗部位及病情的不同，贴敷时可采用单置法、对置法或并置法（图7-7）。

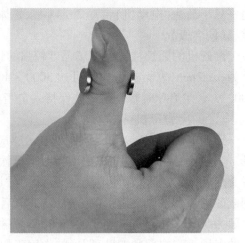

图7-7　磁片贴敷法

1）单置法：只使用一块磁铁片，将其极面正对治疗部位，此法限于浅表部位的病变。

2）对置法：可使磁力线充分穿过治疗部位。其方法是将两块磁铁片的异名极面，以相对的方向贴敷在治疗穴位上。如内关和外关，内膝眼和外膝眼等常用这种方法，此法可使磁力线充分穿过治疗部位。

3）并置法：将两块磁片并列贴敷在两个穴位上，若选用的穴位相距比较近，则根据同名极相斥的原理，采用同名极并置法，使磁力线深达内部组织和器官。若病变浅且范围较大时，可在病变范围两端贴敷异名极磁片，这种方法可使更多的磁力线穿过病变部位。

（2）间接贴敷法：即将磁铁片放到衣服口袋中，或缝到内衣、衬裤、鞋、帽内，或根据磁铁的大小和穴位所在部位，缝制专用口袋，将磁铁装进口袋，然后穿戴到身上，使穴位接受磁场的作用。如治疗高血压时，可使用"磁性降压带"作用于内关或三阴交等穴，使用比较方便。

间接贴敷法适用于病人皮肤对胶布过敏，磁铁较大，用胶布不易固定；或出汗洗澡时贴敷磁铁有困难；或慢性病需长期贴敷磁铁片时，可采用间接贴敷法。

2. 磁针法　将皮内针或短毫针刺入腧穴或痛点上，针的尾部伏在皮肤外面，其上再放一磁铁片，然后用胶布固定，这样可使磁场通过针尖集中透入深层组织。这种方法常用于五官科疾病，也可用于腱鞘炎及良性肿物等。

磁极针是一种永磁合金材料制作的磁疗针灸针，不仅具有较高的磁性能，而且机械性能良好，较前者在临床上使用更为简便。磁极针尖端的磁场强度为180~240Gs，按针具尖端的磁极性分为S极和N极两种类型，并在针柄上标明以示区别。在治疗过程中一般采用"同极法"和"异极法"，使其在穴位内一定的深度形成磁场，从而产生磁疗，并与毫针协同发挥治疗作用，以提高针灸临床疗效。

（1）同极法：选用相同极性的磁极针（S极或N极），按一般毫针取穴针刺，捻转提插。

（2）异极法：选用不同极性的磁极针（S极或N极），沿经脉点极性交叉进行取穴用针，捻转提插。

（3）补泻法：补法用N极性针，泻法用S极性针，进行针刺补泻。

（二）动磁法

动磁法是用变动磁场作用于腧穴以治疗疾病的方法。分为脉动磁场和交变磁场。

1. 脉动磁场疗法　利用同名旋磁机，由于磁铁柱之间互为同名极，故发出的为脉动磁场。若病变部位较深,可用两个同名旋磁机对置于治疗部位进行治疗,使磁力线穿过病变部位,如关节部位可用此法,称为同名极对置法;若病变部位呈长条形,部位也表浅,可采用异名极并置法,将两个互为异名极的旋磁机顺着发病区并置,如神经、血管、肌肉等疾患常采用这种方式。

2. 交变磁场疗法　一般使用电磁疗机产生的低频交变磁场治疗疾病。电磁疗机有多种类型,使用方法大体相同:将磁头导线插入插孔内,选择合适的磁头置于治疗部位,然后接通电源,指示灯亮,电压表指针上升。如有磁场强度调节旋钮和脉冲频率调节旋钮,应按机器说明顺序调好。电压旋钮有弱、中、强 3 档,可视具体情况选用。治疗中应询问病人局部是否过热,如过热应用纱布等隔垫,磁头过热时还可更换磁头,或降温后再用,要严防烫伤。每次治疗 15 ~ 30 分钟,每日 1 次,10 ~ 15 次为 1 个疗程。治疗结束,按相反顺序关闭机器。

（三）疗程

磁疗的时间,根据治疗方法来决定。贴敷法,一般急性病或病变浅表者贴敷 3 ~ 7 天,慢性病或病变深者贴敷时间应较长。旋磁法,每次治疗时间一般为 15 ~ 30 分钟,若分区治疗,每区（或每穴）5 ~ 10 分钟。

三、临床应用

磁疗的适用范围较广,内科疾病如高血压、冠心病、支气管炎、支气管哮喘、慢性肠炎、胃炎、胃肠功能紊乱、神经衰弱、关节炎、头痛、三叉神经痛、坐骨神经痛;外科疾病如急慢性扭挫伤、肩周炎、网球肘、术后瘢痕痛、肾结石、胆结石、腰肌劳损、颈椎病、肋软骨炎、乳腺增生、前列腺炎、血栓闭塞性脉管炎;皮肤科疾病如带状疱疹、神经性皮炎;妇儿科疾病如痛经、小儿消化不良、遗尿;其他如过敏性鼻炎、咽炎、视网膜脉络膜炎、神经性耳聋、耳鸣等。

四、注意事项

1. 应明确诊断,根据病情治疗。严重的心、肺、肝脏病及血液病,急性传染病,出血、脱水、高热等忌用。

2. 应掌握磁疗的剂量。根据不同的年龄体质及病情,决定使用的剂量。一般来说,小儿、年老体弱、慢性病,开始宜用较小剂量,无不良反应时再酌情增加剂量。

3. 做贴敷磁片治疗时必须 2 天内复查,因为副作用大部分在 2 天内出现。副作用可有心悸、恶心、呕吐、一时性呼吸困难、嗜睡、乏力、头晕、低热等。如副作用轻微,且能坚持者,可继续治疗;若副作用严重不能坚持者,可取下磁片,中断治疗。

4. 如磁疗病人平时白细胞计数较低,在磁疗中应定期复查血象。当白细胞计数较前更为减少时,或白细胞总数在 $4 \times 10^9/L$ 以下,应立即停止治疗。

5. 夏季贴敷磁片时,可在磁片和皮肤之间放一层隔垫物,以免汗液浸渍使磁片生锈。若皮肤破溃、出血处忌用。

6. 磁片不要接近手表,以免手表被磁化。直接贴敷法一般使用时间不宜过长,以免磁片生锈,刺激皮肤。

7. 体质极度虚弱、新生儿和孕妇下腹部忌用。

175

第六节　腧穴激光照射法

腧穴激光照射法是利用激光腧穴治疗仪发射出的激光束直接照穴位以治疗疾病的方法,又称激光针。

激光是 20 世纪 60 年代发展起来的一门新兴科学。激光具有单色性好、相干性强、方向性优和能量密度高等特点。1960 年美国梅曼制成第一台激光器,我国于 1961 年生产出了自己的激光器,60 年代中期,前西德学者将激光引入针灸领域,70 年代我国开始推广应用,并对其进行了大量的基础和临床研究。

一、激光器具

(一) He-Ne 激光腧穴治疗仪

He-Ne 激光器是一种原子气体激光器。作为激光腧穴治疗的光源,激光红色,工作物质为 He-Ne 原子气体,发射波长 6328Å,功率从 1 毫瓦到几十毫瓦,光斑直径为 1~2mm,发散角为 1 毫瓦弧度角。这种小功率的 He-Ne 激光束能部分到达生物组织 10~15mm 深处,故可代替针刺而对穴位起刺激作用。

(二) 二氧化碳激光腧穴治疗仪

工作物质是二氧化碳分子气体,发射波长为 106 000Å,属长波红外线波段,输出形式为连续发射或脉冲发射。二氧化碳激光照射穴位时,既有热作用,又有类似毫针的刺激作用。目前,多用 20~30W 二氧化碳激光束散光,使它通过石棉板小孔,照射病人穴位。

(三) 掺钕钇铝石榴石激光腧穴治疗仪

工作物质为固体掺钕钇铝石榴石,输出方式为连续发射。激光仪发出近红外激光,可进入皮下深部组织,并引起深部的强刺激反应。

二、操作方法

根据针灸选穴原则首先确定好病人需要照射的部位,然后接通电源,He-Ne 激光器应发射出红色的光束,将激光束的光斑对准需要照射的穴位直接垂直照射,光源至皮肤的距离为 8~100cm,每次每穴照射 5~10 分钟,共计照射时间一般不超过 20 分钟,每日照射 1 次,10 次为 1 个疗程。

若是有光导纤维的新型激光治疗仪,操作时先将空心针刺入选定的穴位,缓慢进针至得气,可结合补泻手法。然后,插入光导纤维输出端,进行照射。亦可预先将光导纤维输出端和空心针相连接,打开 He-Ne 激光治疗仪的电源,并调整至红光集中于一点,再刺入穴位,直至得气。留针时间为 15~20 分钟。

三、临床应用

临床适应证较广,常用于急慢性咽炎、扁桃体炎、鼻炎、副鼻窦炎、头痛、支气管炎、支气管哮喘、皮肤和黏膜的慢性溃疡、口腔黏膜病、皮肤血管瘤、湿疹、冻疮、白癜风、胃和十二指肠溃疡、高血压、慢性结肠炎、面神经麻痹、神经衰弱、关节炎、慢性盆腔炎、肩周炎、网球肘、周围神经损伤、前列腺炎、前列腺肥大、小儿腹泻等。此外,还有用激光穴位照射代替麻醉进行拔牙、扁桃体摘除手术等。

四、注意事项

1. 在使用之前,必须检查地线是否接好,有无漏电等问题,然后方可使用。否则,易发生触电或致机器烧毁。

2. 若接通电源后,He-Ne 激光管不亮或出现闪辉现象时,表明启动电压过低,应立即断电,并将电流调节旋钮顺时针方向转 1～2 档,停 1 分钟后,再打开电源开关。切勿多次开闭电源开关,以免引起故障。

3. 避免直视激光束,以免损伤眼睛。工作人员及面部照射的病人,应戴防护眼镜。

4. 照射过程中,光束一定要对准需要照射的病灶或穴位,嘱病人切勿移动,以免照射不准,影响疗效。

5. 若治疗中出现头晕、恶心、心悸等副作用,应缩短照射时间和次数,或终止治疗。

第七节　腧穴红外线照射法

腧穴红外线照射法是利用红外线辐射器在人体的经络穴位上照射,通过产生温热效应,从而达到疏通经络、宣散气血作用以治疗疾病的方法。

红外线是波长在 0.76～1000μm 的电磁波。它是在可见光谱红光以外,人肉眼所看不见的光线。红外光谱可以分为两部分,即近红外线(或称短波红外线)和远红外线(或称长波红外线),近红外线波长 0.76μm 至 1.5μm,能够穿入人体较深的组织;远红外线波长 1.5μm 至 1000μm,主要作用于皮肤,能够被皮肤所吸收。一般医用红外光谱的波长为 0.76μm 至 400μm。

一、红外线照射器具

红外线灸疗仪结构比较简单,主要是利用电阻丝缠在瓷棒上,通电后电阻丝产生的热,使罩在电阻丝外的碳棒温度升高,一般不超过 500℃。电阻丝是用铁、镍、铬合金或铁、铬、铅合金制成,瓷棒是用碳化硅、耐火土等制成,反射罩用铅制成,能反射 90% 左右的红外线。此外,还有用碳化硅管的,管内装有陶土烧结的螺旋柱,柱上盘绕铁镍铝电阻丝,通电后发出热能,穿过碳化硅层,透过红外线漆层,发射出红外线。红外线灯又称为石英红外线灯,是将钨丝伸入充气的石英管中构成的照射器具,使用更为方便。

二、操作方法

首先接通 220V 交流电源,打开开关,指示灯亮后,预热 3～5 分钟;选取适当的体位,暴露照射部位,将辐射头对准照射部位(患部或穴位);检查需要照射的部位温度感觉是否正常,调整适当的照射距离,一般距离照射部位 30～50cm。治疗过程中,根据病人的感觉,随时调节照射距离,以照射部位出现温热舒适的感觉,皮肤呈现桃红色均匀红斑为宜。每次照射时间为 15～30 分钟,每日 1～2 次,10～20 次为 1 个疗程。

三、临床应用

临床应用范围较广,能够治疗各科疾病,如风湿性关节炎、慢性支气管炎、胸膜炎、慢性胃炎、胃痉挛、幽门痉挛、慢性肠炎、慢性肾炎、胃肠神经官能症;神经根炎、多发性末梢神经炎、周围神经损伤;软组织损伤、腰肌劳损、冻伤、烧伤创面、压疮、骨折、滑囊炎、注射后硬结形成、术后粘连及瘢痕挛缩;乳头皲裂、外阴炎、慢性盆腔炎;湿疹、神经性皮炎、皮肤溃疡、皮肤瘙痒症等。

四、注意事项

1. 防止烫伤,治疗期间要经常询问病人感觉和观察局部皮肤反应情况。

2. 照射过程中如有感觉过热、心慌、头晕等反应时,需立即告知医生,可停止照射。

3. 避免直接辐射眼部,必要时用纱布遮盖双眼,以免损伤眼睛。

4. 恶性肿瘤、活动性肺结核、重度动脉硬化、闭塞性脉管炎、有出血倾向及高热病人禁用红外线照射。

学习小结

1. 学习内容

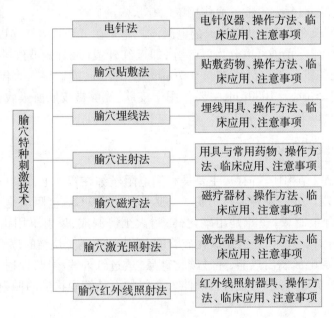

2. 学习方法

本章要结合临床实际理解 7 种腧穴特种刺激技术的运用规律,从用具、操作方法、临床应用及注意事项等几个方面掌握,并结合实训操作练习和临床见习等来加强对腧穴特种刺激技术运用的理解。

(郁洁　杨佃会)

【复习思考题】

1. 何谓电针法？电针治疗仪的波形有几种？
2. 穴位敷贴的概念与特点如何？何为天灸？
3. 什么是穴位埋线？其施术方法有哪些？

笔记

第八章

刺灸法的现代研究概况

学习目的

通过本章的学习,使学生能够熟悉刺法和灸法的现代研究概况,了解针灸器具的现代研究概况。

学习要点

针刺手法刺激量学要素的研究、针刺手法的机制研究和临床应用研究;艾灸的生物物理特性研究、灸法的作用机制和临床应用研究;针灸器具的现代研究。

第一节　刺灸法的量学要素

针刺和艾灸手法是针灸临床治疗中常用的治疗方法,通过各种刺灸方法达到疏通经络、扶正祛邪、调和阴阳的治疗目的。近年来,随着刺灸法研究的不断深入,刺灸法的量学要素研究也逐渐深入,其中包括行针的时间、频率、角度(幅度)等量学要素以及时间、壮数、艾炷大小等灸法量学要素。

一、针刺手法的量学要素研究

通常认为针刺手法的量学要素包括针刺时间、行针频率、行针角度(幅度)等,一般刺激量又由刺激强度与其持续时间的乘积,即针刺刺激量=针刺强度×刺激时间,刺激强度指单位时间刺激量的多少。实验研究表明,针刺刺激量大,可起到镇静、解痉、止痛、抑制作用;刺激量小,可促进机体解除过度抑制,引起正常兴奋。刺激量的大小还可以使人体产生正向反应、负向反应、正弦曲线反应及不定形反应等。正向反应是指刺激量与机体兴奋成正比关系,如治疗休克必须用强刺激才能起到升压的效果;负向反应与之相反,如用弱刺激内关能使窦性心动过缓患者心率加快;正弦曲线反应即随刺激量增加,引起机体的反应开始为正向反应,当刺激量达到极限时,又转向负向反应。机体对刺激量反应是兴奋还是抑制,通常取决于机体当时所处的功能状态,并与所采用刺激的质和量相关。

刺激强度一般与针刺行针的频率、行针角度(幅度)等有关,针刺行针的频率高,刺激强度大,频率低,刺激强度小;提插法和捻转法是基本行针手法,提插法的量学要素是提插的幅度,幅度越大,刺激强量越大,幅度越小,刺激强度越小;捻转法的量学要素是捻转的角度,捻转角度越大,刺激强度越大,捻转角度越小,刺激强度越小,有实验证实不同刺激量的捻转手法刺激自发性高血压大鼠,发现轻刺激量捻转手法(捻转角度144°,频率75次/分钟)与中刺激量捻转手法(捻转角度255°,频率111次/分钟)均有显著抑制血压上升的作用($P<0.05$),而重刺激量捻转手法(捻转角度360°,频率140次/分钟)抑制血压上升的效果不明显($P>0.05$)。刺激量的大小同样可以对血管舒缩功能产生影响。采用轻刺激和重刺激两种不同的手法刺激足三里穴后,下肢血流图的波幅值都会产生升高、降低或无变化等情况。采用轻刺激手法后,各观察时间点波幅的升高和降低之间无明显差异;采用重刺激手法后,各时间点波幅的升高和降低之间存在显著性差异。

　　针刺手法的量学研究还包括施术时间和针刺间隔时间等因素。行针或留针时间的最佳值因生理指标或病情的不同而存在差异。基底动脉供血不足、无脉症、支气管哮喘等,行针1~3分钟即可见效,而皮肤痛阈的提高则需诱导10~30分钟。针刺抗休克的动物实验表明,留针时间长,并在留针期间用持续或间断捻转手法行针,针刺的升压效果好,血压回升后也稳定。针刺次数或疗程长短对针刺效应也有一定的影响。诱发循经感传的观察表明,感传的出现率和感传的显著程度随针刺次数的增加而提高,这说明针刺效应有一个积累的过程。但是针刺效应的积累增强又是有一定限度的,如针刺大鼠的"大椎"、"肾俞"(1次/日,连续9次),大鼠的白细胞数、血清总补体含量和血清免疫球蛋白G在针刺后逐日升高,第5天达到高峰,随后又逐渐下降。有研究者通过观察穴位的血流量变化探讨有效刺激量的问题,以腰痛患者为观察对象,取气海俞,结果发现针刺得气后,气海俞皮肤血流量明显上升,而后留针过程中逐渐下降,15~20分钟后恢复到针前水平。在得气后的留针过程中,予以重复行针1分钟,会再次引起血流量的大幅度提升,患者也再次出现得气感。除了留针时间和施术时间外,两次针刺的间隔时间也与刺激量存在一定关系。一般来说,病情越重,治疗间隔时间越短,有时可以1日进行2~3次治疗;而疾病巩固性治疗,可2天治疗1次或数日治疗1次。不同病种的间隔时间不一,偏瘫患者肌力的改善往往在针刺后2.5小时左右是发展期,4.5小时以后进入衰减期,接近7小时则指标大多失去显著性差异。

　　除针刺手法刺激量的客观指标外,有学者认为刺激量的大小还与个体对针刺的敏感性有密切关系。在针刺手法与刺激时间相同的情况下,患者敏感性越高,刺激量就越大,反之则越小。因此最佳刺激量是与患者的年龄、体质和病情密切相关的。

　　针刺手法刺激量的研究越来越受到人们的重视,根据现代临床的实际情况,电针在临床中广泛应用,也成为针刺手法的一种形式,不同频率和波形的刺激效应也存在差异,有待进一步研究,近年来研究者观察了电针的不同刺激参数下干预效应的变化情况,不同频率电针对健康大鼠的镇痛抗抑郁效应及其与中枢5-羟色胺(serotonin,5-HT)的关系,结果显示2Hz和100Hz电针均能提高健康大鼠痛阈与抗抑郁能力,但其双重效应的中枢5-HT机制可能不同。

二、灸法的量学要素研究

　　现代研究表明,灸的作用强度与药物一样,在一定范围内随着灸量增加而增强。艾炷的大小、施灸时间长短不同,其所产生的效应也有一定的差别。例如,灸法能产生循经感传,当艾炷灸至一定的壮数时,感传方可出现。在879穴次的实验统计中,用底面积6mm²、高8mm的艾炷施灸,在平均19.6壮时出现感传现象,随着壮数的增加,感传由线状逐渐加宽呈带状,速度逐渐加快。但灸量与灸效的关系,并非都是灸量越大越好。当达到一定的施灸时间后,灸量的疗效就达到最高值呈饱和状态,继续延长施灸时间并不能使疗效增加,反而降低疗效。影响灸量的因素除上述的时间因素外,还有艾炷具体规格等诸多因素的影响。如艾炷的底面积、高度、质量、紧凑度等。隔物灸中的不同隔物能产生不同的温热传递效应,从而影响灸法的疗效。另外,施灸的频度也是影响灸量的一个重要因素。它与灸量的积累有关,频度越密集,刺激量就越大,反之则越小。灸疗的壮数不同,所兴奋的皮肤感受器也可能不完全相同。有高阈机械感受单位和多型性伤害性感受单位。后者在针刺或者加热到伤害性水平时易于激动,而前者常由于重复的热刺激而变得敏感,并可能在连续灸疗的过程中发挥作用。

关于灸量标准,现今仍存在争议。古代灸术之中的灸量标准多以唇红为度,到底唇红为度如何掌握,缺乏客观标准。有学者观察到灸术中无论悬灸和灼灸,只要灸量达到"唇红为度",检测血液中便会普遍出现"泪滴样红细胞",表明"唇红为度"与"泪滴样红细胞"有密切的联系。据此认为,灸术中"泪滴样红细胞"的出现可视为灸量的参考标准。也有医家主张灸量要以病人感觉作为衡量标准,即病人产生灸感。"气至而有效",获得一定灸感才能产生灸效。

第二节　刺法的现代研究概况

一、针刺手法的机制研究

(一)针刺手法对皮肤温度和阻抗的影响

皮肤温度的改变,随针刺不同手法可出现相应变化,尤其在针刺补泻中的反应明显,因此皮肤温度的改变,往往成为反映针刺补泻的一种客观指标。通常使用补法后能使受试者体温升高,使用泻法后能使受试者体温降低。实验表明,烧山火手法可以使健康人和患者的肢体末梢血管呈舒张反应,皮肤温度升高,针下出现温热反应;施予透天凉手法则与之相反。同体对照实验揭示,用烧山火手法针刺一侧的合谷穴时,皮肤温度先下降而后升高;改用透天凉手法作用于同一穴位时,皮肤温度则逐步下降,然后逐步回升。应用红外热像仪技术,动态观察3种不同的泻法实施后的效应,所有时相的皮肤温度均表现为降温效应;而3种不同补法均可使皮肤温度升高,故补法和泻法对皮肤温度的影响存在显著性差异。采用普通针刺法和平补平泻法针刺单侧的曲池穴,对同侧的商阳穴皮肤温度的影响均以升温效应为主;对侧的少商穴也伴有皮肤温度升高。表明针刺后皮肤温度的影响不仅具有循经性,还具有全身效应。针刺合谷穴提插补法对健康人左侧合谷、右侧商阳、左侧商阳、左侧口禾髎穴位皮肤温度均有升高的影响,提示针刺后穴位皮肤温度的变化具有循经性及腧穴特异性。

针刺后皮肤温度的改变不仅与手法有关,还受到刺激量大小的影响。研究发现对机体给予强、中、弱不同的刺激,其效应量是不同的。随着刺激量的增大,机体出现的升温效应更加迅速而且明显,但是如果刺激量超过一定的限度则不出现升温的效应,甚至有可能出现降温效应。实验表明,在双侧足三里行不同频率的捻转手法时,体表温度的变化在30次/分、60次/分的各个时段均表现为升温效应,其中60次/分最明显;90 次/分、120 次/分、150 次/分及以上的各个时段均表现出降温效应,120 次/分最为明显。而双侧足三里穴位局部体温表现为 60 次/分的时段升温效果最明显;120 次/分及以上各时段表现出明显的降温效应。可见,当角度、时间、力度等量学要素固定时,60 次/分可以产生最佳"补"的效应,120 次/分可以产生最佳"泻"的效应。

同时,针刺对体温的影响还与机体状态有关。在基础体温较高的情况下,针刺可使受试者循经红外辐射轨迹上的皮温降低或先降低后升高;在基础皮肤温度较低的情况下,针刺可使循经皮温升高。

另有研究观察了提插与捻转手法强刺激内关穴和弱刺激内关穴,对手厥阴经前臂皮肤阻抗的影响,结果发现针刺后各手法组皮肤阻抗基本变化趋势为降低;提插强刺激和提插弱刺激对皮肤阻抗的变化存在统计学差异,强刺激大于弱刺激;捻转强刺激和捻转弱刺激之间也存在统计学差异,强刺激影响大于弱刺激;强刺激手法能稳定维持皮肤阻抗的变化趋势;捻转手法对阻抗变化趋势维持时间较久。

(二)针刺手法对血管舒缩功能和血压的影响

针刺可以调整血管舒缩功能和毛细血管的通透性,采用的手法不同,效果也不同。针刺补法引起血管舒张反应,表现为肢体容积描记曲线上升;泻法则引起血管收缩反应,表现为容积描记曲线的下降。按照疾病证候虚实和机体的体质状态,选取穴位施以相应的补泻手法,用示波描记法观察到施予烧山火手法,针下出现热感的同时,肢体容积曲线上升,反映肢体末梢血管呈舒张反应;施透天凉手法针下出现寒凉感时,可规律性地引起肢体容积曲线下降,提示末梢血管呈收缩反应。利用微循环显微镜直接观察补泻手法对甲皱微循环的影响,发现补法时毛细血管的管径增大,泻法时毛细血管的管径缩小,两者存在显著性差异。进一步观察发现,提插补法使输入支扩张,提插泻法使输出支收缩;捻转补法使输出支扩张,捻转泻法使输入支收缩;提插加捻转泻法使输入支、输出支都收缩,提插加捻转补法使输入支、输出支都扩张。

针刺双侧人迎穴施以捻转手法,捻转频率为 120~160 次/分钟,行针 1 分钟,每日针刺 1 次,取胸主动脉,用黄嘌呤氧化酶比色法测定 SOD 活性,化学比色法测定 GSH-PX 活性。结果显示针刺可降低 SHR 血压,其机制可能与提高 SOD 和 GSH-PX 活性,从而提高机体抗氧化能力有关。

(三)针刺手法对核苷酸的影响

针刺手法的实质是补虚泻实,达到阴阳调和的目的,现代研究认为核苷酸是人体内一种具有广泛调节作用的物质,尤其是 cAMP 和 cGMP 在体内相互拮抗、相互制约,控制多种代谢,是细胞内体现阴阳平衡的关键物质。

针刺正常家兔的"百会"穴,发现血浆 cAMP、cGMP 均呈调节性双向改变,前者以下降为主,后者以升高为主,补泻之间表现出量的差异。当家兔处于惊恐状态阴阳不平衡时,血浆 cAMP、cGMP 均大幅上升,针刺"百会"穴时,补泻均可使其明显下降,趋于正常。同样,正常家兔采用补法和泻法针刺"足三里"穴后,血浆 cAMP 和 cGMP 的含量均未见变化。而脾虚组针前血浆 cGMP 含量比正常组显著增高,cAMP/cGMP 比值明显下降;针刺"足三里"穴位后,其血浆 cGMP 明显下降,cAMP/cGMP 比值升高。该现象表明在阴阳平衡的状态下,针刺补法或泻法引起的效应是不显著的,在阴阳失衡时调整作用才显著。用内毒素腹腔注射,造成大鼠发热模型,可以使实验大鼠血浆 cAMP 含量增高,cGMP 含量下降,cAMP/cGMP 比值升高。对大鼠分别施予提插、捻转、透天凉等不同的泻法操作,发现几种方法均可不同程度地改善造模后的各项指标,其中复式手法优于单式手法。

（四）针刺手法对神经电信号和神经影像的影响

针刺穴位能够诱发神经系统产生相应的神经电信息,进而通过神经电活动调控机体的各项生理功能。有研究者设计了用不同手法针刺大鼠"足三里"穴的实验,获取脊髓背根神经束动作电位,用于比较提插补法、提插泻法、捻转补法、捻转泻法4种不同手法对神经电信号的影响。其结果认为捻转补法小波能量均值明显高于另外3种手法;提插法引起的脊髓背根响应放电频率高于捻转法;捻转法的峰峰时间间隔变异性要远远高于提插的变异性;通过对以上3个参数的联合分析可以有效区分4种针刺手法信号。还有学者发现运用提插补法和提插泻法针刺大鼠"足三里"穴区时,支配该区域脊髓背角的动力范围神经元诱发放电明显增加,且提插补法放电增加更为明显,说明不同的手法之间对电信号的影响存在差异。用电击足底加噪声刺激造成大鼠应激性高血压模型,可观察到神经放电增加,血压升高。针刺左侧"太冲"并施行捻转补法,交感神经放电频率增加,大鼠血压升高;而施行捻转泻法使交感神经放电频率减少,大鼠血压降低。

针刺除了对周围神经功能可产生影响,对中枢神经同样发挥作用。研究者采用功能磁共振成像观察在足三里施予补法和泻法时脑内功能的差异,发现针刺结束后5分钟泻法组的脑区激活不明显,而补法组平均信号升高的脑区为双侧尾状核头部、丘脑、左侧岛叶、扣带回及小脑齿状核。针刺结束后20~30分钟期间两组脑区的激活最为明显,均可激活左侧的丘脑、中央旁小叶、中央前回、额中回、颞中回、岛叶、双侧尾状核头部、小脑半球、前后扣带回;虽然两组激活区域大致相同,但补法激活的脑区范围更广、强度更大。

（五）针刺手法对免疫和炎症反应的影响

实验表明,针刺对机体免疫功能具有双向调节作用,即针刺能使亢进或低下的免疫功能恢复正常。研究显示,针刺正常人的足三里、合谷等穴,可使白细胞对金黄色葡萄球菌的吞噬指数明显增高。动物实验也得到类似的结果,同时针刺对白细胞的吞噬作用也表现出一种双向调整作用,当白细胞吞噬功能处于低下状态时,针刺可以促使其吞噬作用增强;当白细胞吞噬功能处于活跃状态时,针刺可以促使其吞噬指数下降。观察提插、捻转、烧山火等多种补法对阳虚小鼠免疫功能的影响,发现4种手法均能使红细胞免疫系统功能增强,使巨噬细胞C3b受体活性和脾细胞增殖反应增强。在程度上,提插补法与捻转补法的效果接近。有研究以提插捻转为主,配合徐疾、迎随补泻法对恶性肿瘤外周血自然杀伤细胞(NK)、淋巴因子活化的杀伤细胞(LAK)生物活性和T细胞亚群的影响,发现补法和泻法具有增强肿瘤患者免疫功能、增强细胞免疫、改善T细胞亚群比例失衡状态的作用。在NK活性调节方面补法优于泻法,在升高辅助性T细胞(TH)和诱导性T细胞(TI)数量方面,补法优于泻法。同时,补法对处于低下水平的抑制性T细胞(OKT8+)有升高的作用,而泻法对处于正常水平的(OKT8+)却无作用,从而体现针灸"以平为期"的免疫调节特点。

针刺对人体的炎症反应同样可以发挥调节作用。研究发现对阳虚和热证模型的大鼠均给予烧山火和透天凉的手法,可使不同状态的家兔血清溶菌酶含量增高。但是对阳虚模型,烧山火有优于透天凉的趋势;对于实热模型,透天凉有优于烧山火的趋势。说明针刺可以提高机体的免疫力和抗感染能力,烧山火和透天凉手法存在效应差异。还有研究者观察了大脑中动脉栓塞模型大鼠,其纹状体的微血管数较正常组明显减少,皮质和海马的炎性细胞数目明显增多;快频率针刺可明显减少皮质和海马的炎性细胞,慢频率针刺可明显增加纹状体的炎性细胞数和微血管数,说明快、慢频率针刺对微血管和炎性细胞的动态病理变化表现出明显的脑区特异性,两者存在差异。

二、针刺手法的临床应用研究

(一)针刺手法对呼吸系统疾病的影响

针刺具有较好的平喘、消炎作用,可用于治疗支气管哮喘、慢性支气管炎、咳嗽等多种呼吸系统疾病。针刺治疗呼吸系统疾病不仅可以改善肺及支气管的通气功能,调节大、中、小气管阻力,而且对人体的免疫功能具有双向调节作用,因此对呼吸系统中的诸多慢性疾病具有治疗作用。研究发现针刺患者肺俞穴后留针时间不同,产生的效应不同,通过比较留针肺俞穴在20分钟、40分钟、60分钟的针刺效应,发现留针40分钟效应最明显,改善呼吸系统疾病患者的肺通气量最显著。在急性哮喘发作时,选取实证患者双侧孔最穴,施以提插、捻转泻法,虚证者取双侧孔最穴施以温补手法,均可使患者胸闷、呼吸困难等症状明显缓解,有效率达97%。采用自身前后对照观察迎随补泻法针刺太渊穴对肺通气功能障碍患者肺功能的及时效应,结果发现针刺后各项指标明显改善,其中反映气道阻塞的敏感指标,如一秒钟用力呼气容积占用力肺活量比值、最大用力呼气中断流量改善明显,提示迎随补泻法针刺太渊穴对阻塞性通气功能障碍有积极影响。

(二)针刺手法对消化系统疾病的影响

众多研究表明针刺手法可以对胃肠功能产生良性调整作用。采用三才补泻手法,观察受试者胃电图、肠电图,结果发现在健康人群中,针刺手法对胃电、肠电的波幅及频率影响不大;而在疾病患者中,针刺前脾虚患者胃肠电波幅多偏低,提示患者的胃肠功能减弱;肝胃不和的患者针刺前胃肠电波幅多偏高,提示患者胃肠功能亢进。采用三才提插补泻法后,脾虚患者胃肠电波幅增高;肝胃不和患者行泻法治疗后,胃肠电波幅降低;而给予平补平泻手法时,改变不明显。说明针刺具有良性的双向调节作用。另有研究发现捻转和平补平泻手法均有抑制胃电的作用,可以使胃电图的频率减慢,平补平泻手法还可明显降低振幅。提插和循经感传手法均有兴奋胃电的作用,使胃电图振幅升高,提插手法还可使频率升高。由此认为对慢性浅表性胃炎、慢性萎缩性胃炎等低频低幅的疾病宜采用提插或循经感传手法;而对胃、十二指肠溃疡,高酸症等胃电图表现为高频高幅的患者宜采用平补平泻手法或捻转手法。此外,不同的刺激强度也可产生不同的疗效,有研究者采用强、中、弱不同针刺强度,治疗糖尿病胃轻瘫各组的总有效率分别为85%、95%、85%,与药物组的65%比较差异有显著性意义,且中等强度针刺组的疗效最佳。同时针刺各组胃电图胃窦、胃体的主频率和振幅均有明显改善。

(三)针刺手法对循环系统疾病的影响

针刺可以通过调节血管舒缩功能等多种途径治疗循环系统疾病。研究发现徐疾补泻的不同手法对冠心病患者心功能具有不同的影响。对同一患者分别施以徐疾补法、徐疾泻法和平补平泻法,进行针刺前后的对比研究发现,3 种手法均能加强心脏的功能状态,以徐疾补法更为显著,平补平泻次之,徐疾泻法居后。对于心血瘀滞型冠心病,为增强活血散瘀的功效,可以用一穴双针法提插捻转增强针感,加大刺激量,可有效改善患者心肌供血情况。针刺对冠心病心绞痛也有明显的缓解作用,选取内关穴,以 90°~180° 为幅度捻转,频率为每分钟 80~100 次,同时配合呼吸调整,可使心率下降,舒张期延长,冠状动脉供血改善,缓解心绞痛发作。此外,针刺对血压还有明显的调整作用。临床报道对高血压病人采取"飞针"手法进针,在头项部穴位采用重刺激捻针手法,手足部穴位根据症状采用补泻手法,治疗 4 个疗程后,比较补法、泻法和平补平泻在降压效果上的差异,结果显示头部使用泻法降压效果明显,平补平泻手法次之,补法降压效果最差。

（四）针刺手法对神经系统疾病的影响

针刺对神经系统疾病具有较好的临床效果。针对脑卒中后偏瘫康复过程中出现的肢体弛缓期和痉挛期,分别采用适当的补法或泻法分段治疗,可以明显提高针刺的疗效,改善患者的日常生活活动能力,加快恢复进程。临床观察的 36 例脑卒中患者,经分段适时进行补泻后,疗效可达 97%,提示针刺可以刺激运动通路上的各个神经元,调节它的兴奋性,获得正确的运动输出,促进低级中枢和高级中枢的相互联通,加快瘫痪肢体的康复。另一项研究观察了不同手法针刺对脑卒中偏瘫患者下肢血流量的影响,结果发现不同的手法会产生不同的效果,补法可使每搏血流量增加,泻法可使之降低。这一结果说明,补泻手法的绝对作用存在差异。此外,该项研究还发现,补泻手法对健侧、患侧的影响程度不同,患侧比健侧的效应明显,说明机体自身所处的功能状态也是影响效果的重要因素。

（五）针刺对内分泌系统疾病的影响

研究观察不同针刺手法对 78 例肾虚患者血浆雌二醇（E_2）、睾酮（T）、E_2/T 及皮质醇（C）含量的影响,结果发现,对女性患者,补泻两法均能降低 E_2 和 T,泻法使 E_2/T 呈下降趋势,补法则呈上升趋势,男性患者则无明显变化;此外补泻两法均能降低皮质醇的含量,泻法降低更为显著。由此可见不同的针刺可以对机体的内分泌产生不同的影响。针刺还可以对甲状腺功能进行良性调整。采用手法针刺天突、廉泉、合谷等穴治疗,可以使甲状腺功能亢进患者甲状腺缩小,症状消失,基础代谢明显降低,症状减轻或消失,尿中排碘量降低,甲状腺对碘的吸聚和利用能力明显提高。还有研究报道,运用苍龟探穴手法可以有效改善单纯性肥胖患者血糖、血脂的异常情况。以 40 例病人为观察对象,治疗 1 个疗程后,90% 以上的患者体重减轻 3kg 以上,最多的可达 9.7kg;同时 25 例高脂血症患者针后 19 人血脂降至正常;9 例高血糖患者有 5 例血糖恢复正常,说明苍龟探穴手法不仅能减轻肥胖患者的体重,还可以有效改善患者伴随的高血糖、高血脂状况。

第三节　灸法的现代研究概况

灸疗,是与针刺、汤药并重的中医药三大治法之一。灸法治疗在我国古代颇为盛行,其起源可能早于针、药,并且具有针、药所不具备的独特作用。现代医学从多方面证实了艾灸具有治疗、预防保健、急救等多种功效,可以提高免疫力,促进与调整循环、呼吸、消化、神经、内分泌、生殖等系统功能。其显著作用已经引起国内外学者的广泛关注,并对其作用机制进行了深入探索。

一、艾灸的生物物理特性及安全性研究

施灸材料在古代医籍中的记载丰富多样,因艾叶具有温通特性显著、来源广泛、炮制简单与操作性强的特点,而其他施灸材料多有一些自身的缺陷,致使流传至今并在临床广泛运用的主要是艾。合理运用灸材、灸法、灸量是提高灸效的关键。

(一)有效成分

目前,艾叶的化学成分研究进展较快,其化学成分复杂,含量也随产地、品种、采收时间、存放时间、提取方法等因素不同而有很大的差异。近年来还对不同采收期、不同存放时间、不同产地的艾叶进行了对比研究,结果显示6月上旬为艾叶的最佳采收期,存放3年和5年的艾叶安全性最大,并且对质量最好的蕲艾的有效成分进行了化学成分的研究。已明确的化学成分有挥发油、黄酮类、三萜类、微量元素及鞣质等化合物。主要有效成分为挥发油和黄酮类化合物,具有镇咳平喘、祛痰、抗菌、抗病毒、增强免疫、止血等药理作用。艾叶有效成分的多样性,决定了艾灸作用是多个方面共同作用的结果。

1. 挥发油　艾叶的主要成分是挥发油,包括单萜类化合物、单萜类衍生物、倍半萜类化合物及其衍生物,其中30种单萜类衍生物占挥发油的79.20%,是艾叶挥发油的主要组成部分,包括桉油精、松油醇等。艾叶挥发油组成的非单一性,决定了艾叶挥发油功效的多样性、非线性和复杂性。

艾叶挥发油具有镇咳平喘、祛痰作用,主要有效成分为挥发油中的萜品烯醇,其直接作用于气管,调节呼吸中枢,对药物性哮喘有明显保护作用,并能延长乙酰胆碱加组胺的引哮潜伏期。

艾叶挥发油具有抗菌、增强免疫力、抗肿瘤作用。我国古代即有艾叶烟熏杀菌之记载。现代实验表明,艾叶烟熏患者皮肤患处有明显的抗菌作用,并可使空气中菌落数减少,完全抑制化脓菌的生长。艾叶挥发油对常见致病菌如肺炎球菌、金黄色葡萄球菌、链球菌、大肠杆菌、伤寒杆菌、流感杆菌等均有体外抑菌作用。将艾叶挥发油涂于金黄色葡萄球菌、大肠杆菌和绿脓杆菌所致的豚鼠疮疡患处,可治疮疡。艾叶乙酸乙酯和正丁醇提取物均具有不同程度的抑制人癌细胞株SGC-7901、SMMC-7721、Hela细胞的作用,并有明显的量效关系。用艾叶挥发油灌胃能增强小白鼠对炎症渗出细胞的吞噬能力,增强网状内皮细胞的吞噬反应,进而增强小鼠的免疫力。艾叶复方在临床上可用于治疗肺癌、甲状腺肿瘤、胰腺癌,但口服过量对胃肠有刺激,可引起肝细胞的代谢障碍,发生中毒性黄疸型肝炎。

艾叶挥发油对中枢神经系统也有复杂的作用。艾叶油有明显的镇静作用,能延长戊巴比妥钠的睡眠时间。大剂量的艾叶挥发油对心脏具有抑制作用,且能保护豚鼠卵白蛋白引起的过敏性休克。

2. 黄酮类成分　研究发现,艾叶中含有大量的黄酮类化合物。艾叶中黄酮类成分既有黄酮又有黄酮醇化合物,并主要以游离黄酮为主。黄酮类是人们一直关注的天然自由基清除剂,大多具有数量不等的酚羟基,可以作为供氢体,使自由基还原,从而达到清除的目的。艾叶黄酮为天然的黄酮类化合物,分子量小,能被人体迅速吸收,能

通过血-脑脊液屏障,进入脂肪组织,进而对机体产生药理作用。艾叶黄酮类化合物的主要药理作用体现在抗衰老、增强机体免疫力、抗癌防癌等方面,并且起到清除自由基、抗氧化的作用。

3. 三萜类成分　艾叶富含三萜类化合物,主要包括α-香树脂醇及β-香树脂醇、β-谷甾醇、豆甾醇、α-香树脂醇及β-香树脂醇的乙酸酯、羽扇烯酮等。三萜类化合物具有广泛的生理活性。通过对三萜类化合物的功效及毒性研究显示,其具有溶血、抗癌、抗炎、抗菌、抗病毒、降低胆固醇、杀软体动物、抗生育等活性。

4. 艾烟　现代研究认为艾烟有抗细菌、抗病毒、抗真菌及平喘镇咳的作用。艾烟有杀菌或抑菌作用,包括革兰阴性和阳性细菌、抗酸杆菌、多种致病真菌等。艾条燃烧产生的艾烟含有多种复杂成分,挥发性成分为氨水、醇类(乙二醇、戊丁醇)、脂肪烃、芳香烃与萜类化合物及其氧化物等,可能分别来自于蕲艾的不完全燃烧产物、蕲艾挥发油及其氧化产物。日本学者的研究报道,艾的有机成分是庚三十烷和儿茶酚胺系缩合型鞣酸,庚三十烷在艾绒燃烧中起重要的助燃作用;艾和艾的燃烧生成物的甲醇提取物有清除自由基和过氧化脂质的作用,而且艾的燃烧生成物作用较强。艾叶燃烧后生成物残留的挥发油在艾灸时可附着在皮肤上,通过灸热有损伤部位的皮肤渗透进去,起到某种治疗作用。有学者对外科感染进行艾烟治疗取得显著效果,认为主要是与艾燃烧后的焦油作用于患部起到抑菌作用有关,因在其进行的艾烟抑菌试验中,发现培养皿及血平板表面均覆盖有一层薄黄油状物,并随着熏灸时间的延长而增加,且不同致病菌被艾烟所抑制的时间不同,可对不同病菌感染的疾病择取最佳的熏灸时间。最新的研究表明,在艾灸燃烟中存在稳定的化学成分与活性自由基两类物质,艾灸燃烟中存在大量自由基,并且不同贮藏期的艾灸燃烟中自由基相对含量不同,1年的艾灸燃烟自由基最多,3年与5年的产生的自由基相当。由于自由基对机体的伤害,所以可以解释陈艾的治疗效果更好的问题。

5. 其他成分　原子吸收光谱测定发现,艾叶中含有多种微量元素,如锶(Sr)、铬(Cr)、钴(Co)、镍(Ni)、锰(Mn)、铜(Cu)、锌(Zn)、铁(Fe)、钠(Na)、钾(K)、钙(Ca)、镁(Mg)等。对栽培蕲艾和野生蕲艾的微量元素含量进行比较研究也发现,除Ca、Ni以野生蕲艾略高外,其他Zn、Cu、Fe、Mn、Mg、Cr、Co、铝(Al)均以栽培蕲艾为高。在对中国产艾蒿以及日本产艾蒿的比较研究中,在两种艾蒿不同部位也分别检出了钾(K)、硅(Si)、钙(Ca)、氯(Cl)、钪(Sc)、磷(P)、镁(Mg)和铁(Fe)。此外,艾叶中还含有绿原酸、朝鲜蓟酸、脂肪酸、鞣酸、多糖等化合物。研究表明,艾燃烧后鞣质生成的焦油成分渗入皮内,产生抗脂质过氧化和抗炎等作用,可使热灼伤的皮肤组织早期愈合。但目前为止,对艾叶中微量元素和鞣质的药效研究尚不充分,有待进一步研究。在隔物灸中,除了艾的作用之外,还有所隔药物的药物作用。以姜和蒜为隔物在蒸发皿上施灸,证实其有效成分——姜辣素和大蒜素可通过灸热作用于人体,从而取得治疗效果。

（二）温度

在灸法治疗的过程中,温度是重要的生物物理因素之一。有报道认为燃烧的材料虽不同,但灸材燃烧时产生的温热作用是相同的,与艾的药性关系不大。但是用40～43℃辐射热照射穴位对大鼠疼痛模型甩尾潜伏期或嘶叫阈都无明显改变,提示不是任何温热刺激都能取得理想效果。

在艾灸过程中,热不仅仅作用在穴位点的浅层组织,而且通过皮肤、脂肪、筋膜、肌肉、骨骼,传递到了骨间膜。说明艾灸的疗法中热能到达生物组织深处,对生物组织产生一定的调节作用,起到治疗作用。

艾灸的局部温度变化有其各自的特点。从艾炷制作方面来看,艾炷的大小和松紧主要影响波形的峰值、降支;从药饼性状看,质地、厚薄和调和剂影响着波幅的大小。艾炷燃烧的温度最大值及其时刻、艾灸时间,与艾炷质量呈正相关。即随着艾炷质量的增加,其燃烧的温度最大值和艾灸时间也增大,出现温度最大值时的时间延长。透热灸的温度曲线呈急剧的尖峰波形,在燃烧时温度虽高,但透入皮下的温度却比较低,其温度到达皮下深度的差别各异;而温灸则呈缓慢的渐增渐减波形,透入皮下的温度较高,具有较好的刺激作用;隔物灸的温度曲线较直接灸温度曲线上升得慢,但在温度下降时更慢,呈缓升缓降形,隔盐灸、隔附子饼灸、隔姜灸具有较类似的温度曲线变化。同体积的隔物灸中,以食盐透热最快,峰值温度高,附子饼灸次之,隔姜灸透热最慢,温度最低。一般透热快的隔物灸,其温度恢复也快,透热慢的隔物灸,其温度恢复也慢,这与所隔之物的导热性能有关。

在人体穴位温度的影响方面,人体不同穴位对隔姜灸和悬灸各阶段的热感温度有一定的差异,隔姜灸的热感温度耐受阈高于悬灸。着肤灸与隔姜灸的皮温曲线较近似,均呈单峰形;悬灸与聚光灸的皮温曲线亦相似,潜伏期与上升期均短促,达高峰值后将持续一定时间,导致曲线呈平台形。不同灸法皮温时相变化的差异,表现于各期时程之长短,上述各种灸法的皮温变化,在各个时程之间的差异都非常显著;同时,还发现不同灸法对动物或人体组织温度影响的结果具有相似性。施灸时艾炷的重量及壮数对艾灸局部的温度变化也有影响。在艾灸时,表皮上和真皮下都随艾炷重量增加而温度上升,持续时间、恢复时间与温度的变化随艾炷重量增加而延长,而表皮温度比真皮下温度变化更为显著。值得注意的是,不同灸法与灸量会影响灸疗局部的温度变化,这种变化不仅涉及皮肤表面,而且还涉及皮下和肌层。此外,在热的传递和辐射过程中,由于灸质的差异也会导致艾灸时燃烧发热量的不同,势必也会影响到灸疗局部的温度。

（三）光谱

艾燃烧时产生一种十分有效并适宜于机体的红外光。现代研究表明,艾绒燃烧时的辐射能谱在 $0.8 \sim 5.0 \mu m$ 之间。在光医学中,近红外线波长为 $0.76 \sim 1.5 \mu m$,中、远红外波长为 $1.5 \sim 400 \mu m$。这就说明艾灸不仅有远红外线辐射,还有近红外线辐射。

艾在燃烧过程中辐射出的远红外照射穿透能力较弱,只能透入人体组织 $0.5 \sim 2mm$,但是能引起分子和分子中的原子旋转或震动加强,并能引起分子动能的改变,从而产生热。而近红外线可以激发人体穴位内生物大分子的氢键,从而产生受激相干谐振吸收效应,通过神经-体液系统传递人体细胞所需的能量。近红外线照射机体时,被皮肤反射的光相对较少,光子能透入到人体组织深部的血管、淋巴管、神经末梢及皮下组织,达 $10mm$ 左右并为这些组织所吸收。

有研究发现,灸条燃烧所产生的"热力"是从 $600nm$ 左右的红光到 $2500nm$ 的中红外直至远红外区,其谱形、强度及峰值在整个施治过程中都处于不断变化的状态。隔附子饼灸、隔姜灸和隔蒜灸 3 种传统间接灸与人体穴位红外辐射光谱有高度一致性,其辐射峰均在 $7.5 \mu m$ 附近;而几种替代物灸与相应传统艾灸和人体穴位的辐射光谱

笔记

相差甚远,其温热作用也远不如传统艾灸;传统艾条熏灸与人体穴位红外辐射光谱也有很大差异,提示在传统间接灸的治疗效应中,间接灸和穴位的红外共振辐射起重要作用。

（四）安全性

目前的研究表明,艾烟等艾灸生成物的尝试是评价灸法安全性的关键因素。在一定的浓度范围内,艾灸是安全的。目前急需明确艾烟中的有害物质的浓度及其长期暴露在艾烟环境中人群的健康状况之间的关系,从毒理学实验和临床诊室监测等角度有研究者进行了系列工作,并开展了小样本艾灸安全性流行病学调查,初步数据和线索安全性研究奠定了扎实的基础,下一步研究的重点是明确艾灸生成物的安全阈值等关键性科学问题。

二、灸法的作用机制研究

目前研究艾灸的主要作用机制是由艾叶燃烧时所产生的物理因子和化学因子作用于腧穴感受装置与外周神经传入途径,刺激信号传入中枢,经过中枢整合后传出,对机体神经-内分泌-免疫网络、循环系统等实施调控,从而调整机体内环境,以达到防治疾病的目的。在艾灸过程中,产生的热、光、烟等均可通过作用于机体而产生相应的治疗作用。其中,温热刺激是艾灸起效的关键,人体功能状态及疾病性质是决定艾灸温通温补效应的前提条件,施灸方法、灸量大小、穴位功效是影响艾灸温通温补效应的关键因素;艾灸激活穴位,疏通气血,调节脏腑功能,以达到阴平阳秘的作用。同时,不同灸法的光、热效应不同,可产生不同的红外辐射光谱,基于临床和实验,证实艾灸和穴位的红外共振幅射是传统隔物灸起效的关键因素之一,而隔蒜灸、隔姜灸与穴位的红外共振辐射和匹配吸收可提高灸法的疗效。灸法通过刺激腧穴或患处而发挥作用,腧穴或患者功能状态也与灸法疗效密切相关,不同疾病具有不同的腧穴热敏高发区,选取热敏态腧穴施灸能够提高疗效。

（一）温通作用

"温通",即是"以温促通","通"具有通畅、通达、通调等含义。艾灸的温热刺激,作用于人体特定部位,可以产生人体气血运行通畅的效应和作用,即温通。以适宜的温热刺激作用于人体特定部位(腧穴),针对机体气血不畅、气血不通的病理环节和病证性质,艾灸可以产生调和气血、宣通经络的作用和临床效应,即艾灸的温通作用和温通效应。

艾灸的温通作用主要表现在散寒通络、透热泄毒、扶助正气和防病保健四个方面。艾灸的温通作用现代研究,首先关注温热刺激及其由此而引发血液组分改变、血液流变学改善、血管舒缩功能调节、炎性因子抑制等相关效应之间的关系。艾灸百会穴可使大脑后动脉血流速度明显加快,血管阻力降低,脑血流量增加。艾灸八邪、三阴交、足三里及关元穴后均可有效改善血液流变性,明显改善红细胞聚集程度,降低血液黏度,加快血流速度,降低外周血管阻力。艾灸后中风偏瘫患者的微循环障碍均得到改善,最明显的是血流速度加快,血流形态改变,视野清晰度也有所改善。艾灸还可以引起手部微循环血流量的增加。短期艾灸可使病情稳定的气虚血瘀型慢性粒细胞白血病患者 $CD8^+T$ 细胞族群发生变化,在统计学上表现为有意义的下降($P<0.05$)。隔药灸对慢性炎性内脏痛大鼠有良好的镇痛作用,能显著减轻大鼠内脏和躯体疼痛,同时

也能明显改善慢性内脏痛所致的焦虑、抑郁等痛情绪的变化。同时温和灸对内脏痛的止痛作用也可能与降低了大鼠内脏痛敏与其抑制外周（结肠）CRF-CRFR1 信号途径有关。还有的研究表明温和灸可以明显改善高胆固醇患者血脂组分，且与治疗时间参数呈现一定相关性，同时也明显改善类风湿因子（RF）、血沉（ESR）、C-反应蛋白（CRP）等检测指标，灸疗具有改善血液循环状态、调节血管的舒缩功能、稳定内环境等多方面作用。此外，艾灸对中老年血液流变学、微循环、血小板聚集性等方面均有改善。不同温度的艾灸热刺激对局部产生的效应与整体功能的调节相联系；施灸局部皮肤的形态结构差异，肥大细胞数目、形态的变化，CGRP、SP、VIP 等神经肽的生物学功能是艾灸以温促通效应启动机制的基础；艾灸以温促通效应与 TRPVl 相关，艾灸的起效可能通过激活 TRPVl 引发皮肤神经源性炎症发挥作用。

艾灸"内关"穴对动脉粥样硬化（AS）家兔血清中 Tch、FG、HDL-ch、aroA、aroB 均有不同程度的提高，提示艾灸疗法对 AS 家兔血清脂质及脂蛋白代谢紊乱具有良好的调整效应，可以预防或延缓 AS 的发生。熏脐灸有改善胃电节律紊乱的作用，其调节过程与临床胃肠道症状减轻呈平行关系。艾灸治疗可使高血压患者血压下降，同时，可调节血管内皮细胞的内分泌功能和氧自由基（OFR）产生与清除的酶系统。艾灸神阙、足三里后，高脂血症患者的患病率及血脂含量等均较灸前下降。

（二）温补作用

"温补"即是"以温达补"，"补"具有补助、补益、补充等含义。艾灸的温热刺激，作用于人体特定部位，可以产生补益人体气血和提高其功能的效应和作用，即温补。以适宜的温热刺激作用于人体特定部位（腧穴），针对机体阳气虚弱、阴血不足的病理环节和病证性质，艾灸可以产生扶阳补气、阳生阴长的作用和临床效应，即艾灸的温补作用和温补效应。

研究艾灸的温补作用，首先要关注温热刺激及其由此而引发机体保护和修复、脏器功能恢复等相关效应之间的关系。艾灸可引起皮肤炎症反应，施灸部位发红、肿胀，白细胞渗出，肥大细胞脱颗粒增加，毛细血管通透性增加。其血浆渗出可能与肥大细胞密切相关。也有学者认为艾灸刺激与烫伤的过度热刺激不同，是引起生理性炎症反应的适宜温热刺激，因而能够激发机体的防御反应和自然修复功能。已经发现艾灸通过表皮生长因子（EGF）调节和修复虚寒型胃炎的黏膜，临床观察发现，灸法能够改善终末期肾脏病维持性血液透析患者（阴阳两虚型）临床症状。艾灸还可使皮肤开放性损伤的脓性分泌物明显减少，创面干燥，肉芽组织增生旺盛，机体修复过程加快。

温补作用还表现在艾灸具有抗炎免疫作用。研究表明艾灸在治疗免疫相关疾病过程中，具有抗感染、抗自身免疫、抗过敏反应、抗癌、镇痛和抗衰老等作用，这主要是通过调节体内失衡的免疫功能实现的。

艾灸能调节免疫分子功能。研究发现，艾灸关元、足三里能明显升高血清 IL-2 的水平，降低血清 IL-6 的水平，从而在一定程度上增强和改善衰老机体的免疫功能。艾灸可增加放疗病人免疫球蛋白水平，以 IgG 增加尤为明显。化脓灸对体虚易感患者的 IgA、C3 有明显改善作用，表明艾灸对血清补体含量具有调整作用。艾灸能降低肠易激综合征患者血清中过高的 IgM，而对 IgG、IgA 的影响不大；隔药饼灸可通过下调溃疡性结肠炎患者结肠黏膜组织 IL-8 及其 mRNA 表达，抑制 ICAM-1 及其 mRNA 表达；

降低溃疡性结肠炎大鼠结肠 IL-1βmRNA、IGF-1mRNA 表达,消除 UC 大鼠肠道炎症,并可能起到防治肠纤维化的作用;隔药灸还可显著降低克罗恩病大鼠结肠 IGF-I、IGF-IR、IGFBP-5 蛋白表达。

艾灸可以调节免疫器官。研究发现,艾灸肾俞等穴位对免疫功能低下小鼠的胸腺和脾脏有保护作用,对老龄小鼠脾淋巴细胞的增殖反应有一定增强作用,从而改善老化的机体免疫功能。艾灸"大椎"、"命门"、"足三里"对实验性小鼠胸腺、脾脏损伤有明显的恢复和改善作用。

艾灸对免疫细胞也能产生影响。研究表明,艾灸(隔药灸)可能通过抑制克罗恩病大鼠结肠 NF-κBp65 的表达,进而减少其下游炎症因子 TNF-α、IL-1β 的表达,从而减轻肠道炎症,改善结肠组织形态结构,发挥治疗作用;艾灸还可能通过有效抑制结肠黏膜肥大细胞脱颗粒、下调 TRPV1 的表达,从而显著改善炎症性肠病大鼠结肠损伤及炎症反应。

现代研究表明,红细胞也是机体免疫的重要环节。艾灸可提高老年人红细胞(C3b)受体活性,拮抗血清中红细胞免疫黏附抑制因子,增强红细胞免疫功能。艾灸能显著提高老年小鼠低下的红细胞免疫黏附力,增强红细胞 β 受体活性,提高下丘脑 NE 含量。艾灸"关元"穴可明显改善吗啡依赖小鼠戒断症状,通过提高 RBC C3b 花环、降低 RBC-IC,从而增强红细胞免疫功能。

"艾灸血清"是灸法研究中提出的一种新的研究思路和方法。"艾灸血清"中可能含有多种免疫活性物质,研究显示天灸"大椎"、"肾俞"、"足三里"穴可增强环磷酰胺化疗小鼠血清诱导的脾淋巴细胞增殖效应,提示灸治可以降低血清中的免疫抑制因子,增强细胞免疫功能。"艾灸血清"能够抑制小鼠 EL-4 细胞增殖,增加 EL-4 细胞内 cAMP 含量,使 cAMP/cGMP 比值增加。

三、灸法的临床应用研究

近 30 年的艾灸疗法临床研究文献的数量,从总体趋势上不断增加,尤其近年来文献数量增加的速度有加快的趋势。《中国现代针灸信息数据库》显示灸法疾病谱有 364 种,广泛地运用于运动、消化、呼吸、心血管、泌尿系统、妇科、男科、儿科、皮肤科、五官科等病症的治疗与预防。灸法疾病谱中适宜病症为胎位不正、腹泻、结肠炎;常用适宜病症为尿失禁、痛经;次常用适宜病症为膝骨关节炎、颞下颌关节综合征、软组织损伤、足跟痛、哮喘、尿潴留、带状疱疹。从灸法的统计分析可以得知,在现代文献中仍以传统的艾炷灸和艾条灸法为主。艾炷灸以隔物艾炷灸法为主,艾条灸以非隔物艾条悬灸法为主。而瘢痕灸法的使用很少。从临床研究方法学的统计结果来看,艾灸疗法的临床研究质量不高。从每 10 年艾灸疗法的文献分析,临床研究质量在不断提升,但仍然需要进一步加强。

随着对灸法的深入研究,灸法的适应病症范围在不断扩大,而且防治的病种已涵盖了不少疑难杂症。有文献记载的艾灸可防治的疾病种类已超过 300 种。艾灸可以温经通络,行气活血,消肿散结,还可以扶正祛邪,健运脾胃,促进气血生化,改善胃肠道消化吸收功能,使筋骨强健,肌肉充实。除此之外,艾灸还被广泛用于癌症、不孕不育等多种疑难病症的防治,也都取得比较可观的效果,并且逐渐一些疑难病症也有用艾灸治疗的病例报道,如植物持续状态、非典型肺炎等,均取得了一定疗效。

第四节 针灸器具的现代研究概况

一、电针仪

从 1934 年唐世丞首次提出将电子管产生的脉冲电应用到临床上,到唐玉龙在 1953 年研制成功电针治疗机,电针已经历了数十年的发展历程,成为临床上最为常用的针灸治疗仪器。

根据电针仪输出波的电特性,可以将电针仪分为 3 类。第 1 类电针仪输出规律性的电脉冲,其波形、规律不能自动发生变化。第 2 类电针仪输出的是调制脉冲,这类电针仪既能输出规律电脉冲,又能输出规律性变化的调频或调幅脉冲,其频率或波幅能自动地发生变化。第 3 类是不规律波形电针仪,它输出的波幅或频率能随时发生无规律的变化,它使用产生噪声或音乐等的电波作为输出电波,如噪音电针仪和声波电针仪。第 1 类电针仪采用固定的震荡回路获得高压脉冲,故频率和幅度较为单一规律;第 2 类电针仪通过采用外加调制电路而获得变化脉冲波形,受电路约调制后波形仍具有规律性和单调重复的特点,易使机体产生适应现象。此外,传统电针对波形的量化、存储、复现等均无法实现,受仪器制约及环境影响每次得到的电刺激序列具有不可重复性,这给临床验证某种刺激序列的有效性和针刺量化过程带来困难。针对这些缺陷,研究人员采用计算机高级语言提供的 rand( ) 函数,从一个固定的伪随机序列获得随机数据并作为电针仪控制信号实现随机波形电刺激的方法,利用 PWM 波群驱动 boost 型 DC-DC 升压电路形成电刺激脉冲的方法,设计了一种新型电针仪并实现了可复现的低耐受性随机刺激波形。就单次刺激而言,刺激幅度、频率、脉冲宽度及脉冲持续时间在一定范围内随机变化或组合变化,以减少机体对刺激的适应性;就对照试验、疗效验证而言,在多次使用的过程中都能得到相同波形序列进行量化研究。

虽然电针已经广泛运用于临床,但是电针和手针仍然存在较大的差异,尤其是电针在古典针法的实现上具有较大的限制,目前在这一领域也有新的突破。根据针灸补泻理论和符号测量理论,提出采用域内特征提取、不同域间特征映射的原理,实现了传统针刺手法向电气参数域的映射,解决了在现代信号发射器平台上实现传统针刺手法的问题。采用不同幅值的电刺激信号构造传统针刺手法中的天、人、地三部,利用锯齿波构成慢按紧提和紧按慢提,使古典针刺手法的电针针法得以成功产生。

此外,电针的电流在人体内形成回路,要求在人体上接上两个电极,因此目前使用的大多数电针或采取在两个穴位连接电针,或在针刺穴位旁增加一个辅助电极的方法,但这些都不是真正意义上的单穴电针。有研究者提出一种思路,在传统针灸针的基础上涂上绝缘的树脂材料,再按要求在针体上镀上一段薄层金属导电膜,最后磨去针尖的绝缘层,由此在一枚针上形成两个导电点,当针灸针扎进穴位后连接电极,就在穴位的纵向方向上形成了回路,实现和传统针刺一致的单穴电针治疗。

二、电热针

电热针是根据经络学说和针灸火针的理论结合现代电子技术研制而成的一种新型针灸治疗仪器。它是针刺时针体前段发热的一种新型针灸治疗仪器,具有针刺和火针的综合作用。其机制是利用一个可调电源,根据治疗需要,调节电压及电流的大小,使电流通过特制的针具产生热量,将电能转化为热能。针尖部的热量控制在一定范围,刺入穴位后产生热量,沿经络传导扩散,可改善和调节气血运行状态。电热针的温度集中在针尖部位,不易产生烫伤,通过调节温度,针感稳定持久,可保持恒定的感传效应。

三、灸疗仪

灸疗仪分为以药物为传热介质的的灸疗仪和模拟艾灸热刺激的灸疗仪。使用药物为传热介质的灸疗仪只是取代了传统的人工操作,在使用上比较方便,保证了患者的安全,完全保留了艾灸的原始作用,如风灸仪和热流喷灸仪。风灸仪是传统疗法结合现代电热能,通过电热能将风灸管盛药筒内的中药以药热风的形式直接吹到患者经络、腧穴或病变部位,可以调换各种药方治疗各种疾病。热流喷灸仪是利用热流直接将药物喷射在穴位上,既起到针刺作用,又有艾灸的效应,同时药物可以直接渗透到皮下组织。模拟艾灸热刺激的灸疗仪根据热量传递至穴位的方式可以分为直接热传导式,如电热温灸仪,和间接热传导式,采用热辐射如远红外线灸疗仪。电热温灸治疗仪由灸头、温度测量单元、微计算机控制单元、灸头加热单元、异常报警保护单元、显示单元和控制系统组成的闭环反馈系统构成。其中灸头是关键部件,兼有加热、测温,外置艾绒或药垫、内容针体等功能。灸头多为圆柱形结构,外壳采用耐高温材料,内部为加热芯和温度传感器,中孔为可穿过针灸针体的空间,与针刺配合可模拟温针灸,下腔为外置艾绒或药垫的空间。目前的灸疗仪灸头可以模拟艾绒灸、隔药灸、温针灸、雀啄灸等多种灸法,并可以随意设定和精确控制各个灸头的治疗温度和治疗时间,而且具有异常报警和保护功能。远红外线灸疗仪使用我国首创的直热式远红外元件为辐射源,可产生人体容易接受的电磁波,辐射到人体细胞一定深度,甚至骨骼,根据分子运动原理产生一系列生理、生化、生物效应而达到保健目的。

四、激光针灸仪

激光针灸是在中医理论指导下,以低强度激光束直接聚焦或扩束照射穴位,对穴位进行有效刺激,达到防病治病作用的一种方法。与传统的针灸相比,激光针灸具有无痛、无菌、安全、易控、操作简单的特点。目前临床常用的有 He-Ne 激光针灸仪、CO_2 激光针灸仪、Nd∶YAG 激光针灸仪,Ar 激光针灸仪和半导体激光针灸仪等,其中 He-Ne 激光针灸仪使用最广泛。经过数十年的发展,激光针灸仪从直接照射发展为用光纤和激光针将激光直接导入组织内部治疗。如 He-Ne 深部激光针灸仪可将波长为 632.8nm 的 He-Ne 激光由调制器调制成矩形波,调制频率为 0～8Hz 可调,调制激光进入光分束器,分成 3 束,经光纤耦合器耦合到 3 根单丝光导纤维中,通过光纤维连接器进入 3 根激光针灸针中,单根激光针灸的输出功率为 0.5～1.5mW 连续可调。激光直接导入穴位深部避免了激光在组织中的传输损耗,对于病变部位较深的疾病疗效显著。但由于利用 He-Ne 激光器、CO_2 激光器等制作的激光针灸仪器体积和重量大,给使用带来不便。目前国外多使用半导体激光作为光源,体积小,重量轻,携带方便,常有 0.9μm、0.83μm、1.3μm 波长的光作治疗光,连续输出功率从几毫瓦到几十毫瓦。半导体激光针灸仪还可以实现在同一控制面板同时驱动不同的半导体激光器,实现不同波长同时照射。

笔记

五、经络导平仪

根据现代生物电子运动平衡学说,人体生命活动过程是由生物电子运动所产生的,是生物电子始终不平衡的过程。在正常生理活动中,人体经络系统的导电性能处于相对平衡的状态;当脏腑功能发生病理变化时,就会出现生物电子运动的病理性变化,从而导致经络功能的不平衡现象。在某些状态下,人体能自动调节体内生物电子运动恢复平衡,但许多疾病导致机体不能恢复生物电子正常运动时,经络就处于不平衡状态。经络导平仪是一种穴位电极治疗仪,它能输出较高的脉冲电压,有电极直接作用于人体穴位上,从而达到刺激穴位的作用。经络导平治疗仪可以通经活络、平衡阴阳,利用低电频、弱电流的高压电代替机械能,激导体内的生物电子,使机体恢复平衡状态。

六、微波治疗仪

有学者认为气是一种波长很短的电磁波,经络是传输这种电磁波的通道。机体发生病变时,可由体表腧穴输入波长与经气接近的电磁波,达到调和阴阳,舒经活络的目的。基于以上理论,出现了微波针灸仪。它利用特殊的装置连接毫针,向穴位发射微波,激发经络之气,使小剂量微波能起到大剂量的热作用来达到治疗疾病的作用。微波疗法具有补虚通络、驱寒止痛的作用,对筋骨失血、气血不和、寒凝血瘀引起的疾病有效。

学习小结

1. 学习内容

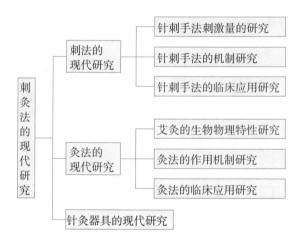

2. 学习方法

本章介绍了刺灸法的现代研究概况,分成刺法的现代研究、灸法的现代研究及针灸器具的现代研究概况 3 个章节来介绍,重点与难点是刺灸法的作用机制和临床应用研究,比如刺灸法在神经系统、呼吸系统、消化系统及内分泌系统疾病的临床应用。通过查阅近年来的相关科研来总结了解现代研究的最新动态,以及出现的新针灸仪器的使用情况。

(方剑乔 高颖)

【复习思考题】

1. 针刺的量学要素包括哪些?
2. 灸法的作用机制研究有哪些进展?
3. 针灸器具的现代研究还可能朝哪些方面发展?

实训项目一　毫针练针法

【实训目的】

通过针垫练习、自身练针以及相互试针构成的"三步练针法",训练指力、指感等,为临床实际操作奠定基础。

【实训用具】

练针垫;大托盘 1～2 个,承装针盒 1～2 个,内置(0.25～0.35mm)×(25～75mm)毫针、管针若干,分盛消毒干、湿棉球的 250 毫升磨口瓶 2 个,泡镊筒 1 个(内盛消毒液及大小镊子各 1 把),污物缸 1 个。

【实训内容】

一、针垫练习

(一)指力训练

操作者依照两指持针法、三指持针法、两手持针法 3 种持针法的操作规范,分别练习握持不同规格的毫针针具;其后,将针尖抵在练针垫上,在保证刺手指端力道与针尖在一条直线上的基础上,徐缓用力将针刺入或捻入少许,并反复练习至熟练为止。

操作要点:持针稳固,不触针身;手臂悬空,自然灵活;指端用力,手不松滑;针尖着力,针身不弯。

(二)进针方法训练

操作者握持(0.30～0.35mm)×(25～40mm)的毫针,依照单手进针法的操作规范,将针尖抵于练针垫,徐缓用力将针刺入或捻入并达到 3～5 分深,反复练习直至迅速灵活;再分别持 0.35mm×(50～75mm)的毫针,依照双手进针法的操作规范,如上法练习,刺入 1～1.5 寸深。

操作要点:持针规范,无菌操作;刺入顺利,快慢自如,刺捻随心。

(三)基本手法训练

操作者先将针刺入练针垫内 1～1.5 寸深,然后用刺手以拇食指对搓的方式捻转针柄,幅度以 180°～360°为宜,频率以 120～160 次/分为宜;操作者将针刺入练针垫内 1～1.5 寸深,然后用刺手以三指持针法握持毫针做上下提插动作,幅度以 3～5 分为宜,频率以 30～60 次/分为宜。

操作要点:捻转角度均匀,速度均匀,深度不变;提插幅度均匀,深浅自如,针身不弯;操作快慢自如,动作协调自然。

笔记

二、自身训练

操作者选择便于自我操作且肌肉较丰厚部位的腧穴,如外关、曲池、足三里、阳陵泉等腧穴,分别使用不同进针法以及不同长度针具进行针刺,并依照前述标准施行相应的提插或捻转手法。

操作要点:无痛或微痛进针,刺入顺利,针身挺直不弯;行针自如,操作规范,指下敏锐;针感出现快,柔和适中。

三、相互试针

实训同学二人组合,互为医患,依照针刺操作的基本流程,选择四肢部位肌肉相对丰厚处的腧穴,如外关、手三里、曲池、阳陵泉、足三里等腧穴进行相互试针。先选用0.30×25mm 的毫针进行单手进针法的刺入训练,再选用 0.30×75mm 毫针进行夹持进针法的刺入训练。同时,体会减轻针刺疼痛、寻找适宜针感的方法与技巧。待基本操作熟练后,逐步在躯干部位进行练习,如腹部的中脘、建里、气海、关元等腧穴,以及腰部的腰阳关、大肠俞等腧穴,以切实提高针刺操作技能。

操作要点:医者气定神闲,落落大方;操作规范,符合流程,手法熟练;沟通流畅,处置得当,患者安然。

【实训报告】

训练内容	训练感受	自我评价
针垫练习		
自身训练		
相互试针		

实训项目二　毫针进针法

【实训目的】

通过实训,掌握毫针临床常用的进针方法;能够恰当地把握针刺的角度、方向和深度,并协调应用。

【实训用具】

大托盘 1~2 个,承装针盒 1~2 个,内置(0.25~0.30)mm×(25~75)mm 毫针、管针若干,分盛消毒干湿棉球的 250 毫升磨口瓶 2 个,泡镊筒 1 个(内盛消毒液及大小镊子各 1 把),污物缸 1 个。

【实训内容】

一、毫针进针法

(一) 单手进针法

自愿者取坐位,暴露上肢;操作者取 25 或 40mm 长的毫针,定取合谷、外关、曲池或百会穴,局部皮肤常规消毒;刺手拇指、食指捏持针柄,中指指腹抵住针体下段、指端紧靠穴位;刺手拇指、食指向下用力按压,中指随之屈曲,将针快速刺入。

操作要点:三指动作协调,用力恰当。

（二） 双手进针法

1. 指切进针法　自愿者取坐位或仰卧位,暴露下肢;操作者取粗细不限、40mm 长的毫针,定取犊鼻、足三里或阳陵泉穴,局部皮肤常规消毒;刺手拇指、食指捏持针柄,中指、无名指抵住针身;押手拇指或食指指端切按固定针穴皮肤,针尖紧靠押手拇指或食指指甲面;刺手拇指、食指向下用力按压,将针快速刺入。

操作要点:指甲爪切方向与经脉循行方向一致,指切用力恰当;要分切开肌腱或者血管。

2. 夹持进针法　自愿者取侧卧体位,暴露下肢;操作者取粗细不限、75mm 长的毫针,定取环跳或条口穴,局部皮肤常规消毒;刺手拇指、食指捏持针柄,中指、无名指抵住针身;押手拇指、食指持捏消毒干棉球夹持针身下端,针尖轻触穴位皮肤;刺手捻动针柄,将针快速刺入。

操作要点:刺手、押手协同配合,动作协调。

3. 舒张进针法　自愿者取仰卧位,暴露腹部;操作者取粗细不限、40mm 长的毫针,定取天枢或外陵穴,局部皮肤常规消毒;刺手拇指、食指捏持针柄,中指、无名指抵住针身;押手食、中二指或拇、食二指将穴位皮肤向两侧撑开;刺手拇指、食指向下用力按压,将针快速刺入。

操作要点:押手手指将所针穴位皮肤绷紧保持一定弹性并固定。

4. 提捏进针法　自愿者取坐位,暴露腕部;操作者取粗细不限、25mm 或 40mm 长的毫针,定取列缺、印堂、地仓穴,局部皮肤常规消毒;刺手拇指、食指捏持针柄,中指、无名指抵住针身;押手拇指、食将穴位皮肤轻轻提捏起;刺手拇指、食指向下用力按压,将针快速刺入。

操作要点:进针的角度为 15°~45°;刺入皮下组织层。

（三） 管针进针法

自愿者取坐位,暴露上肢;操作者定取合谷、外关、曲池或百会穴等穴,局部皮肤常规消毒后,取 25 或 40mm 长的毫针插入树脂或金属制成的进针管内,置于穴位皮肤上,押手压紧针管,刺手食指快速弹击针尾,使针尖迅速刺入皮肤,然后退出针管,将针刺入穴内。

操作要点:动作协调,押手用力恰当,刺手弹击有力。

二、 针刺的角度、方向和深度

（一） 针刺角度

1. 直刺法　取曲池或足三里穴,用指切进针法,将针垂直刺入皮肤,针身与皮肤呈 90°。

2. 斜刺法　取列缺穴,用提捏进针法,将针身与皮肤呈 45°倾斜刺入皮下。

3. 平刺法　①取百会或四神聪穴,用单手进针法,沿皮下进针,将针身与皮肤呈 15°或更小的角度刺入。②取印堂穴,用提捏进针法,沿皮下进针,将针身与皮肤呈 15°或更小的角度刺入。

（二）针刺方向与深度

选用 40mm 长的毫针，取足三里穴，局部皮肤常规消毒，先直刺 25mm，然后将针提至皮下，向下斜刺 25mm，再将针提至皮下，向上平刺 25mm。

操作要点：选择合适的针刺角度和方向，将针刺入穴位应刺深度，并注意如何减轻进针时的疼痛。

【实训报告】

针刺部位	进针方法	针刺角度和深度	操作体会	自我评价

实训项目三　毫针行针手法

【实训目的】

通过实训，掌握毫针临床常用的行针和针刺得气的操作方法，并取得应有的针刺感应。

【实训用具】

大托盘 1~2 个，承装针盒 1~2 个，内置（0.25~0.30）mm×（25~75）mm 毫针若干，分盛消毒干湿棉球的 250 毫升磨口瓶 2 个，泡镊筒 1 个（内盛消毒液及大小镊子各 1 把），污物缸 1 个。

【实训内容】

一、行针手法

（一）提插法

自愿者取坐位，暴露上肢；操作者取粗细不限、40mm 长的毫针，定取曲池、手三里、上廉或下廉穴，局部皮肤常规消毒；刺手拇指、食指捏持针柄，中指或无名指抵住针穴旁皮肤；进针后，将针从浅层插至深层，再从深层提到浅层；反复一上一下提插，幅度 3~5 分，频率 30~60 次/分。

操作要点：提插深浅适宜，幅度均匀，频率一致，针身垂直。

（二）捻转法

自愿者取仰卧位，暴露下肢；操作者取粗细不限、40mm 长的毫针，定取足三里、丰隆或三阴交穴，局部皮肤常规消毒；刺手拇指、食指捏持针柄，中指或无名指抵住针穴旁皮肤；进针后，将针体刺入穴位一定深度后，拇指、食指向前向后捻转；反复来回捻转使针体旋转，幅度 180°~360°，频率 120~160 次/分。

操作要点：捻转时拇指与食指均匀用力，双向捻转，角度均匀，频率一致。

二、促使得气手法

（一）候气法

自愿者取仰卧位,暴露下肢;操作者取粗细不限、40mm 长的毫针,定取阳陵泉等穴,局部皮肤常规消毒;直刺进针后,若针下不得气,将针留置于穴内,安静等候一定时间,以待气至;亦可采用间歇运针法,即留针期间,施以小幅度提插、捻转等手法,催气与候气结合,以待气至。

操作要点:深度适当,留置时间充分。

（二）催气、守气法

自愿者取坐位,端坐桌前,手臂微屈,肌肉放松;操作者针刺曲池穴等,依照下列具体要求练习。

1. 循法　进针前后,操作者用押手拇指指腹或食、中、无名三指指腹沿针刺穴位所属经脉循行路线,或穴位上下、左右轻轻地按揉循摄或叩打。

操作要点:循时用力适度,用力过大会阻碍经气的流行,使肌肉紧张度增强,产生疼痛。

2. 弹法　留针期间,操作者用刺手拇指指腹扣住食指指甲,轻轻弹动刺入穴位的毫针针尾或针柄,使针体发生微微震颤,弹 7~10 次。

操作要点:弹时用力适度,控制幅度,以免引起弯针、滞针;弹不可过频,以免使经气速去。

3. 刮法　当毫针刺入一定深度后,操作者用刺手拇指抵住针尾,以食指指甲由下至上轻轻刮动针柄;或用食指抵住针尾,以拇指指甲由下至上轻轻刮动针柄;也可用拇、中二指固定针柄,以食指指甲由上至下轻轻刮动针柄。

操作要点:刮时用力均匀、和缓,刮针手指指骨间关节要灵活,指甲不宜过长或过短。

4. 摇法　操作者将毫针刺入一定深度后,用刺手握持针柄,将针体轻轻摇动,先直立针身左右摇动三至五圈,再卧倒针身摇动三至五圈。

操作要点:摇时手腕动作要灵活,用力均匀。

5. 弩法　针刺得气后,将针稍提,刺手拇、食指夹持针柄,中指侧压针身使针身弯曲成弩弓之状,如欲针感向上扩散,可将针体向后按;如欲针感向下扩散,可将针体向前按。

操作要点:本法要在针刺得气的基础上施行,操作时不使针尖脱离经气感应处。

6. 搓法　将针刺入一定深度后,操作者握持针柄,由食指末节横纹开始,用拇指如搓棉线样向前搓动至食指端,将针柄朝一个方向捻转 2~4 周,以针下沉紧有被肌肉缠着感为度。

操作要点:搓时向一个方向搓捻不要太过,以免滞针。

7. 飞法　将针刺入一定深度后,操作者刺手拇、食二指持针柄搓捻 2~3 次,在食指向前捻时张开手指离开针柄,一搓一放,一合一张,反复数次,如鸟展翅。

操作要点:飞时宜缓宜均,不宜速猛,以免引起滞针疼痛。

8. 震颤法　毫针刺入一定深度后,操作者握持针柄,施以小幅度、快频率的提插和捻转手法,使针身轻微震颤。

操作要点:提插和捻转手法要轻柔,幅度小、频率快;提插捻转动作协调。

【实训报告】

针刺部位	行针方法	针感性质及程度	操作体会	自我评价

实训项目四　毫针补泻手法

【实训目的】

通过实训,掌握毫针单式补泻手法的操作技能,重点区分补法和泻法之间的不同操作要点,在充分理解的同时,加强手法的练习;掌握毫针复式补泻手法的基本操作技能。

【实训用具】

大托盘1～2个,承装针盒1～2个,内置(0.25～0.30)mm×(25～75)mm 毫针若干,分盛消毒干湿棉球的250毫升磨口瓶2个,泡镊筒1个(内盛消毒液及大小镊子各1把),污物缸1个。

【实训内容】

一、基本补泻

(一)捻转补泻法

自愿者取仰卧位,操作者定取足三里、曲池等穴;直刺,单双手进针均可,快速进针刺入皮下;进针后先行捻转提插基本手法,得气后再进行补法和泻法的操作。

1. 补法　针下得气后,捻转角度小,用力轻,频率慢,操作时间短,结合拇指向左向前、示指向右向后,左转用力为主。

操作要点:左转用力为主,角度90°～360°,刺手拇指示指捏持针柄,中指或环指抵住针穴旁皮肤。

2. 泻法　针下得气后,捻转角度大,用力重,频率快,操作时间长,结合拇指向右向后、示指向左向前,右转用力为主。

操作要点:右转用力为主,角度90°～360°,刺手拇指示指捏持针柄,中指或环指抵住针穴旁皮肤。

(二)提插补泻

自愿者取仰卧位,操作者定取足三里、曲池等穴;直刺,单双手进针均可,快速进针刺入皮下;进针后先行捻转或提插基本手法,得气后再进行补法和泻法的操作。

1. 补法　针下得气后,做先浅后深、重插轻提的手法,即紧按慢提,针下插时用力宜重,针上提时用力宜轻。如此反复操作。手法重在下插。

操作要点:重插轻提;幅度较小,3～5分为宜;刺手拇指示指捏持针柄,中指或环指抵住针穴旁皮肤。

2. 泻法　针下得气后,做先深后浅、轻插重提的手法,即慢按紧提,针上提时用力宜重,针下插时用力宜轻。如此反复操作。手法重在上提。

操作要点:轻插重提;幅度亦较小,3～5分为宜;刺手拇指示指捏持针柄,中指或环指抵住针穴旁皮肤。

（三）疾徐补泻

自愿者取仰卧位,操作者定取足三里、曲池等穴,直刺,单双手进针均可,快速进针刺入皮下。

1. 补法　进针时徐徐刺入,少捻转,疾速出针;重在徐入。

2. 泻法　进针时疾速,多捻转,徐徐出针;重在徐出。

（四）迎随补泻

自愿者取仰卧位,操作者定取手三里等穴,进针时针尖向着肘部方向斜向刺入为补法;针尖向着腕方向斜向刺入为泻法。

（五）呼吸补泻

自愿者取仰卧位,操作者定取足三里穴、天枢等穴,针刺过程中,令患者做深呼吸,在患者呼气时进针,吸气时出针为补法;在患者吸气时进针,呼气时出针为泻法。

（六）开阖补泻

自愿者取仰卧位,操作者定取足三里穴、曲池等穴,直刺,单双手进针均可,快速进针刺入皮下。常规操作治疗结束,出针时迅速按住针孔为补法;出针时摇大针孔而不按为泻法。

二、复式补泻手法

（一）烧山火

自愿者取仰卧位,操作者定取足三里穴等,将所刺腧穴的深度分作浅、中、深三层（天、人、地三部）。进针时,重用押手指切;令病人自然地鼻吸口呼,随其呼气时,将针刺入浅层;得气后,重插轻提,连续重复9次;再将针刺入中层,重插轻提,连续重复9次;其后将针刺入深层,重插轻提,连续重复9次,此时,如果针下产生热感,少待片刻;随病人吸气时将针1次提到浅层,此为一度。如针下未产生热感可随病人呼气时,再施前法,一般不超过三度。热感不论在天部、人部或地部出现,均可停止手法操作。手法操作完毕后,留针15～20分钟,待针下松弛时,候病人吸气时将针快速拔出,疾按针孔。

操作要点:分三层操作,先浅后深,三进一退,每层均在得气后用提插补法。进针和出针配合呼吸补法,出针配用阖法。

（二）透天凉

自愿者取仰卧位,操作者定取曲池穴等,将所刺腧穴的深度分作浅、中、深三层（天、人、地三部）。进针时,医者轻用押手指切;令病人自然地鼻呼口吸,随其吸气时,将针刺入深层;得气后,轻插重提,连续重复6次;再将针提至中层,轻插重提,连续重复6次;再将针提至浅层,轻插重提,连续重复6次,此时,针下可产生凉感,此为一度。如针下未出现凉感,可将针1次下插至深部,再施前法,一般不超过三度。凉感不论在地部、人部或天部出现,均可停止手法操作。手法操作结束后,可随病人呼气将针缓慢拔出,不按针孔或缓按针孔。

操作要点:分三层操作,先深后浅,一进三退,每层均在得气后用提插泻法。进针和出针配合呼吸泻法,出针配用开法。

【实训报告】

针刺部位	补泻方法	针感性质及程度	操作体会	自我评价

实训项目五　古　代　针　法

【实训目的】

掌握《内经》五刺中的合谷刺、十二刺中的齐刺、扬刺和傍针刺的操作技能;掌握《金针赋》飞经走气四法的操作技能。

【实训用具】

大托盘 1~2 个,承装针盒 1~2 个,内置(0.25~0.30)mm×(25~75)mm 毫针若干,分盛消毒干湿棉球的 250 毫升磨口瓶 2 个,泡镊筒 1 个(内盛消毒液及大小镊子各1 把),污物缸 1 个。

【实训内容】

一、内经刺法

(一) 合谷刺

自愿者取坐位,操作者定取肩髃穴,直刺进针达肌层;得气后将针退至浅层,再向两旁斜刺,形如鸡爪的分叉。

操作要点:一针多向斜刺,刺肌肉。

(二) 傍针刺

自愿者取坐位,操作者定取下关穴,穴位正中处先直刺一针;然后在近旁向直刺之针斜刺一针。

操作要点:两针同刺,正入一针,傍入一针。

(三) 齐刺

自愿者取俯卧位,操作者定取承筋或承山穴,穴位正中处先直刺一针;然后再两旁各向直刺之针斜刺一针。

操作要点:三针齐刺,正入一针,傍入二针。

（四）扬刺

自愿者取俯卧位，操作者定取肾俞或大肠俞穴，穴位正中处先直刺一针；然后上下左右各向直刺之针斜向浅刺一针。

操作要点：五针同刺，正入一针，傍入四针。

二、飞经走气四法

（一）青龙摆尾

自愿者取坐位，手臂微屈置于桌上；操作者定取外关穴，将针斜向浅刺，或先深后浅，将针尖刺向病所，得气后，再将针柄缓缓摆动，好像手扶船舵或左或右以正航向一样，"一左一右，慢慢拨动"，达到通关过气、催发经气、通络散结的功效。

操作要点：本法需在穴位浅部操作，动作均匀、左右对称。

（二）白虎摇头

自愿者取坐位，手臂微屈置于桌上；操作者定取曲池穴，直刺进针的同时，轻摇或拨动针体；提针外出之时，辅以摇振动作。

操作要点：本法需在穴位深层操作，针体保持直立，左右摇针的动作需用力均匀、协调。

（三）苍龟探穴

自愿者取侧卧位，操作者定取环跳穴，将针刺入穴位后，先退至浅层，然后更换针尖方向，上下、左右多向透刺，浅、中、深三层逐渐加深，并以拇指或示指抵住针体，做上下拨动"剔"的动作。"钻"是指扩大针法的刺激面积，"剔"增强对局部组织的刺激量，两种操作配合运用，不仅能达到探索、增强针感的目的，如龟入土探穴四方钻剔，向不同方向探刺以寻找最佳针刺感应。该刺法也有引气入深的作用。

操作要点：向每一个方向针刺，均由浅入深，分三部徐徐而行；待针感重新产生后一次退至腧穴浅层皮下，然后改变针的方向。

（四）赤凤迎源

自愿者取坐位，手臂微屈置于桌上；操作者定取曲池穴，先将针直刺深层，得气后再上提至浅层，候针自摇（得气），再插入深层，使之得气，然后用捻转结合飞法，一捻一放，形如赤凤展翅飞旋，通过手指的操纵，使针身及针尖在天人地三部沿上下、左右、前后不同面行圆形轨迹的多向飞旋。

操作要点：飞法宜缓宜均，动作层次要分明。

【实训报告】

针刺部位	古代针法	针感性质及程度	操作体会	自我评价

实训项目六　分部腧穴毫针刺法

【实训目的】

通过实训,熟悉和了解眼周、耳部、颈项部、胸腹部、背腰骶部腧穴的针刺方法,在操作中,能够恰当地把握针刺的角度、深度、方向,并取得应有的针感。

【实训用具】

大托盘 1 ~ 2 个,承装针盒 1 ~ 2 个,内置(0.25 ~ 0.30) mm×(25 ~ 75) mm 毫针若干,分盛消毒干湿棉球的 250 毫升磨口瓶 2 个,泡镊筒 1 个(内盛消毒液及大小镊子各 1 把),污物缸 1 个。

【实训内容】

一、眼部腧穴

针刺承泣、睛明、球后等位于眼球周围的腧穴时,自愿者取坐位为宜,操作者在进针前,应嘱自愿者闭目,并用押手将眼球推开并固定,以充分暴露针刺部位;将针沿眶骨边缘向内缓缓刺入 0.3 ~ 0.7 寸,最深不宜超过 1 寸;一般不做提插捻转等行针动作。出针动作轻缓为宜;出针后,用消毒干棉球压迫针孔 2 ~ 3 分钟。

操作要点:慢压入进针,动作轻柔和缓,出针时长按压针孔。

二、耳部腧穴

针刺耳门、听宫、听会三穴时,自愿者取坐位,令其微张口,局部肌肉放松,操作者将针直刺 0.5 ~ 1 寸深,受试者自觉耳内有胀感即可。

针刺完骨穴时,自愿者取俯伏坐位,直刺、斜刺均不超过 0.5 ~ 0.8 寸深为宜;翳风穴直刺 0.8 ~ 1 寸或从后外向内下方刺 0.5 ~ 1 寸,至受试者耳内有明显胀感即可;翳风穴深部正当面神经从颅骨穿出处,故进针不宜过深,以免损伤面神经。

操作要点:针刺手法柔和、协调,深度适当。

三、颈项部腧穴

针刺颈项部腧穴时,自愿者多取坐位。针刺天突穴时,应选用略粗毫针,以便于控制针刺方向,针刺时,先直刺 0.2 ~ 0.3 寸,再将针尖转向下方,沿胸骨柄后缘、气管前缘缓慢刺入 0.5 ~ 1 寸即可。

针刺哑门、风府两穴时,针尖指向下颌方向,缓慢刺入 0.5 ~ 1 寸即可;不宜向上方斜刺过深,防止误入枕骨大孔而伤及延髓。

针刺风池穴时,初始阶段的练习,针刺深度以不超过 1 寸为宜。熟练后可稍增加深度,针尖方向多指向同侧鼻旁。

操作要点:熟悉颈项部解剖知识,不宜针刺过深。

四、胸腹部腧穴

针刺胸腹部腧穴时,自愿者宜取仰卧位;其中胸部膻中穴,一般向下平刺 0.5 ~ 0.8 寸。侧腹部章门、京门穴多直刺、浅刺 0.5 ~ 0.8 寸,或向下斜刺。腹部下脘、中脘、天枢、气海等直刺 0.5 ~ 1.5 寸。耻骨联合附近的腧穴,如曲骨、中极、横骨等可直刺或向下斜刺 0.5~1.0 寸。

操作要点:注意针刺角度、方向与深度的选择,下腹部针刺时,嘱排尿等。

五、背腰部腧穴

针刺背腰部腧穴时,自愿者宜选取卧位;操作者在针刺不同节段的督脉腧穴时,根据解剖学知识,要注意针刺深度和角度的差异;胸段腧穴,如大椎穴向上斜刺,针刺深度为 0.5~1 寸,注意刺达棘间韧带的针感阻力变化情况,如明显增大即停止进针。腰段腧穴,如命门等穴可直刺 1~2 寸。背俞穴多取向脊柱方向,斜刺或平刺 0.5~0.8 寸,针刺的角度以针体与皮肤夹角控制在 30°为宜。第 12 胸椎至第 2 腰椎脊柱两侧的腧穴,如胃俞、三焦俞、肾俞、志室等直刺 1~1.5 寸,不可深刺或向外侧斜向深刺。

操作要点:熟悉脏器解剖位置,合理把握针刺深度、角度与方向。

六、骶部腧穴

自愿者一般取仰卧位,因第 1 骶后孔稍向内下方偏斜,故操作者针刺上髎穴时,针尖应稍向内下即耻骨联合方向进针,可透过骶后孔通向骨盆,针刺深度 1~1.5 寸为宜。而次髎、中髎、下髎直刺 1 寸左右,以刺达骶后孔为宜。针刺长强穴时针尖向上与尾骶骨平行,向上斜刺 0.5~1 寸。在直肠与尾骶骨之间刺入。

操作要点:针刺角度,以及骶后孔的位置与角度的把握。

【实训报告】

针刺部位	进针方法	针刺角度和深度	操作体会	自我评价

实训项目七 灸 法

【实训目的】

通过实训,熟悉临床常用的各种艾炷灸法、艾条灸法、温针灸法的操作技术;掌握各种不同大小艾炷的制作技术,艾炷化脓灸法和非化脓灸法的操作程序,不同隔物灸的操作特点,重点掌握艾条悬起灸和实按灸的不同操作方法、温针灸捏加艾团的技巧。

【实训用具】

艾绒适量,清艾条、药艾条、太乙针、雷火针、毫针若干,生姜、蒜头数个,食盐、附子末、淡膏药少许,小刀、粗针、镊子、剪刀若干,注射器及注射针头数个,25% 乌拉坦,家兔 1 只、动物台 1 个,半导体皮温计 1 个,消毒干湿棉球若干,小块绵纸或棉布,艾炷器,圆棒,火柴,线香等。

【实训内容】

一、艾炷灸

1. 艾炷制作　小艾炷可用左手拇、示指搓揉艾绒,右手持小镊子取麦粒大艾团即成。中、大艾炷则须将艾绒置于平板上,用拇、示、中三指边捏边旋转,将艾绒捏成上尖下平的圆锥体。

操作要点:要求搓捏紧实,底座平整,清除杂质不易爆燃。每个同学分别做出符合规格的大、中、小艾炷各 10 个;要求在 2 分钟内做出符合规格的大、中、小艾炷 5 个以上。

2. 化脓灸法　将 25% 乌拉坦麻醉(剂量 1g/kg,耳缘静脉注入)的家兔俯卧固定在动物台上;将家兔大椎穴处长毛剪去,涂以大蒜汁或凡士林,上置中等大小艾炷,用半导体皮温计测穴位处皮肤温度;用线香点燃艾炷尖端,观察家兔在艾炷燃烧过程中的反应和皮肤温度变化。当艾炷燃烧熄灭后,吹尽残火和灰烬,用纱布蘸冷开水抹净所灸穴位,再重新换另一个灸炷点燃续灸;灸满 5～7 壮数后,揩尽灰烬,观察家兔皮肤形态变化,然后可在灸穴上敷贴淡膏药。用干敷料覆盖,不用任何药物。

操作要点:动作连贯,注意每壮施灸时间,防止烫伤。

3. 非化脓灸法　自愿者取俯卧位,操作者定取肺俞穴,在灸穴处抹涂一些凡士林,然后将麦粒大的艾炷放置灸穴上;用线香或火点燃艾炷,分别按艾灸补法和泻法要求(吹艾火与否)操作,觉烫后,更换艾炷,连续施灸 2～3 壮。即用镊子将未燃尽的艾炷移去或压灭,再施第 2 壮;可在该穴周围轻轻拍打,以减轻痛感。

操作要点:动作连贯,注意每壮施灸时间,防止烫伤。

4. 间接灸法　①隔姜灸法:将鲜生姜切成厚约 0.3cm 的生姜片,用针扎孔数个;自愿者取仰卧位,操作者定取中脘穴,用大、中艾炷点燃放在姜片中心,再放于穴位上施灸,若被灸者有灼热感可将姜片提起。一般每穴施灸 5～10 壮,皮肤潮红湿润为度。②隔蒜灸法:将独头大蒜横切成约 0.3cm 的薄片,用针扎孔数个;自愿者取俯卧位,操作者定取肾俞穴,用大、中艾炷点燃放在蒜片中心,再放于穴位上施灸,每穴施灸 4～5 壮,更换新蒜片,继续灸治。一般宜灸足 7 壮,以灸处泛红为度。③隔盐灸法:自愿者取仰卧位,将纯干燥的食盐纳入脐中,填平其孔,上置大艾炷施灸。患者有灼痛,即更换艾炷。一般可灸 3～9 壮。④隔附子饼灸法:取生附子切细研末,用黄酒调和作饼,直径 1～2cm,厚 0.4cm,中间用针扎孔;自愿者仰卧位,操作者定取关元穴,用大艾炷点燃放在附子饼中心,再放于穴位上施灸,附子饼干焦后再换新饼,一般每穴灸 5～10 壮,直灸至肌肤内温热、局部肌肤红晕为度。

操作要点:姜片等大小、厚薄适度,火温适度,防止烫伤;及时更换艾炷,控制温度。

二、艾条灸操作

1. 悬起灸法　取清艾条或药艾条 1 支,点燃后按下述方法在足三里穴施灸。①温和灸:自愿者取坐位,施灸者将艾卷的一端点燃,对准足三里穴进行熏烤,距离皮肤 2～3cm,局部如有温热舒适感而无灼痛则灸位固定不移,一般每穴 10～15 分钟,至皮肤红晕潮湿为度。如遇到施灸部位知觉减退时,施灸者可将食、中两指置于施灸部位两侧,这样可以通过灸者的手指来测知被灸者局部受热程度,以便随时调节施距离,掌握施灸时间,防止烫伤。②回旋灸:自愿者取坐位,施灸者将艾卷的一端点燃,对准足三里穴,悬于施灸部位上方约3cm高处。使艾条在施灸部位上左右往返移动或反复旋转进行灸治,使皮肤有温热感而不至于灼痛,一般每穴灸10~15分钟,至皮肤红晕潮湿为度。移动范围在3cm左右。③雀啄灸:自愿者取坐位,施灸者置点燃的艾条于足三里穴上约3cm高处,艾条一起一落,忽近忽远上下移动,如小雀啄食样。一般每穴灸5分钟,至皮肤红晕为度。此法热感较强,注意防止烧伤皮肤。

操作要点:随时调节施灸距离,掌握施灸时间,防止烫伤。

2. 实按灸法　用加药艾条施灸。①雷火针灸:自愿者取坐位,施灸者取"雷火针"艾条1支,点燃后按下述方法在足三里穴施灸。操作时,在施灸部位铺上6~7层绵纸或布,将艾条点燃置于施灸部位上约3cm高处,对准穴位直按其上,稍停留1~2秒钟,使热气透达深部;若艾火熄灭,可再点再按,如此5~7次。②太乙针灸:操作与雷火针相同。

操作要点:艾条垂直于皮肤,起落迅速。

3. 温针灸法　自愿者取坐位,操作者定取足三里穴,先将毫针刺入穴位,得气后予适当补泻手法而留针。取适量艾绒,夹在左手拇食指尖之间,食指向上,拇指向下,再用右手拇、食指尖在左手拇、食指尖向内向左挤压,即可将艾绒搓捏成枣核形状大小适合的艾团,中间掐出一痕,贴在针柄上,用拇、食、中三指围绕一搓,使艾绒团紧缠于针柄上;或用艾条一段,长2cm左右,插在针柄上,距离皮肤2~3cm。从艾团或艾条的下端(近皮肤端)点燃施灸。若觉艾火烧灼皮肤发烫,可在皮肤隔一厚纸片。待艾绒或艾条烧完后除去灰烬,施灸完毕将针取出。每个同学须达到在2分钟内捏加符合规格的艾团5个以上。

操作要点:捏加的艾团要求紧实光圆,轻轻摇晃不松散脱落。

【实训报告】

施治部位	方法选用	具体方式	操作体会	自我评价

实训项目八　拔罐与刮痧

【实训目的】

通过实训,掌握临床常用的各种拔火罐方法及其操作技术,熟悉各种不同拔罐器具的操作。掌握持板的方法、常用刮痧法的刮拭方法。

【实训用具】

各种规格的竹罐、玻璃罐若干,酒精灯1个、75%乙醇1瓶、95%乙醇1瓶、毫针、三棱针、皮肤针若干,镊子、卵圆钳子若干,龙胆紫1瓶、毛巾若干条、消毒干棉球若干,小纸片若干,凡士林1盒,火柴1盒,刮痧板若干,刮痧油适量。

【实训内容】

一、拔罐法

（一）拔火罐法

1. 闪火法　自愿者取俯卧位,暴露腰部肾俞穴,操作者站于患者一侧,一手握罐体(罐口朝下),另一手将用镊子夹住的一个蘸有95%乙醇的棉球或闪火器(用细铁丝将纱布缠绕于7~8号的粗铁丝的一端并蘸乙醇)在酒精灯上点燃后,迅速伸入罐内底部绕几圈,闪火后退出,随后立即将罐扣于应拔部位,紧密吸附在皮肤上。

操作要点:动作迅速,棉球蘸酒精应适宜,闪火时不能燃烧罐口,以免烫伤皮肤。

2. 投火法　自愿者取俯卧位,暴露腰部肾俞穴,操作者站于患者一侧,一手握罐体(罐口朝上),另一手将蘸酒精的棉球或折叠的软质白色纸片(卷)点燃后投入罐内,趁火旺时迅速将罐扣于应拔部位,紧密吸附在皮肤上。

操作要点:纸卷的制作要粗细结合。

3. 贴棉法　自愿者取俯卧位,暴露腰部肾俞穴,操作者站于患者一侧,一手握罐体(罐口朝上),另一手将直径为1~2cm的薄脱脂棉片略蘸酒精后,贴于罐体内侧壁中1/3处,点燃后迅速将罐扣于吸拔部位。

操作要点:操作时所蘸酒精必须适量,酒精过多或过少,易发生棉片坠落,且酒精过多还易流淌于罐口,均易引起皮肤烫伤。

（二）煮水罐法

自愿者取俯卧位,暴露腰部肾俞穴,操作者将竹罐放入水中或药液中煮沸2~3分钟,然后用镊子将罐倒置夹起,迅速用干毛巾捂住罐口片刻,以吸去罐内的水液,降低罐口温度(但保持罐内热气),趁热将罐拔于应拔部位,拔后轻按罐具半分钟左右,令其吸牢。

操作要点:操作应适时,出水后拔罐过快易烫伤皮肤,过慢又易致吸拔力不足。

（三）其他拔罐法

1. 闪罐法　自愿者取俯卧位,选择腰部任何腧穴,操作者用闪火法将一玻璃罐吸拔于上,随即起罐(取下),再吸拔、取下,反复吸拔至皮肤潮红,或罐体底部发热为度,再更换另外的罐具操作。为延续温热效应,停止闪罐后,可将罐口朝上,以罐底热熨其处肌肤或留罐3~5分钟。

操作要点:动作要快而准确,并按闪火注意事项拔罐。操作时,温热度以患者舒适能接受为准。

2. 走罐法　自愿者取俯卧位,充分暴露背腰部膀胱经第一、二侧线所在区域,并由操作者涂与适量的润滑剂(以凡士林、润肤霜为佳),同时亦可将玻璃罐口涂上润滑剂,用闪火法吸拔后,稍用力将罐推动,可结合肌肉、骨骼、经络循行路线进行推拉(罐具前进方向略提起,后方着力),反复运作至走罐区皮肤紫红色为度。吸拔后应立即走罐,否则吸牢后则难以走动。

操作要点:动作轻柔,用力均匀、平稳、缓慢;罐内负压大小以推拉顺利为宜。

3. 针罐法 自愿者取俯卧位,操作者定取大肠俞等穴,常规针刺得气后进行留针,再以针为中心拔留罐,5~10分钟后,至皮肤潮红,起罐、出针。

操作要点:针刺留针时,将罐拔在以针为中心的部位上,留置5~10分钟,待皮肤红润时,起罐、然后出针。

4. 刺络罐法 自愿者取俯卧位,暴露颈部大椎穴,操作者将大椎穴常规消毒后,用皮肤针或三棱针、注射针、粗毫针点刺皮肤出血,然后拔留罐,拔出少量血液。起罐后用消毒棉球擦净血迹。

操作要点:掌握恰当的叩刺方法、强度及速度。

二、刮痧法

(一)持板方法

操作者用手握住刮痧板,刮痧板的底边横靠在手掌心部位,拇指与另外四个手指自然弯曲,分别放在刮痧板的两侧。

要求:指实掌虚。

(二)人体操作

1. 面刮法 自愿者取俯卧位,暴露背部。操作者站于患者一侧,常规消毒,在督脉、足太阳经脉的循行部位涂适量的刮痧油;手持刮痧板,用刮痧板的边缘接触皮肤,和皮肤呈45°角从大椎开始经至阳、命门、腰俞等穴分段刮至长强穴处,即督脉胸、腰、骶椎的循行部分;或从大杼穴开始经肺俞、膈俞、胃俞、小肠俞等穴分段刮至白环俞,即胸椎、腰椎和骶椎两侧,脊椎旁开1.5寸的足太阳膀胱经循行的第一侧线。操作的同时不断询问刮拭部位是否疼痛、能否耐受等,及时调整刮拭力度,刮至出痧,用干棉球将局部擦干净。

操作要点:手法应轻柔,不可用力过大,尽量拉长刮线。

2. 角刮法 自愿者取仰卧位,仰掌暴露肘窝部。操作者站于患者一侧,常规消毒,在局部涂适量的刮痧油;手持刮痧板,用刮痧板的一个棱角与皮肤呈45°角倾斜,用腕部的摆动带动刮痧板棱角的摆动,有节奏地在肘部进行刮拭。操作的同时不断询问刮拭部位是否疼痛、能否耐受等,及时调整刮拭力度,刮至出痧,用干棉球将局部擦干净。

操作要点:手法应轻柔,不可用力过大。

3. 点按法 自愿者取坐位,将胳膊放在床或桌上,手背朝上。操作者站于患者一侧,手持刮痧板,用刮痧板的一个棱角与皮肤呈90°角垂直,在合谷穴的部位上由轻到重,逐渐加力,片刻后猛然抬起,使肌肉复原。可以使点按局部产生强烈的得气感应。

操作要点:反复操作,忌用暴力。

4. 拍打法 自愿者取仰卧位,仰掌暴露肘窝部。操作者站于患者一侧,常规消毒,在局部涂适量的刮痧油;用拇指、食指持刮痧板的一个短边,一个面在下,三个边呈游离状态,在腕关节的自然屈伸的带动下,一起一落,有节奏地拍击局部。拍至出痧,用干棉球将局部擦干净。操作者也可用五指合拢的手掌拍打局部至出痧。

操作要点:拍打施力时,臂部放松,着力大小保持均匀、适度,切忌忽快忽慢。

笔记

5. 揉按法　自愿者取俯伏坐位。操作者手持刮痧板,用刮痧板的一个棱角与皮肤呈 20°角倾斜按压在风池穴上,做柔和的旋转运动。

操作要点:手法应轻柔,不可用力过大。

【实训报告】

施治部位	方法选用	具体方式	操作体会	自我评价

实训项目九　特种针具刺法实训

【实训目的】

通过实训,熟悉三棱针针具的结构,型号和特点,掌握三棱针的操作方法和技巧;熟悉皮肤针针具的结构,型号和特点,掌握皮肤针的操作方法和技巧;熟悉火针的结构,掌握火针的操作方法。

【实训用具】

大、小三棱针若干,软柄、硬炳皮肤针若干,粗、细火针若干,三头火针若干。2%碘酒 1 瓶、75%乙醇 1 瓶、95%乙醇 1 瓶,消毒棉球若干,镊子、剪刀、血管钳,针盘、棉球缸各 1 个,橡皮管 1 条,消毒无菌敷料、医用胶布少许,25%乌拉坦 1 瓶,5ml 注射器 1 个,大、中、小玻璃罐若干。酒精灯若干,火柴 1 盒。

【实训内容】

一、三棱针

(一) 持针姿势

操作者以刺手持针,用拇、食两指捏住针柄中段,中指指腹紧靠针身的侧面,露出针尖 2～3mm。

(二) 人体操作

1. 点刺法　自愿者取坐位,暴露颈部大椎穴;操作者在针刺前先在欲点刺穴位的上下推揉大椎穴,使血液积聚于点刺部位;常规消毒后,操作者左手拇、食指捏起或固定大椎穴周围皮肤,右手持针直刺 2～3mm,快进快出,点刺后采用反复交替挤压和舒张针孔的方法,使出血数滴,或挤出液体少许,再持干棉球将血液或液体及时擦去。

2. 刺血络法　操作者固定好欲刺浅表小静脉,常规消毒后,右手持针垂直点刺,快进快出,一次可出血 5～10ml。

3. 散刺法　充分暴露欲刺部位,常规消毒后,根据病变部位的大小,连续垂直点刺 10~20 针,由病变外缘环形向中心点刺。

操作要点:动作要求稳、准、快。

(三)动物实验

1. 点刺静脉　将用乌拉坦麻醉后的家兔固定在兔台上,剪去施术部位的兔毛,取家兔的曲泽或委中穴,找到静脉后,先用橡皮管结扎在针刺部位的上端(近心端),局部消毒后,左手拇指按压在被刺部位的下端,右手持三棱针对准静脉向心斜刺,迅速出针,针刺深度以针尖刺中血管,使针孔处流出 5~10ml 血液为度,出血停止前松开橡皮管,以无菌干棉球按压针孔,并以 75% 乙醇棉球擦尽针孔周围的血液。

2. 挑刺法　操作者先用左手捏起施术部位的皮肤,右手持针先横刺进入皮肤,挑破皮肤 0.2~0.3cm,再将针深入皮下,挑断皮下白色纤维组织,以挑尽为止,并挤出一定量的血液,或挤出少量液体,然后用无菌敷料保护创口胶布固定。有适宜病例可以进行实体操作。

操作要点:操作手法要稳、准、快,一针见血或快速挑破皮肤,挑断皮下纤维组织。

二、皮肤针

(一)持针姿势

1. 软柄皮肤针　用右手握针柄,以无名指、小指将针柄末端固定于小鱼际处,一般针柄末端露出手掌后 2~5cm,以拇中二指夹持针柄,食指置于针柄中段上面。

2. 硬柄皮肤针　将针柄末端置于掌心,拇指居上,食指在下,余指呈握拳状固定针柄末端。

(二)叩刺方法

自愿者取坐位,充分暴露出颈项部大椎穴;操作者进行局部常规消毒,依照相应的握持要求,将针尖对大椎穴,运用灵活的腕力进行垂直叩刺,即将针尖垂直叩击在皮肤上,并立刻弹起,如此反复进行。

操作要点:运用腕力,垂直叩刺,速度均匀,起落迅速。

(三)刺激强度

1. 弱刺激　用较轻的腕力叩刺,冲力小,针尖接触皮肤时间较短,局部皮肤略见潮红,患者无疼痛感觉。

2. 强刺激　用较重的腕力叩刺,冲力大,针尖接触皮肤时间稍长,局部皮肤可见出血,患者有明显的疼痛感觉。

3. 中等刺激　叩刺的腕力介于强、弱刺激之间,冲力中等,局部皮肤潮红,但无出血,患者稍觉疼痛。

三、火针

将家兔俯卧位固定于兔台上,选定数个背俞穴,并剪去长毛以作为标记,常规消毒,先用 2% 碘酒棉球,再用 75% 乙醇棉球;操作者用火柴将酒精灯点燃后,针刺时,可左手端灯,右手持针,尽量靠近施治部位家兔背俞穴,烧针后对准穴位垂直点刺,速进速退,用无菌棉球按压针孔,以减少疼痛并防止出血。出针后,用无菌棉球按压针孔,以减少疼痛并防止出血。如是烧至白亮的粗火针深刺而针孔较大者,结束操作后,可敷以消毒无菌敷料,并用胶布固定。

操作要点:对准穴位垂直点刺,速进速退,用无菌棉球按压针孔,以减少疼痛并防止出血。

【实训报告】

针刺部位	针具选用	具体方式	操作体会	自我评价

实训项目十　特定部位刺法实训(一)

【实训目的】

通过实训,掌握耳穴的定位方法及各种刺激方法的操作。熟悉头针法的基本知识,掌握头针的基本操作技术。

【实训用具】

大托盘 1~2 个,承装针盒 1~2 个,内置(0.25~0.30)mm×(25~40)mm 的一次性毫针、王不留行籽或耳豆板、胶布、电针、皮内针,分盛消毒干湿棉球的 250 毫升磨口瓶 2 个,消毒液 1 瓶,泡镊筒 1 个(内盛消毒液及大小镊子各 1 把),污物缸 1 个。

【实训内容】

一、耳针

(一)耳穴定位

同学二人一组,互为医患;根据耳穴选穴原则、耳穴定位方法或采用耳穴探测法进行耳穴定取训练。明确耳郭分区边界,明确重点耳穴定位。

(二)刺激方法

1. 毫针刺法　①针具选择:选用 0.30mm×25mm 的毫针。②操作方法:常规消毒,操作者用押手固定耳郭,刺手持针以单手进针法速刺进针;针刺方向视耳穴所在部位灵活掌握,针刺深度 0.3~0.5cm,以不穿透对侧皮肤为度;多用捻转、刮法或震颤法行针,刺激强度视患者病情、体质和敏感性等因素综合决定;得气以热、胀、痛,或局部充血红润为多见。③留针时间:一般留针 15~30 分钟,可间歇行针 1~2 次。疼痛或慢性疾病留针时间可适当延长。④出针方法:操作者押手托住耳背,刺手持针迅速出针,并用消毒棉球按压片刻。

2. 电针法　①针具选择:选用 0.30mm×25mm 的毫针;电针仪。②操作方法:押手固定耳郭,刺手持针以单手进针法速刺进针;行针得气后连接电针仪导线,多选用疏密波、适宜强度,刺激 15~20 分钟。③出针方法:起针时,先取下导线,押手固定耳郭,刺手持针速出,并用消毒棉球按压片刻。

3. 埋针法　①针具选择:揿针型皮内针为宜。②操作方法:押手固定耳郭并绷紧欲埋针处皮肤,刺手用镊子夹住皮内针柄,速刺(压)入所选穴位皮内,再用胶布固定;

以轻压针柄后局部有轻微刺痛感为宜。③留针时间:可留置 1～3 天,期间可嘱患者每日自行按压 2～3 次。④出针方法:起针时轻撕下胶布即可将针一并取出,并再次消毒。两耳穴交替埋针,必要时双耳穴同用。

4. 压籽法　①压籽选择:压籽又称压豆或埋豆,以王不留行籽、磁珠、磁片等为主,或菜籽、小绿豆等表面光滑、硬度适宜、直径在 2mm 左右的球状物为宜,使用前用沸水烫洗后晒干备用。②操作方法:将所选的"压豆"贴于 0.5cm×0.5cm 大小的透气胶布中间,操作者用镊子夹持之,贴于耳穴并适当贴固,以耳穴发热、胀痛为宜。③留针时间:可留置 1～2 天,期间可嘱患者每日自行按压 2～3 次。

5. 刺血法　①针具选择:三棱针、粗毫针或一次性针头。②操作方法:针刺前在欲点刺部位的周围向中心处推揉,以使血液聚集;常规消毒后,押手拇、食二指固定耳郭,刺手依照三棱针刺法点刺出血;一般点刺 2～3 穴,3～5 次为 1 个疗程。

操作要点:用押手固定耳郭后,进针、行针或进行其他操作。

二、头针

(一)头针治疗线定位

同学二人一组,互为医患;根据头针治疗线的定位方法进行头针治疗线的定取训练。

(二)进针方法

自愿者取坐位,穴位处常规消毒;操作者持 0.30mm×(25～50)mm 的毫针,单手持针,选择小角度斜向、快速进针法,当针尖达到帽状腱膜下层时,指下感到阻力减小,使针身与头皮平行推进,根据不同穴线而刺入不同长度。一般情况下,针刺入帽状腱膜下层后,使针体平卧,进针 3cm 左右即可。

(三)行针方法

行针方法一般分为捻转、提插和弹拨三种,训练可选择进行。

1. 捻转　在针体进入帽状腱膜下层后,操作者的肩、肘、腕关节和拇指固定不动,以保持毫针相对固定。食指第 1、第 2 节呈半屈曲状,用食指第 1 节的桡侧面与拇指第 1 节的掌侧面夹持针柄,然后食指掌指关节做伸屈运动,使针体快速旋转,要求捻转频率在 200 次/分钟左右,持续 2～3 分钟。

2. 提插　操作者握持毫针沿皮刺入帽状腱膜下层,将针向内推进 3cm 左右,保持针体平卧,用拇、食二指紧捏针柄,进针提插,指力应均匀一致,幅度不宜过大,如此反复操作,持续 3～5 分钟。提插的幅度和频率视患者的病情而定。

3. 弹拨针柄　在头针留针期间,操作者可用手指弹拨针柄,用力宜适度,速度不应过快,一般可用于不宜过强刺激的患者。

(四)留针方法

1. 静留针　是指在留针期间不再施行任何针刺手法,让针体安静而自然地留置在头皮内。一般情况下,头针留针时间宜在 15～30 分钟。如症状严重、病情复杂、病程较长者,可留针 2 小时以上。

2. 动留针　在留针期间间歇重复施行相应手法,以加强刺激,在较短时间内获得即时疗效。一般情况下,在 15～30 分钟内,宜间歇行针 2～3 次,每次 2 分钟左右。

(五)出针方法

出针时,先缓慢将针退至皮下,然后迅速拔针,拔针后必须用消毒干棉球按压针孔

笔记

1 分钟左右,以防出血。

操作要点:进针要避开瘢痕、毛囊及局部破损处。行针速度要快,频率高,针体保持原位,上下不移动。

【实训报告】

针刺部位	针具选用	具体方式	操作体会	自我评价

实训项目十一　特定部位刺法实训(二)

【实训目的】

通过实训,熟悉腕踝针、眼针法的基本知识,熟悉腕踝针、眼针的基本操作技术。

【实训用具】

大托盘 1~2 个,承装针盒 1~2 个,内置 0.30mm×(25~50)mm 的毫针,分盛消毒干湿棉球的 250 毫升磨口瓶 2 个,泡镊筒 1 个(内盛消毒液及大小镊子各 1 把),污物缸 1 个。

【实训方法】

一、腕踝针法

(一) 进针点定位

同学二人一组,互为医患,进行上下 6 对腕踝针进针点的定位训练。

(二) 进针方法

自愿者可采用坐位或卧位,或针腕穴选用坐位,针踝穴选取卧位。针刺时肢体位置非常重要,肌肉尽量放松,以免针刺时针体方向发生偏斜;穴位皮肤常规消毒;一般常选用 0.30mm×(25~50)mm 的毫针。选定进针点后,以押手固定在进针点的下部,并且拉紧皮肤,刺手拇指在下,食指、中指在上夹持针柄,针与皮肤呈 15°~30°角,快速刺入皮下,然后将针平放,使针身呈水平位沿真皮下进入 1.3~1.4 寸。

(三) 行针方法及得气表现

以操作者的手下有松软感为宜,自愿者自觉针下无任何感觉,如有酸、麻、胀、重等感觉时,说明进针过深,需将针退至皮下,重新从真皮下刺入。

(四) 留针方法

一般情况下留针 20~30 分钟。若病情较重或病程较长者,可适当延长留针时间 1 至数小时,但最长不超过 24 小时;留针期间不行针。

（五）出针方法

与毫针出针法基本相同。

操作要点：进针时针身与皮呈 15°~30° 角，迅速刺入皮下，以针不进入筋膜层为要，把握针下松软感。

二、眼针

（一）眼穴定位

同学二人一组，互为医患；根据眼穴选穴方法明确眼廓分区边界、进行眼穴定取训练。

（二）操作方法

多采用短毫针应用，针刺角度分为直刺法与平刺法两种。自愿者取坐位和仰卧位均可。操作者进针前，嘱其者闭目，左手将眼球推开并固定，以充分暴露针刺部位。进针时，针沿眶骨边缘缓缓进入 0.5 寸左右。进针后，一般不提插捻转，针感以松软感为宜。或沿眼眶缘平刺，约 0.5 寸。出针时，动作要轻缓，慢慢地出针，并用消毒干棉球压迫针孔 2~3 分钟，防止出血。

操作要点：将眼球推开并固定，动作缓慢、轻柔，针刺宜浅。

三、舌针

（一）舌穴定位

同学两人一组，互为医患；根据舌穴的确定分布规律进行常用舌穴定取训练。

（二）操作方法

选择相应规格的毫针，操作前认真消毒，针舌面穴位时，嘱患者将舌自然伸出口外；针舌底穴位时，嘱患者将舌卷起，舌尖抵住上门齿，将舌固定，亦可用医者左手垫无菌纱布将舌体固定，进行针刺。进针后进行补泻手法操作后即可出针。

操作要点：选穴准确，进针、出针迅速，注意严格掌握针刺深度。

【实训报告】

针刺部位	针具选用	具体方式	操作体会	自我评价

实训项目十二　腧穴特种刺激技术实训

【实训目的】

通过实训，掌握电针法、腧穴注射法和腧穴敷贴法的操作方法和技术要点，了解操作注意事项。

【实训用具】

电针治疗仪,大托盘 1 个,承装针盒 1 个,内置(0.25～0.30)mm×40mm 毫针若干,250ml 磨口瓶 2 个(分盛消毒干湿棉球),泡镊筒 1 个(内盛消毒液及大小镊子各 1 把),废物缸 1 个;2～10ml 注射器,5～7 号注射针头,龙胆紫,生理盐水,10% 葡萄糖注射液,复方当归注射液,维生素 B₁₂ 注射液等;醋,凡士林,蜂蜜,生姜,大蒜头,白芥子末,甘遂末,吴茱萸末,斑蝥末,雄黄末,药钵,消毒纱布,医用胶布,龙胆紫。

【实训内容】

一、电针法

(一) 针刺前准备

自愿者仰卧位,暴露右下肢,操作者取 40mm 长的毫针,定取同侧风市、阳陵泉两穴,局部皮肤常规消毒,按毫针进针和行针法操作,针刺得气后留针。

(二) 基本步骤

1. 电针治疗仪开机前检查并确定电针仪的电源旋钮和所有输出强度旋钮调在零位,接通电源。

2. 将电针仪同一输出导线的两个电极分别连接两根毫针的针柄上;选定连续波、疏密波或断续波等适宜的波形和频率;打开电源旋钮并定时治疗时间后,缓慢调节输出强度旋钮,逐渐调整至所需要的电流强度,一般以患者出现能耐受的酸麻感或肌肉颤动为佳;一般治疗 15～30 分钟。治疗过程中,自愿者会有不同程度的耐受而感到刺激逐渐变弱,此时应适当增加刺激强度或改变频率,以保持相对恒定的刺激量,也可采用交替通、断电的刺激方法。

3. 治疗结束后,缓慢旋转输出强度旋钮调到零位,关闭电源开关,撤去导线电极,出针。

操作要点:根据病情等选择适当的波形、频率、电流强度和刺激时间;缓慢调节强度旋钮,逐渐加大电流输出,以免突然的强刺激而发生滞针或弯针等意外。

二、腧穴注射法

(一) 针刺前准备

根据所选腧穴深度及用药量的不同,选择合适的注射器和注射针头,抽取注射药液,如用 2ml 注射器和 5 号注射针头,抽取维生素 B₁₂ 注射液 1ml。

(二) 基本步骤

1. 自愿者选取仰卧位,暴露右下肢足三里穴处,局部皮肤常规消毒。

2. 操作者将注射针头快速刺入穴位皮肤下,进针后缓慢推进或上下轻轻提插,使腧穴局部得气;轻轻回抽针芯,如无回血,即可将药液推入腧穴,一般用中等速度推进药液,体质较弱者可将药液缓慢轻轻推入,体质强者可快速将药液推入。

3. 推药完毕,将针缓慢退至皮下,快速拔出,然后用消毒棉球按压针孔。

操作要点:严格遵守无菌操作规则,防止感染;回抽针芯,如无回血才可注入药物。

三、腧穴敷贴法

(一) 敷贴药物制备及选穴

先将贴敷的药物加工成一定的制剂,然后选取敷贴腧穴。散剂,将甘遂末取绿豆大一撮置于胶布中央,选取肺俞、心俞等穴。糊剂,将吴茱萸适量加醋调和成糊状,选取脐周、涌泉等穴。膏剂,用斑蝥末与雄黄末加蜂蜜适量,制成小药丸如绿豆大,选取患部阿是穴。饼剂,将白芥子30g研末,以生姜汁适量调和成蚕豆大药饼,选取肺俞、膏肓等穴。

（二）基本步骤

1. 让自愿者选取坐位,暴露敷贴腧穴部位,局部皮肤常规消毒。

2. 将已制备好的药物直接贴敷于穴位上,然后用消毒纱布覆盖,再以医用胶布固定。对有刺激性或有毒性的药物,敷贴的穴位不宜过多,每穴药量宜少,敷贴面积不宜过大,敷贴时间不宜过久,以免发疱面积过大而引起不良反应;观察腧穴敷贴后的反应,及时记录处理。

3. 换药时,用消毒干棉球蘸温水或石蜡轻轻清洁皮肤上黏着的药物,擦干并消毒后再敷药,如有发疱,应待皮肤愈合后再敷贴。水疱出现后,保持局部的清洁,小的水疱一般不必特殊处理,让其自然吸收;大的水疱应以消毒针具刺破疱底部,排尽疱液,涂以龙胆紫药水;溃破的水疱做消毒处理后,外用消毒纱布包扎,以防感染。

操作要点:选择适宜的药物,掌握好相应的敷贴时间;将敷贴的药物固定牢稳,以免移位或脱落。

四、 腧穴埋线法

（一）选穴处方

一般可根据针灸治疗时的处方原则辨证取穴。穴位埋线常选位于肌肉比较丰厚部位的穴位,以背腰部及腹部穴最常用。如哮喘取肺俞,胃病取脾俞、胃俞、中脘等。选穴原则与针刺疗法相同,但取穴要精简,每次埋线1~3穴,可间隔2~4周治疗1次。

（二）施术方法

①自愿者选取仰卧位,暴露右下肢足三里穴处,局部皮肤常规消毒。②常规消毒局部皮肤,取一段1~2cm长已消毒的羊肠线,放置在专用埋线针针管的前端,后接针芯,左手拇食指绷紧或捏起拟进针穴周皮肤,右手持针,刺入穴位,到达所需深度,施以适当的提插捻转手法;当出现针感后,边推针芯,边退针管,将羊肠线埋植在穴位的肌层或皮下组织内。③出针后用无菌干棉球(签)按压针孔止血。

操作要点:严格无菌操作,防止感染,线不可暴露在皮肤外面;根据不同部位,掌握埋线的深度,不要伤及内脏、大血管和神经干。

【实训报告】

施治部位	方法选用	具体参数	操作体会	自我评价

笔记

附：**针灸操作技能考核项目**

【导学】本表是针灸实际操作技能的考核赋分表。学习者可以按照各种针灸操作项目的指标和赋分,进行自我评价,也可以做针灸实训技能的考核使用。

表1　毫针技能计分表

项　目	指标与赋分		得分	项　目	指标与赋分		得分
选穴 2分	定位准确	1		行针辅助手法 12分	方法正确	3	
	取法准确	0.5			姿态自然	3	
	操作熟练	0.5			操作连贯	3	
体位 2分	舒适持久安稳	1			手法熟练	3	
	便于取穴针刺	1		得气 4分	针感适宜	2	
消毒 2分	方法正确	1			强度适中	2	
	范围全面	1		单式补泻手法 5分	方法正确	2	
选针 2分	注意针具质量	1			姿态自然	1	
	长短粗细适中	1			操作连贯	1	
持针 2分	方法正确	1			手法熟练	1	
	姿态自然	1		古代针法 6分	方法正确	2	
进针 手法 5分	方法正确	1			姿态自然	1	
	姿态自然	1			操作连贯	1	
	角度方向	1			手法熟练	1	
	操作连贯	1		出针 2分	操作方法正确	0.5	
	手法熟练	1			针孔处理确当	0.5	
行针基本手法 6分	幅度角度均匀	2			核对针数	0.5	
	快慢自如	2			患者休息	0.5	
	自然连贯	2		总分	50	总计	

备注:进针手法、辅助手法、补泻手法以及飞经走气的评分是指单一一种操作手法的赋分。

表2　灸法、拔罐与刮痧技能计分表

项　目	指标与赋分		得分	项　目	指标与赋分		得分
艾炷灸 4分	方法规范	2		艾条灸 4分	方法规范	2	
	动作熟练	2			动作熟练	2	
温针灸 4分	制作技术熟练	2		刮痧 4分	手法熟练	2	
	施灸方法正确	2			强度适宜	1	
拔罐 4分	方法正确	1			动作连贯	1	
	火力适中	1		总分	20	总计	
	压边起罐	1					
	动作连贯	1					

表3　特种针法技能计分表

项　目	指标与赋分		得分	项　目	指标与赋分		得分
三棱针 3分	方法正确	1		电针 3分	仪器性能熟悉	1	
	动作连贯	1			操作程序正确	1	
	无菌操作	1			参数选择合理	1	
皮肤针 2分	姿势恰当	1		穴位敷贴 3分	药物性能熟悉	1	
	方法正确 操作熟练	1			操作程序正确	1	
皮内针 2分	方法正确	1			方法选择合理	1	
	动作熟练	0.5		总分	15	总计	
	患者无痛	0.5					
穴位 注射 2分	步骤正确	0.5					
	方法恰当	1					
	操作熟练	1					

备注:三棱针、皮内针的评分是指单一一种操作方法的赋分。

表4　微针疗法技能计分表

项　目	指标与赋分		得分	项　目	指标与赋分		得分
耳针 4分	探查熟练	1		眼针 3分	定穴准确	1	
	定穴正确	2			消毒合格	1	
	操作熟练	1			操作熟练	1	
头针 4分	定区准确	2		腕踝针 2分	定穴准确	1	
	消毒合格	1			消毒合格	0.5	
	操作熟练	1			操作熟练	0.5	
舌针 2分	定穴准确	1		总分	15	总计	
	消毒合格	0.5					
	操作熟练	0.5					

主要参考书目

1. 陈寿康. 刺法灸法学[M]. 第2版. 北京：中国中医药出版社, 2007.
2. 王富春. 刺法灸法学[M]. 上海：上海科学技术出版社, 2009.
3. 石学敏. 针灸学[M]. 北京：中国中医药出版社, 2007.
4. 吴焕淦. 中国灸法学[M]. 上海：上海科学技术出版社, 2006.
5. 方剑乔. 刺法灸法学[M]. 北京：科学技术出版社, 2004.